中医养生经典白话解丛书

中医养生经典白话解丛书

总主编 郑 洪

《遵生八笺》养生名篇白话解

主编 郑 洪

编委 罗 倩 李筱蓦

人民卫生出版社
北京

图书在版编目（CIP）数据

《遵生八笺》养生名篇白话解 / 郑洪主编 . -- 北京 ：人民卫生出版社，2025. 8. --（中医养生经典白话解丛书）. -- ISBN 978-7-117-38293-9

Ⅰ. R212

中国国家版本馆 CIP 数据核字第 202598W90Y 号

人卫智网	www.ipmph.com	医学教育、学术、考试、健康，购书智慧智能综合服务平台
人卫官网	www.pmph.com	人卫官方资讯发布平台

中医养生经典白话解丛书

《遵生八笺》养生名篇白话解

Zhongyi Yangsheng Jingdian Baihuajie Congshu

《Zunsheng Bajian》Yangsheng Mingpian Baihuajie

主　　编：郑　洪

出版发行：人民卫生出版社（中继线 010-59780011）

地　　址：北京市朝阳区潘家园南里 19 号

邮　　编：100021

E - mail：pmph @ pmph.com

购书热线：010-59787592　010-59787584　010-65264830

印　　刷：三河市宏达印刷有限公司

经　　销：新华书店

开　　本：710 × 1000　1/16　　印张：39

字　　数：580 千字

版　　次：2025 年 8 月第 1 版

印　　次：2025 年 9 月第 1 次印刷

标准书号：ISBN 978-7-117-38293-9

定　　价：112.00 元

打击盗版举报电话：010-59787491　E-mail：WQ @ pmph.com

质量问题联系电话：010-59787234　E-mail：zhiliang @ pmph.com

数字融合服务电话：4001118166　E-mail：zengzhi @ pmph.com

中医养生经典白话解丛书

编委会

总主编：郑 洪

编 委：

卢银兰 高日阳 邓 翀

李计筹 郭 强 古继红

罗 倩 李筱蕎 舒海涛

林美珍 赵 菲 潘盈锦

序　言

中医养生是具有中国特色的保健方式，是中国优秀传统文化的组成部分。当前人民生活水平不断提高，健康和保健备受关注，养生在卫生健康事业中的作用受到越来越多的重视。《"健康中国 2030"规划纲要》提出"发展中医养生保健治未病服务"，要求大力传播中医药知识和易于掌握的养生保健技术方法，加强中医药非物质文化遗产的保护和传承运用，实现中医药健康养生文化创造性转化、创新性发展。这意味着养生文化的普及和推广已成为国家战略的一个组成部分。

要实现中医药健康养生文化的"双创"，首先要继承好前人的优秀思想与实践经验。中医药健康养生文化源远流长，古代养生名家与名著众多，是非常珍贵的文化遗产，有待研究与挖掘。广大人民群众也迫切希望学习和实践传统养生经验精华。但由于古代养生著作均用文言文写成，不便于普通读者阅读。其中一些养生古籍名著虽然有现代学者的点校本和整理本，仍显得过于艰深。有鉴于此，本丛书编委会意图精选古代中医养生的经典名著与名篇，加以白话译解，为大众提供一套以古代经典为依托的通俗性养生读本，使普通读者能更好地认识中华民族的健康理念与养生智慧。

本丛书精选了 6 种最具代表性的中医养生经典，从普及的角度进行白话译解。包括《〈黄帝内经〉养生名篇白话解》《〈千金方〉养生名篇白话解》《〈寿亲养老新书〉白话解》

《〈东坡养生集〉白话解》《〈遵生八笺〉养生名篇白话解》《〈老老恒言〉白话解》6种。这6种著作的成书时间涵盖了从秦汉到明清，内容在养生学术方面也最具代表性。通览本丛书，对中医药健康养生文化可以有较系统全面的了解。

本丛书中的著作，有的并不是专门的养生著作。像《黄帝内经》《千金方》有大量医学内容，《东坡养生集》《遵生八笺》中有不少与养生关系不大的篇章。因本丛书旨在普及养生文化，故在编撰时作了甄选，具体情况在各分册中已有说明。此外，古代养生著作难免会有不符合现代价值精神的内容，为尽量保持原貌，只删去个别明显不妥的篇章，大部分原文仍然保留。读者们在阅读时应注意批评性地继承。

本丛书的译解，注意吸收学术界对相关著作的研究成果，力求准确理解与通俗表达，体现学术性与普及性的统一。但由于水平有限，一定还存在不足之处，诚望批评指正。

《中医养生经典白话解丛书》编委会

2021年12月

前言

一、高濂与《遵生八笺》

高濂，字深甫，号瑞南道人，钱塘（今浙江杭州）人。他生活在明代嘉靖和万历时期，是著名的戏曲作家，创作传奇剧本有《玉簪记》《节孝记》。与明代的许多文人一样，高濂对养生颇有研究，还编撰了中国古代养生学的集大成之作《遵生八笺》。

《遵生八笺》初刊于明万历十九年（1591）。全书共二十卷，汇集明中期以前的历代养生言论、方法和方药等，内容极为宏富。而且，作为文人养生的代表者，高濂对所谓“养生”有着自己独特的认识。他认为“养生”并非一定要出家苦修，形式也不应只是食药补养。他强调养生更应当寓于世俗生活，在生活的点点滴滴中加以注意，尤其注意心理健康，以精神愉悦和心理达观为养生要务。所以，这本《遵生八笺》不同于以往比较侧重于医学角度的养生著作，有大量的生活化内容。

全书分为八部分，即清修妙论、四时调摄、起居安乐、延年却病、饮馔服食、燕闲清赏、灵秘丹药、尘外遐举，是为“八笺”。各篇内容，正如高濂自序所说：“博采三明妙论，律尊生之清修；备集四时怡养，规尊生之调摄；起居宜慎，节以安乐之条；却病有方，导以延年之术；虞燕闲之溺邪僻，叙清赏端其身心；防饮馔之困膏腴，修服食苦其口腹；永年以丹药为宝，得灵秘者乃神，故集奇方于二藏；隐德以尘外为尊，惟遐举者称最，乃录师表于百人。”由于内容繁多，有不少内容与养生其实关系不甚大，所以本书进行了甄选和译解。现将全书各篇内容及选译情况介绍如下。

《遵生八笺》卷一、卷二为《清修妙论笺》，主旨是强调“养德”“养生”并重，采录儒、释、道三家修身养性格言三百五十余则。书中综集儒佛道三家的言论，资料梳爬和收集极广，很多以往不甚被注意的文人著作中有养生价值的资料都被辑集于其中。

《遵生八笺》卷三至卷六为《四时调摄笺》，以四时养生为主线，对不同季节的吐纳、导引和方药摄养方法进行汇述。内容按春夏秋冬四季，逐月详尽收录各家有关养生和宜忌之说。像“《灵剑子》导引法”“二十四节气导引术”等都拆开配入各月。还有各季的“合用药方”等。本篇可谓是有关时间养生的大全。另外，原书中还有一大特色，即高濂在四季中各增加了“幽赏”一节，体现四季游乐之趣。他生活在杭州，故主要列举杭州周边的赏玩乐事。像“春时幽赏”包括有：孤山月下看梅花、八卦田看菜花、虎跑泉试新茶、保俶塔看晓山、西溪楼啖煨笋、登东城望桑麦、三塔基看春草、初阳台望春树、山满楼观柳、苏堤看桃花、西泠桥玩落花、天然阁上看雨。这些游乐节目强调亲近和感悟自然，但严格来说与养生没有直接关系。举“天然阁上看雨”一条为例：

“灵雨霏霏，乍起乍歇；山头烟合，忽掩青螺；树杪云蒸，顷迷翠黛，丝丝飞舞遥空，濯濯飘摇无际。少焉霞红照水，淡日西斜，峰峦吞吐断烟，林树零瀼宿雨。残云飞鸟，一望迷茫，水色山光，四照萧爽，长啸倚楼，腾歌浮白。信知变幻不常，阴晴难料，世态春雨，翻覆弄人哉！过眼尽是镜华，当着天眼看破。”

可见主要表达高濂所处阶层的文人情怀。

《遵生八笺》卷七、卷八为《起居安乐笺》，属于起居养生专论，主旨是突出“节嗜欲，慎起居，远祸患，得安乐”的思想。条目中分恬逸自足、居室安处、晨昏怡养、溪山逸游、三才避忌、宾朋交接等项辑集相关内容。本册中高濂本人自撰的篇章较多，如“恬逸自足条”有“高子漫谈”“高子自足论”；“居室安处条”有“高子书斋说”“高子花榭诠评”“高子草花三品说”“高子盆景说”“高子拟花荣辱评”；

“晨昏怡养条”有“高子怡养立成”；“溪山逸游条”有“高子游说”等。足见他是一个极有生活情趣的人。但是也如前章一样有些泛谈，与养生的关系也不紧密。不过其中有一篇“高子怡养立成”是他个人养生方法的系统总结，对读者有一定参考价值。

《遵生八笺》卷九、卷十为《延年却病笺》，采集各种防病治疗的吐纳、存想方法，以及戒色欲、修身心、择饮食等养生之道。两卷共收录有“太清中黄胎藏论略”“幻真先生服内元气诀”“唐李真人长生一十六字妙诀”“胎息秘要歌诀”等多种文献和“天竺按摩法”“婆罗门导引十二法”“八段锦导引法”等功法。由于许多探究养生的著作来自道教经书，故不少内容有一定宗教色彩。其中有些功法有高濂的见解与体会。另外还有“高子三知延寿论”，分“色欲当知所戒论”“身心当知所损论”“饮食当知所损论”三部分，每部分先引前人言论，然后是高濂的归纳。

《遵生八笺》卷十一至卷十三为《饮馔服食笺》，内容是饮食养生，包括茶饮、汤粥、蔬菜、脯鲊等。全书录有食品 400 余种，服饵方剂 40 余种。其中像“茶泉”类论茶艺，“家蔬类”“酿造类”论食品，均为一般性的介绍，没有关于养生方面的发挥。而“服食方”则相当于保健药方，较有参考价值。其中“论房中药物之害”，专门抨击在明代社会性药盛行的风气。

《遵生八笺》卷十四至卷十六为《燕闲清赏笺》，可称为休闲养生专论，论述鉴赏清玩，各种名香及花卉栽培法。其中对各色古玩、文房等高濂都有不少独特见解。这些都属于封建文人陶冶情操的高雅艺术，不过与养生的直接关系不大。

《遵生八笺》卷十七、卷十八为《灵秘丹药笺》，收载内容共分三类。一类是膏丹丸散及药酒方 30 余种，另一类是抄录的经验奇方 30 余种，这两类中有一部分是道教炼制丹药方法，多不合现代所用；第三类则是针对一些常见病如痰火、眼目、风痨、噎嗝、泻痢、痔漏、痈疽等的治疗单方 100 余种，属于医学范畴。

《遵生八笺》卷十九为《尘外遐举笺》，载历代 100 个有道隐逸之士的事迹。采录古人事迹，相当于树立养生方面的榜样，以使人向往学习。

二、选译说明

根据前述介绍，读者已可明了，本书内容从广义来说，虽然都属于养生范畴，但由于时代不同，高濂当时所津津乐道的一些文人趣味并不适合于当代社会，许多方式方法在今日也没有针对性。鉴于本丛书的普及性质，本书作了如下选编。

（一）基本保留清修妙论、四时调摄、延年却病三笺的主要内容，进行释译。其中属于迷信性质者，如鬼神、成仙、符咒、时辰宜忌等予以删去；有些内容虽有浓厚宗教色彩或缺乏依据，但仍有一定批评借鉴价值的，为保持古书原貌一般予以保留。另外四时调摄中高濂“四时幽赏”部分也不录。三笺均保留原名作为章名。

（二）在起居安乐和服馔饮食两笺中，精选与养生关系密切，而非单纯论居室、烹饪的内容，合成第四章“起居饮食”章。

（三）燕闲清赏、灵秘丹药、尘外遐举三笺未作选解。

尽管经过以上选编，但由于时代的限制，书中仍不可避免地存在不少仅系习俗沿用但缺乏科学依据等需要我们理性分析的内容，读者应取其精华，弃其糟粕，不要盲目效仿。同时，书中的药方、养生方，是前人的经验总结，有的未必符合现代应用，仅供参考。特别要强调的是，医药养生乃专门之术，切勿自行按方抓药，应在医生的指导下对症下药，以免产生严重后果。

本次选译所采用的底本是清代弦雪居重订本，并参考了清代《四库全书》本。选编如有不当之处，敬请读者批评指正。

编　者

2025年5月

目录

中医养生经典白话解丛书

高濂自序

【原文】

自天地有生之始，以至我生，其机灵自我而不灭。吾人演生生之机，俾继我后，亦灵自我而长存。是运天地不息之神灵，造化无疆之窍，二人生我之功，吾人自任之重，义亦大矣。故尊生者，尊天地父母生我自古，后世继我自今，匪徒自尊，直尊此道耳。不知生所当尊，是轻生矣。轻生者，是天地父母罪人乎！何以生为哉？然天地生物，钧穷通寿夭于无心，俾万物各得其禀。君子俟命，听富贵贫贱于赋畀，顺所适以安其生。彼生于富贵者，宜享荣茂之尊矣，而贫贱者，可忘闲寂之尊哉？故余《八笺》之作，无问穷通，贵在自得，所重知足，以生自尊。博采三明妙论，律尊生之清修；备集四时怡养，规尊生之调摄；起居宜慎，节以安乐之条；却病有方，导以延年之术；虞燕闲之溺邪僻，叙清赏端其身心；防饮馔之困膏腴，修服食苦其口腹；永年以丹药为宝，得灵秘者乃神，故集奇方于二藏；隐德以尘外为尊，惟遐举者称最，乃录师表于百人。八者出入玄筌，探索隐秘，且每事证古，似非妄作。大都始则规以嘉言，继则享以安逸，终则成以善行。吾人明哲保身，息心养性之道，孰过于此？谓非住世安生要径哉？是诚出世长生之渐门也。果能心悟躬行，始终一念，深造道妙，得意忘言，俾妙论合得，调摄合序，所居常安，无病可却。谢清赏玩好，俾视空幻花；辟饮馔腥膻，而味餐法喜。丹药怀以济人，遐举逸吾高尚。向之藉窥尊生门户者，至则登其径奥矣。到此则心朗太虚，眼空天界，物吾无碍，身世两忘。坐致冈陵永年，鲐庞[1]住相，逍遥象外，游息人间，所谓出尘罗汉，住世真仙，是即《八笺》他日证果。谚云：得鱼忘筌[2]。文字其土苴哉？笺帙当为覆瓿矣！故知尊生之妙者，毋于此过求，亦毋以此为卑近也，乃可与谈道。

湖上桃花渔高濂深甫瑞南道人撰

【注释】

[1] 鲐庞：即鲐背、庞眉，均指高寿。

[2] 得鱼忘筌：《庄子》有“荃者所以在鱼，得鱼而忘荃”，比喻达到目的，忘记凭借。又指不滞于文字，不拘于形式。

【白话解】

自天地间有生灵以来，到人类诞生之时，这种生命的灵性并没有消失。人类繁衍不息而充满生机，使之得以继我辈以后，生灵也长久存在。天地间自有一种不灭的灵气，在广袤无边的大地上化育万物，天地生育众生的功德，众生所要承担的责任，这意义十分重大！因此，尊生就是尊重天地。父母生我在前，我又生育后代在后，根据这众生繁衍发展的规律，可以得知尊生不仅仅是尊重自己，更是尊重天地大道。人生在世，当有所敬畏，不知道这个道理的人就是轻贱生命。而轻贱生命者是天地父母的罪人，他又怎么能够立足于人世呢？天地生万物，而对于万物的穷通寿夭都出于无心，大道本无为，旨在不去干涉而是使万物各有所秉、各安其位。所以君子对于命运中的富贵贫贱都不强求，顺时处势任其自然。那些天生富贵的人享受繁华尊荣是理所应当，而生来贫贱者也不可忽视闲适清幽的趣味啊！所以我写《八笺》这部书，不谈后天时运的穷通，重在使人们心中得到淡泊知足的趣味，然后生出尊生之心。我博采佛学那洞悉过去、现在和未来的智慧，备集有关四时怡养的知识，用来帮助人们调养摄生及修行。人的生活起居应该审慎，所以我用“安乐条”来节制；祛病延年有特定的方法，所以我用“导引术”来引导；担心人们在闲暇时沉湎于邪僻之事，所以我叙说许多清赏之事来端正身心；为防止饮食过于肥美厚味，所以我修撰“服食笺”来清肃其口腹；益寿延年以丹药为宝，得灵丹妙法才会有神奇的效果，所以我从佛藏和道藏中收集一些奇方。

远离尘世、超然物外的高逸隐德之辈多为世人尊崇，其中又以道高德厚、长生久寿者为最高境界，于是我著录其中堪为表率者约百人。这八笺的内容都从养生中探索隐藏的自然奥秘，而且每件事都进行过考证，可以说不是恣意虚妄之作。这些内容大多先以善言嘉句进行规劝，然后以安逸之事使人们得到享受，最终养成良好的行为并修得长寿正果。人们明哲保身、修心养性的办法，还有比这更好的吗？这不就是处世安生的重要途径吗？这更是超脱尘世并达到长生久寿境界的不二之法啊！如果能认真感悟并亲身实践，坚定不移地深入修行，深刻领会养生之道的妙处，把握其精粹而不拘泥于说法，就能言辞精妙符合所得的大道，起居日常均能平安，没有病痛需要祛除。可以谢绝各种清幽雅致的玩物，因为抬眼空中就能见到花朵幻化；可以断绝腥膻饮食，因为品味妙法就生出喜悦之心。使用丹药可以助人修身，向往得道则使人的心境脱俗，那些一直以来想追求尊生的人，由此就走上通往奥秘的路径了。到那个境界时，人们心境明朗，眼光旷达，人与自然浑然一体，自身与外界两相遗忘，轻松地像山冈丘陵那样永世不朽，以背似鲐纹、眉色斑杂的高寿之相，逍遥于物象之外，游息于红尘世间，如同人们所说的出尘罗汉、住世真仙。这大概就是《遵生八笺》带来的效果吧。俗话说：得鱼忘筌。文字就像渣滓草芥一样不足为道，这本《遵生八笺》或许也会成为拿来盖瓮口的无用之物！所以，能明白尊生奥妙的人，既不要过度依赖此书，也不要认为此书内容浅陋，如此这般，才可与之谈论尊生之道。

湖上桃花渔高濂，字深甫，号瑞南道人撰

第一章

清修妙论

上卷

【原文】

高子曰：摄生尚玄，非崇异也。三教法门，总是教人修身正心，立身行己，无所欠缺。为圣为贤，成仙成佛，皆由一念做去。吾人禀二五[1]之精，成四大[2]之体，富贵者，昧养生之理，不问卫生有方；贫穷者，急养身之策，何知保身有道？指神仙之术为虚诬，视禅林之说为怪诞也。六欲七情，哀乐销烁，日就形枯发槁，疾痛病苦，始索草根树皮，以活精神命脉。悲哉，愚亦甚矣！保养之道，可以长年，载之简编，历历可指，即《易》有《颐卦》，《书》有《无逸》，黄帝有《内经》，《论语》有《乡党》，君子心悟躬行，则养德养生，兼得之矣。岂皆外道荒唐说也？余阅典籍，随笔条记成编，笺曰《清修妙论》。

【注释】

[1] 二五："二"指阴阳，"五"指五行。《太极图说》有"无极之真，二五之精，妙合而凝"。

[2] 四大：道教把人的身体称为四大，《道德经》中有"故道大、天大、地大、人亦大。域中有四大，而人居其一焉"。

【白话解】

高子说：养生之道虽然玄奥，却并不崇尚异端邪说。儒道释三教，都是通过教人不断地约束身体和端正内心，为人处世秉持原则，不要有什么缺漏。无论追求为圣为贤，成仙成佛，都是从这样的基本信念做起。人秉承阴阳五行的精粹，而生成四肢百骸、血肉形体。富贵的人，不明白养生的道理，不研究呵护生命的方法；贫穷的人，则迫切寻求生存的办法，哪里知道保养身体呢？他们指责道家养生术虚妄不实，认为佛教学说也怪异荒诞。听任精神在七情六欲中沉沦，筋骨在哀伤忧乐中消耗，最终身体一天天枯槁，毛发脱落，疾病缠身，这时才去寻找药物来恢复精神命脉。这真是太可悲，太愚昧了！掌握保养身体的方法可以长寿，这类的记载历历可举，即如《易经》中有《颐卦》，《尚书》中有《无逸》，黄帝有《内经》，《论语》中有《乡党》，有识之士若细心体会并亲身践行，就能修德与养生兼而得之。怎么能说这些道理都是旁门左道呢？我阅览典籍，将其中好的部分随笔逐条记录成编，笺名为《清修妙论》。

【原文】

老子[1]曰："人生大期，百年为限。节护之者，可至千岁，如膏之炷小与大耳。众人大言我小语，众人多烦我少记，众人悸怖我不怒。不以人事累意，淡然无为，神气自满，以为长生不死之药。"

【注释】

[1] 老子：此段未见于《道德经》，是南朝陶弘景《养生延命录》所引的"老君"言论。

【白话解】

老子说："人的寿数以百年为限。但知道节制并爱护生命的人，可以活到一千岁，这就像灯油中的灯芯小或大则可用时间不同一样。别人大声喧哗，我轻言慢语；别人烦恼忧困，我心无挂碍；别人惊悸恐怖，我恬淡平和。我不受凡尘俗事影响，平平淡淡不强作为，精神饱满，元气充沛，这就是长生不老的良药。"

【原文】

《庄子》曰:“能遵生者,虽富贵不以养伤身,虽贫贱不以利累形。今世之人,居高年尊爵者,皆重失之。”

【白话解】

《庄子》说:“懂养生的人,即使富贵也不会过度怡养而伤害身体;即使贫困也不会因追逐财利而拖累身体。当今社会,很多年老位高的人,都严重违背了养生的规律。”

【原文】

《福寿论》曰:“贫者多寿,富者多促。贫者多寿,以贫穷自困而常不足,无欲以劳其形、伐其性,故多寿。富者奢侈有余,贼心害性,所以折其寿也。乃天损有余以补不足。然有贫而促者,必德不足,是以夭耳。故世人当安其分。若今官爵之非分,车马之非分,妻妾之非分,屋宇之非分,货易之非分,神能记之,使之灾焉,病焉,夭焉,人不知也。”

【白话解】

《福寿论》说:“贫穷的人大多长寿,富贵的人却大多短命。这是因为贫穷的人经常受困于物质的匮乏,反倒没有过多的事务来令身体劳累,令性情疲乏,所以多长寿。富贵的人则过于骄奢淫逸,贼害性命,所以折寿。这是冥冥中存在的损有余而补不足的道理。虽然也有贫穷而短命的人,那一定是平素德行不足,所以早夭。因此世人应安分守己,如果对升官晋爵、香车宝马、娇妻美妾、高屋华堂、货物买卖存有非分之想,上天一定会记住并降给他灾难、疾病、短寿,而他自己却不知道其中的原因。”

【原文】

《阴符经》曰:“淫声美色,破骨之斧锯也。世之人不能秉灵烛之照迷情,持慧剑以割爱欲,则流浪生死之海,是害先于恩也。”

【白话解】

《阴符经》说:“过度的声色是伐斫身体的斧锯。世人不能用圣灵的烛光照清昏惑迷乱的情感,不能持智慧的利剑割断痴缠纠结的爱欲,那么只能浮沉在有生有死的宿命中。可见其害处大于所得。”

【原文】

《参赞书》曰:“年高之时,阳气既弱,觉阳事辄盛,必慎而抑之,不可纵心竭意。一度不泄,一度火灭;一度火灭,一度添油。若不制而纵情,则是膏火将灭,更去其油。故《黄庭经》云:‘急守精室勿妄泄,闭而宝之可长活。’”

【白话解】

《三元参赞延寿书》说:“年纪一大阳气就虚衰,如果感觉情欲旺盛,则必须谨慎地抑制,不可随心所欲。一次不泄精就相当于熄灭一次欲火;熄灭一次欲火就如同给油灯添一次油。如果不自制而放纵情欲,那么就像油灯即将熄灭还要撤去油灯中的油一样。因此《黄庭经》说:‘急切地固守精元,不要妄自耗损,保住并珍惜它方可长寿。’”

【原文】

黄帝曰："外不劳形于事，内无思想之患，以恬愉为务，以自得为功，形体不敝，精神不散，可寿百岁。"

【白话解】

黄帝说："外不因琐事劳伤形体，内不因思虑消耗精神，把恬静愉悦作为追求，把怡然自得当作功德，这样身体就不会受到损耗，精神就不会耗散，可以活到一百岁。"

【原文】

彭祖曰："凡人不可无息，当渐渐除之，人身虚无，但有游气，气息得理，而病不生。"又曰："道不在烦，但能不思衣，不思食，不思声色，不思胜负，不思得失，不思荣辱，心不劳，神不极，可寿千岁。"

【白话解】

彭祖说："人不可能不呼吸，只是应当慢慢减缓，当人体静坐达到虚无境界时，只需要缓慢微弱地呼吸。呼吸气息能够控制调理，就会百病不生。"又说："养生的方法不在于烦杂，只要能做到不务求衣饰和美食，不贪恋淫声美色，不计较胜负、得失、荣辱，心不劳累，精神不疲乏，就可以活上千岁。"

【原文】

《吕览》曰:"年寿得长者,非短而续之也,毕其数也。毕数之务,在乎去害。何谓去害?大甘、大酸、大苦、大辛、大咸,五者充形,则生害矣。大喜、大怒、大忧、大恐、大哀,五者接神,则生害矣。大寒、大热、大燥、大湿、大风、大霖、大雾,七者动精,则生害矣。"

【白话解】

《吕氏春秋》说:"寿命长久的人,不是寿限短而勉强续长,是活足生命本身的寿数。而活足的关键在于避免对身体有所伤害。怎样避免伤害呢?太甘、太酸、太苦、太辛、太咸,这五种味道充斥于身体中,就会对身体造成伤害。大喜、大怒、大忧、大恐、大哀,这五种情绪触动人的精神,也会对身体产生危害。大寒、大热、大燥、大湿、大风、大雨、大雾,这七种因素侵扰人体精气,同样会生产危害。"

【原文】

仲长统《昌言》曰:"屈者以夫伸,蓄者以夫虚,内者以夫外也。气宜宣而遏之,体宜调而养之,神宜平而抑之,必有次和者矣。夫善养性者得其和。邻脐二寸谓之关,关者,所以关藏呼吸之气,禀授四体也。故气长以关息;气短者其气稍升,其脉稍促,其神稍越,至于以肩息而气舒,其神稍专,至于以关息而气衍矣。故养寿者,当致气于关,是为要术。"

【白话解】

仲长统《昌言》说:"屈曲是为了更好地伸长,蓄积是为了补虚,充实内部是为了补偿外部的消耗。气机需要宣导却阻遏它,身体宜调和但只是一味保养，精神应平静但过于压制，这样一定达不到和调。而善于养性的人能使之和谐。靠近肚脐二寸的地方，称为关元穴，这个部位可以敛藏呼吸及元气，并将所藏之气传递到全身。因此元气充足的人用关元部位呼吸，此称关息；元气不足的人其气息则不能下降，脉搏有些急促，精神也略微涣散，要靠抬肩部呼吸才能使气机略为舒畅，精神才能稍稍集中，直到能关息就能使气机绵延不绝了。因此，想长寿的人，应当令呼吸深长，气到关元，这是十分重要的方法。”

【原文】

崔瑊《箴》曰：“动不肆勤，静不燕逸，有疾归天，医不能恤。太上防疾，其次萌芽，腠理不蠲，骨髓奈何？”

【白话解】

崔瑊《箴》说：“人应该活动，但是不能过度；应当清净，但不能太闲散。身体有病是天意，医生也无法周全。因此首要是预防疾病，其次是当疾病尚在萌芽状态时就予以治疗，如果病在肌腠的时候没有得到治疗，病入骨髓的时候还能有什么办法呢？”

【原文】

黄帝问岐伯曰：“余闻上古之人，春秋皆度百岁，而动作不衰，今人年至半百，而动作衰敝，时世异耶？人将失之耶？”对曰：“上古之人，其知道者，法于阴阳，和于术数，饮食有节，起居有常，不妄作劳，故能形与神俱，故尽终其天年，度百岁。今人不然也，以酒为浆，以妄为常，醉以入房，以欲竭精，耗散其真，不知持满，不知御神，务快其心，逆于生乐，起居无节，故半百而衰。”

【白话解】

黄帝对岐伯说：“我听说上古时代的人能活过百岁，而动作仍然灵活，现在的人，到五十岁就形体衰败了，是时代不同了？还是人违背了养生之道呢？”岐伯回答道：“上古时代的人，知道养生的道理，按照自然界的变化规律而起居生活，根据正确的养生保健方法进行调养锻炼，饮食起居有节有规，从不过度劳累，所以能够使身心都得到保养，进而活到他们应活的寿数，度过百岁。现在的人却不同了，他们把酒当作饮料喝，把胡作妄为视为寻常，酒醉后还纵欲行房，结果精元耗尽，真气消散。他们不知保持精气充盈，也不懂得统摄精神，只为贪图一时享乐而违背养生之道，起居毫无规律，所以活到五十岁就衰败了。”

【原文】

《亢仓子》曰：“导筋骨则形全，剪情欲则神全，靖言语则福全。”

【白话解】

《亢仓子》说：“舒展筋骨可使身体健康，减少情欲可使神志不衰，平缓语言可使人添福增寿。”

【原文】

《唐书》有云：“多记损心，多语耗气。心气内损，形神外散。初虽无觉，久则为弊。”

【白话解】

《唐书》中说:“过多的记挂会损伤心神,过多的言语会消耗真气。如果心气损耗于内,那么形体的神采也会消散于外,即使起初没有什么感觉,久而久之就会成为病根。”

【原文】

《续博物志》曰:“眼者身之镜,耳者体之牖。视多则镜昏,听众则牖闭。面者神之庭,发者脑之华,心悲则面焦,脑减则发素。精者体之神,明者身之宝,劳多则精散,营竟则明消。”

【白话解】

《续博物志》说:“眼睛是身体的镜子,耳朵是身体的窗户。看多了眼睛就会浑浊,听多了耳朵就会闭塞。面部是神气外现之所,头发是脑部精华的表现,心伤面容就会憔悴,脑衰头发就会变白。精是形体表现的神采,明智是人身的至宝,劳累过度会使精神涣散,筹谋太多则会让人昏庸糊涂。”

【原文】

应璩诗曰:“昔有行道人,陌上见三叟,年各百余岁,相与锄禾莠。往拜问三叟:何以得此寿?上叟前致词:室内姬粗丑。二叟前致词:量腹接所受。下叟前致词:暮卧不覆首。要哉三叟言,所以寿长久。”

【白话解】

应璩的诗句说："以前有个过路的人，在田埂上看见三个老人，年龄都在百岁以上，三人一起在田里锄草。就上前去拜问，怎样才能有如此高寿呢？第一个老人说，家中女人粗鲁貌丑。第二个老人说，根据自己饭量进食。第三个老人说，晚上睡觉时不蒙头。三个老人所说的都是养生要旨，所以他们都能长寿。"

【原文】

柳公度年八十九，或问之，曰："吾不以脾胃暖冷物、熟生物，不以元气佐喜怒，气海常温耳。"

【白话解】

柳公度八十九岁时，有人问他长寿的秘诀，他说："我不用脾胃来温暖冰冷的饮食，及煨熟生的食物，也不让元气受喜怒的情绪影响，气海的位置一直保持温暖，所以能如此。"

【原文】

温公[1]《解禅六偈》曰："忿怒如烈火，利欲如铦锋，终朝长戚戚，是名阿鼻狱。颜回甘陋巷，孟轲安自然，富贵如浮云，是名极乐国。孝悌通神明，忠信行蛮貊，积善来百祥，是名作因果。仁人之安宅，义人之正路，行之诚且久，是名不坏身。道德修一身，功德被万物，为贤为大圣，是名佛菩萨。言为百世师，行为天下法，久久不可掩，是名光明藏[2]。"

【注释】

[1] 温公：宋代司马光去世后获追赠温国公，后人省称为“温公”。

[2] 光明藏：佛教语。指佛性佛法之所在。

【白话解】

司马光《解禅六偈》说：“愤怒如同烈火，利欲如同矛锋，终日忧心忡忡，这就是阿鼻地狱。颜回甘愿住在陋巷，孟轲安于自然，他们视富贵如同浮云，就像生活在极乐国。孝顺尊长爱护弟妹的美德可以上通神明，忠实守信的品质也能够在野蛮的境地畅行，多做善事自然会吉祥如意，这就是所谓的因果报应。仁爱之人家宅安定，正义之士能走正道，一直诚心地坚持做下去就能够修成不坏之身。身修各种美德的人，功德就会施及万物，这就是所谓的贤人、圣人、菩萨。立言可为百世师表，立行则是天下人的准则，其言行不因时间的流逝而湮没，这就是佛性的体现。”

【原文】

茅季伟诗云：“欺诳得钱君莫羡，得了却是输他便。来往报答甚分明，只是换头不识面。多置田庄广修宅，四邻买尽犹嫌窄，雕墙峻宇无歇时，几日能为宅中客？造作田庄犹未已，堂上哭声身已死。哭人尽是分钱人，口哭原来心里喜。众生心兀兀，常住无明窟，心里为欺谩，口中佯念佛。”是皆真实不虚话也。闻此则少者当戒，况老人乎！

【白话解】

茅季伟诗里面说：“欺诳得来的钱您不要羡慕，得了也是输光。来往报答十分分明，只是换了样子人们就不知道了。购置田庄广修宅院，把四周邻居的房子都买尽还嫌狭窄，追求彩绘的墙壁和高大的屋宇没有尽头，但住在房屋中能有几天呢？建造田庄还没完工，厅堂上已是未亡人的哭声。哭的人都是分财产的人，口中虽哭喊心中却是喜悦。人们的内心糊里糊涂，总待在痴愚的地方，心中被欺骗淹没，口中佯装在念佛。”这些都是事实，听到这些年轻人都应作为警戒，更何况是老年人呢！

【原文】

薛子曰：“养得胸中无一物，其大浩然无涯。有欲则邪得而入之，无欲则邪无自而入。且无欲则所行自简，又觉胸中宽平快乐，静中有无限妙理。”

【白话解】

薛子说：“修身养性达到心中没有任何杂念，那么胸怀就浩然无涯。有欲望则邪念得以入侵，无欲的话邪念就无从进入了。而且无欲的话所作所为自然简单，又觉得胸中宽畅平和快乐，在恬静中有无限精妙的道理。”

【原文】

又曰：“常沉静则含蓄义理深，而应事有力。故厚重静定宽缓，乃进德之基，亦为老人养寿之要。”

【白话解】

又说：“平常沉静的人则含蓄内敛，深明义理，应对事情也稳健有力。因此品格厚重、性情平和稳定，行事宽容和缓，这是修养德行的基础，也是老人养生长寿的要诀。”

【原文】

“一念之非即遏之，一动之妄即改之，一毫念虑杂妄，便当克去。志固难持，气固难养。主敬可以持志，少欲可以养气。”

【白话解】

“有一点非分之想就马上遏制住，有一丝妄动就立即纠正，有一毫的杂念就应当消除。意志固然难以控制，元气固然难以培养，但是有所敬畏就可以帮助我们控制意志，减少欲望则可以帮助我们养护元气。”

【原文】

“人若不以理制心，其失无涯。故一念之刻即非仁，一念之贪即非义，一念之慢即非礼，一念之诈即非智。此君子不可一念起差。至大之恶，由一念之不善，而遂至滔天。”

【白话解】

“人如果不用理智来克制自己的邪念，那他的损失会是无限的。有一丝不厚道的想法就是不仁，有一毫贪婪之念就是不义，有一分怠慢之心就是有违礼法，有一点欺诈的思想就是非明智之人，这就是君子不可有片刻思想差错的原因。穷凶极恶，都是从一丝邪念开始，发展到滔天之大。”

【原文】

“修德行义，守道养真，当不言而躬行，不露而潜修，外此一听于天。若计较成仙作祖，邀名延誉，则日夕忧思，况未必遂，徒自劳扰，是为不知天命。”

【白话解】

“若要修持道德且循行义举、遵守大道而保养真性，就应当少说多实践，不露声色地潜心修炼，此外的一切就听命于天。如果企盼成仙成佛，博取名声，就会成天忧思，而且愿望未必能实现，只是徒劳自扰，这就叫不懂得天命。”

【原文】

“才舒放即当收敛，才言语便思简默。不可乘喜而多言，不可乘快而多事。须有包含，则有余味，发露太尽，恐亦难继。故慎言语，养德之大；节饮食，养生之大。”

【白话解】

“一旦过于奔放就应当有所收敛，一旦多说话便应注意慎言。不要在兴头上多言，不可为一时痛快而多事。一定要包容含蓄，才有余味。显露得太过，恐怕难以为继。因此谨慎少言是修养德性的关键；节制饮食是养生的根本。”

【原文】

“积德积善，不知其善，有时而得用；弃礼背义，不知其恶，有时而蒙害。故庄敬日强，轻肆日偷。”

【白话解】

“积德行善，不是因为知道是善事才刻意去做，这样到一定时候自然就会受用。背礼弃义，即使不知这是恶事，也会因此而招致灾祸。因此，一个人保持庄严恭敬就会日渐强大，稍为轻率放肆就会越来越卑贱。”

【原文】

“圣人不怨天，不尤人，心地多少洒落自在。常人才与人不合即尤人，才不得于事即怨天，其心忿忮劳扰，无一时之宁泰，是岂安命顺时之道？”

【白话解】

“圣人遇事不会怨天地不公，不会怪罪他人，心胸充满洒脱自然。一般的人，一与别人有不合就怪罪他人，一旦办事不成就埋怨天公，他的心里常受愤怒的劳扰，没有一刻能宁静泰然，这哪里是安身保命顺应时势的做法呢？”

【原文】

“心诚色温，气和词婉，必能动人。若人未己知，不可急求其知；人未己合，不可急求其合。觉人之诈，不形于言，有无限余味。”

【白话解】

“心地诚恳，面色温和，神气平和，言辞委婉，一定能够感动别人。若别人不了解自己，不必急切地要求他人了解；别人与自己不合，不可急于要求别人与自己相合。察觉到别人的奸诈，也不在言语中表露出来。这样做人才有无限趣味。”

【原文】

“佛言苦乐逆顺，道在其中。夫素富贵行乎富贵，素贫贱行乎贫贱，素患难行乎患难，素夷狄行乎夷狄，随寓而安，圣贤也，何有苦乐逆顺之异哉？苦乐逆顺，固外也，以吾道处之，则无不可。”

【白话解】

“佛经说，无论艰苦快乐、逆境顺境，其中自有大道存在。本身富贵者就按富贵的身份行事，本身贫贱者就按贫贱的身份行事，处于患难中的人就去克服患难，属于少数民族就保持自己的风俗习惯，随着不同的环境而安然处之，这就是圣贤的做法，哪里有什么苦乐逆顺的分别呢？苦乐逆顺本来就是外界的影响，用我的平常心来对待，就没有什么不能应付的。”

【原文】

“世人所以不达道者，正以浮幻相缠，役役无了时也。苟能具天眼，勘破世故，则虚名薄利，皆为吾累。古之人所以适其适，而不适人之所共适者，为己重也。”

【白话解】

“世上的人之所以达不到道的境界，是由于与虚浮幻想相纠缠而得不到解脱。如果能具备慧眼，看破红尘世故，那么就明白虚名薄利，只是自己的累赘。古代的人之所以能安适于自己的处境，而不去追求众人所共同追求的境地，是他们以自我感受为重的缘故。”

【原文】

“人生世间，要见识高远。见识高远，则不为浅近眩惑。日观世事之盛衰，夜观气运之消长。由其盛衰也，吾以出处应之；由其消长也，吾以进退随之，则祸可避而害可禳。不然，奔役昏梦，几何不为时势所害？”

【白话解】

“人生于世间，要开阔自己的眼界，眼界开阔了，就不会因眼前一叶障目而感到迷惑。有远见卓识的人，白天观察世事盛衰的道理，使自己的出入与它相符；夜间观察气运的消长的规律，使自己的进退与它相和，这样就可以避免祸患，消除灾害。不然，整日奔波劳累，浑浑噩噩，怎么能不被当前的局势所害呢？”

【原文】

“世间陷阱，在在有之，要人醒醒耳。眼一少昧，足一少偏，心一少惑，则堕落阱中，安能出哉？身在阱中，心悔前日之非，晚矣！此君子贵乎知微。”

【白话解】

“人世间的陷阱处处存在，人们要时刻保持清醒。眼睛稍有昏花，脚下稍有偏失，心中稍有迷惑，就会堕入陷阱，哪里能出得来呢？身在陷阱时方悔悟以前的过失就晚了！因此，君子贵在能洞察祸患于隐微之时。”

【原文】

“敬者德之聚也。敬则众善毕集，不敬则怠惰放僻随至，而德败矣。持敬而无间断，则诚矣。未能诚者，由敬而入，敬以存心，其体湛然，自无杂虑。况庄敬亦是保养身心元气的工夫。”

【白话解】

“受尊敬的人往往集众多美德于一身。因为受人尊敬，所以各种好人好事都会聚集到他周围。若不受人尊敬，那么怠惰、放纵、乖僻的人就会到他身边，他的德行也就愈加败坏了。长期保持受人尊敬的品德就可以达到真实不虚的境地，尚不能达到的，先由尊敬别人开始，对于有高尚品德之人心存敬意，久而久之，身体湛然澄明，心无半分杂念。况且做到对人庄严而恭敬也是保养身心元气的功夫。”

【原文】

“衣垢不湔，器缺不补，对人犹有惭色；行垢不湔，德缺不补，对天岂无愧心？”

【白话解】

“倘若肮脏的衣服不清洗，缺损的器物不修补，面对别人时尚有羞惭的神色；那行为上的污垢不清除，道德上的瑕疵不加以修正，对天难道就没有愧心？”

【原文】

“君子对青天而惧，闻雷震而不惊；履平地而恐，涉风波而不惧。”

【白话解】

“君子面对苍天有敬畏之心，听到雷震却不心惊；君子走平地小心翼翼，经历风波却不惧怕。”

【原文】

“破爪伤肤，坏梳摘发，色为之变；聚珍瘗身，列艳靡骨，心为之安。”

【白话解】

“破损的指甲伤害肌肤，损坏的梳子梳脱头发，见到这些小事就担忧而至神色改变；却对暴敛珍宝埋葬身体，罗列美色侵蚀筋骨这样的大害心安理得。”

【原文】

“倚富者贫，倚贵者贱，倚强者弱，倚巧者拙。倚仁义道德者，不贫，不贱，不弱，不拙。”

【白话解】

“倚恃富贵的人终会沦为贫贱，倚仗强壮的人终会变得弱小，倚恃聪明的人终会变得愚笨。只有依靠仁义道德的人，才不会贫穷，不会低贱，不会弱小，不会愚笨。”

【原文】

“化于未明之谓神，止于未为之谓明，禁于已著之谓察，乱而后制之谓瞽。故于事物之扰，不可不先此三者。”

【白话解】

“在后果不明显时就及时化解可称为神奇，在坏事未出现之前阻止可称为高明，遏止已经显著的坏事可以称为洞察，混乱已经形成才加以制止叫作眼瞎。所以应对事物的纷繁变化，不可不具备前三种能力。”

【原文】

“为家以正伦理、别内外为本，以尊祖睦族为先，以勉学修身为次，以树艺牧畜为常。守以节俭，行以慈让，足己而济人，习礼而畏法。可以寡过，可以静摄，而无扰扰于前矣。”

【白话解】

“在治家方面，必须以伦理端正、内外有别为根本，以尊敬祖先、和睦族人为重中之重，其次是要勤勉学习和修养品行，做好种植、园艺、放牧、畜养等日常事务。以节制俭省守业，以仁慈谦让行事，若满足家族所需后尚有余力，就去救济他人，平时修习礼仪，遵守法律。这样就能减少过错，安静摄生，面对眼前的纷扰也就不会感到困惑了。”

【原文】

“吾人不可以不知命，矧老人乎？人之所志无穷，而所得有限者，命也。命不与人谋也久矣，安之故常有余，违之则常不足。惟介以植内，和以应外，听其自来，是安命也。”

【白话解】

“人不可以不知天命，更何况是老年人呢。人的所想所欲没有尽头，而人的天命却有一定的年限。天命向来不为人留商量的余地，安于它的人常得久寿，违背它的人往往早夭。或许只有以耿直中正的品德根植于内心，以平和温良的态度对待外界，听凭自然，才是安于天命吧。”

【原文】

“心本可静，事触则动。动之吉为君子，动之凶为小人。孟子曰：‘我四十不动心。’是不为外物动也。”

【白话解】

“人心本来能够平静，遇事就被触动。心动善念是君子，心动恶念是小人。孟子说：‘我四十不动心。’意思是不为外物所迷惑。”

【原文】

“泛交不若寡交，多求不若慎守。”

【白话解】

“泛泛地交友，不如少交朋友；想过多地获取，不如谨慎自守。”

【原文】

“易损而难复者，精也；易躁而难静者，神也。惟养元气充满，则精神融和，遇损遇躁，常有主以制之矣。”

【白话解】

“精易损耗而难以恢复，神易躁动而难以宁静。只有将元气培养得饱满充沛，精神才会融洽平和，即使遇上损害或躁动，也都可以加以控制。”

【原文】

“造道者可谓之富，失学者可谓之贫，听天者可谓之达，无耻者可谓之穷。”

【白话解】

“已至大道境地的人可称其为富有，失去探索精神的人可称其为赤贫，顺乎天命的人可称其为通达，没有廉耻的人可称其为穷困。”

【原文】

“《书》曰：‘必有容，德乃大；必有忍，事乃济。’君子立心，未有不成于容忍，而败于不容忍也。容则能恕人，忍则能耐事。一毫之拂，即勃然而怒，一事之违，即愤然而发，是无涵养之力，薄福之人也。是故大丈夫当容人，不可为人容；当制欲，不可为欲制。”

【白话解】

“《书》说：‘一定要有宽宏大量，这样品德才会高尚；一定要有谦让之心，事情才能获得成功。’君子培养心性，均是因为能容忍才获得成功，因为不能容忍而导致失败。有包容之心才能宽恕别人，有谦让之心才能耐受各种事情。有丝毫违逆自己的心意就勃然大怒，有一件不顺心的事就开始愤怒，这都是因为没有涵养，是福薄的人。所以大丈夫理当容忍他人，而不是被人容忍；应当控制自己的欲望，而不是被欲望所控制。”

【原文】

东坡曰:“蜗涎不满壳,聊足以自濡。升高不知疲,竟作粘壁枯。”此言深可为不知进退者戒也。夫人事之役役,计谋之敝敝,人皆以人事可以致富贵,计谋可以立功名,殊不知一作一辍,有造物以宰之。为之而成者,非其能也,命之至也,适与造物侔也。况为之而不成者多乎?造物无言也,人不可以惑其听;造物无形也,人不可以渎其公。世之人役役敝敝于百年之间,无顷刻之自安者,不亦深可哀也?不足为造物挠,深足为造物笑。

【白话解】

苏东坡说:“蜗牛的涎液不能满壳,仅仅足够润滑自己而已。它向高处爬而不知道疲劳,最终粘在墙壁上枯死。”这些话足以告诫那些不知进退的人。人们总是为人情世故而奔走操劳,又因算计筹谋而疲惫不堪,人们都以为通过人事可以实现富贵,通过计谋可以建立功名,殊不知事情的兴衰成败都由造物主所控制。成功的,并不是他的能力有多么出众,而是命中注定应该如此,他的成功也只是恰好跟命运的安排相同罢了。既然如此,那些不管怎么努力都不会成功的人多吗?唉!造物主沉默无言,人们无法迷惑它;造物主大而无形,人不能亵渎它的公平。世人一生都在忙碌劳苦,没有片刻的自在安宁,这难道不应感到深深的悲哀吗?这种人不足以困扰造物主,只会受到造物主的嘲笑。

【原文】

“心上有刃,君子以含容成德;川下有火,小人以忿怒殒身。”

【白话解】

“心字上有刃就成为忍字，象征君子通过包容来成就美德；川字下有火就成为灾字，小人往往因怨恨愤怒而丧命。”

【原文】

“惟心与天一，故理之所得者独明，而能开人心之迷。心与地一，故水之所汲者独灵，而能涤人心之陋。故以一杯之水，而能疗医所不治之疾，罔不瘳者，岂由水之灵哉？实资于道之用也。不知者为妄诞。”

【白话解】

“人心与天道一致时，所获得的义理就会昭彰显明，它能启发人心的蒙昧。人心与地道一致时，汲取的水泉也充满灵性，它能涤荡人心的丑恶。所以说，用一杯水便能解决医生治不了的疾病，而且无不痊愈，这难道是因为水的灵验吗？这其实是借助了道的作用，不理解的人还以为是荒诞之说。”

【原文】

“人心思火则体热，思水则体寒。怒则发竖，惊则汗滴，惧则肉颤，愧则面赤，悲则泪出，慌则心跳，气则麻痹。言酸则垂涎，言臭则吐唾。言喜则笑，言哀则哭。笑则貌妍，哭则貌媸。又若日有所见，夜必梦扰；日有所思，夜必谵语。梦交则泄精，气怒则发狂。此皆因心而生者也，人可于灵君使令一刻不在绛宫以统百属乎？”

【白话解】

“人心一想到火就感到身体发热，想到水就感到身体清凉。愤怒时头发竖立，惊悸时冷汗不止，恐惧时肌肉颤栗，惭愧时面红耳赤，悲哀时泣涕泗出，慌乱时气促心跳，气结时身体麻痹。说到酸味就垂涎，说到臭味则吐唾，谈到喜事就开心，提到悲伤事就哭泣。笑则貌美，哭则貌丑。又例如白天有所见，夜间就有所梦；白天有所思虑，夜间必然说梦话。梦见行房则遗精，气盛而烈就会发狂。这一切都是由心而生的，难道有人可以让心神离开形窍不去统帅四肢百骸吗？”

【原文】

太一真人曰：“予有经三部，共只六字，儒者诵之成圣，道士诵之成仙，和尚诵之成佛，而功德甚大，但要体认奉行。一字经曰忍，二字经曰方便，三字经曰依本分是也。三经不在大藏，只在灵台。”有味乎言哉！

【白话解】

太一真人说：“我有三部经，一共只有六个字，儒士念诵可成圣，道士读了能成仙，和尚读了能成佛，它的功德很大，但必须要身体力行。一字经叫作‘忍’，二字经叫作‘方便’，三字经叫作‘依本分’。三部经不在大藏经书里，只在人的心中。”这番话实在是很有意味啊！

【原文】

又曰：“心静可以通乎神明，事未至而先知，是不出户知天下，不窥牖见天道也。盖心如水也，久而不挠，则澄彻见底，是谓灵明。故心静可以固元气，万病不生，百岁可活。若一念挠浑，则神驰于外，气散于内，荣卫昏乱，百病相攻，寿元自损。”

【白话解】

又说：“心中宁静可以通达神明，如此这般，就能在事情还未发生时预先知道，就能不出门户而知晓天下事，就能不看窗外也知道自然界的情况。大概心就像水一样吧，久不扰动就会澄澈见底，所以叫灵明。因此心静可以固护元气，不生病而活到百岁，若被一念扰动，那么就会精神驰散于外，元气耗竭于内，营卫不和，疾病侵袭，寿命自然也就折损了。”

【原文】

嵇中散曰：“君子知形恃神以立，神须形以存，悟生理之易失，知一过之害生。故修性以保神，安心以全身，爱憎不栖于情，忧喜不修于意，泊然无感，而体气和平。又呼吸吐纳，服食养身，使形神相亲，表里俱济也。”

【白话解】

嵇康说：“形体依赖精神才能挺立，精神凭借形体才能存在，君子领悟到人生转瞬即逝的道理，知道稍有不慎就能危害生命。所以通过养心养性来保护肉体和精神，使爱憎都不再牵动情感，忧喜都不能改变心意，对一切都很淡泊，身体和气息也平和自若。又加上呼吸吐纳，服食丹药等养生方法，最终使形体和精神紧密结合，表里协调统一。”

【原文】

神农曰:“上药养命,中药养性。”诚知性命之理,因辅养以通也。而世人不察,惟五谷是见,声色是耽,目惑玄黄,耳务淫哇。滋味煎其脏腑,醴醪煮其肠胃,馨香腐其骨髓。喜怒悖其正气,思虑消其精神,哀乐殃其平粹。夫以蕞尔之躯,攻之者非一途,易竭之身,而内外受敌,身非木石,何能久乎?

【白话解】

神农说:“上品药物延长寿命,中品药物调养性情。”这真是通晓性命之理的话啊,用药食辅佐养生可使气机畅达。然而世人并不明白其中的道理,只是一味地贪图美食,沉溺声色。他们的眼睛被空幻之花迷惑,耳朵被淫靡之声充塞,脏腑被厚重滋味煎灼,肠胃被醇酒醪浆损害,骨髓被妖姬美色腐蚀。他们喜怒过度使正气逆乱,思虑过度会精神衰败,哀乐忧伤使平和纯粹的心境破坏。这脆弱娇小的身躯啊,令其摧毁的法子有很多。血肉之体本就容易耗竭,更何况内外受敌!人身终究不是木石,经受这样的伤害又怎能长久呢?

【原文】

又曰:“善养生者,清虚静泰,少思寡欲。知名位之伤德,故忽而不营,非欲而强禁也。识厚味之害性,故弃而不顾,非贪而后抑也。外物以累心不存,神气以守白独著。旷然无忧患,宁然无思虑。又守之以一,养之以和,和理自济,同乎大顺。然后蒸以灵芝,润以醴泉,晞以朝阳,和以五弦,无为自得,体妙心玄。亡欢而后乐足,遗生而后身存。若此以往,庶可与羡门[1]比寿,王乔[2]争年。”

【注释】

[1] 羡门：即羡门子高，神话人物。

[2] 王乔：即王子乔，神话人物。

【白话解】

又说："善于养生的人，恬淡虚无，清静泰然，减少自己的思虑和欲望。他们知道谋求名利尊位会妨碍德性，所以对人世间的尊荣并不眷恋，并不是有欲望而去强行克制。善于养生的人，知道五味太过会损害心性，所以对美食佳肴并不留意，并不是有贪念而去刻意抑制。因为纷繁外物会累心耗神所以不存心间，由于心境空明因而神气饱满充沛，胸怀坦荡而没有忧患，心绪安宁而没有思虑，又进行意念专一的修习，用平和来调养身体，自然能合乎"和"的道理，一同归于自然妙境。然后服用灵芝来益气强身，用甘泉滋润脏腑，适当晒晒太阳，听听音乐，清净无为，自得其乐，身体轻健，心境旷达。不以物喜方能不以物悲，忘掉外物带来的欣喜才能得到真正的快乐，摆脱人世的牵累才能得到真正的长生。像这样坚持下去，足可以跟羡门子高的寿数相较，可以和王子乔的年龄并论。"

【原文】

"夫人只知养形，不知养神，只知爱身，不知爱神。殊不知形者，载神之车也，神去人即死，车败马即奔也。"

【白话解】

"大凡人都只知道养形，不知道养神，只知道爱惜身体，不知道爱惜精神。殊不知形体是运载精神的车子，精神离去，人就会立即死亡，正如车子坏了，马也就跑掉了。"

【原文】

“养寿之法，但莫伤之而已。冬温夏凉，不失时序之和，所以适身也。若重衣厚褥，体不甚苦，以致风寒之疾；厚味脯腊，醉饱肥甘，以致结聚之患；美色妖冶，嫔妾盈房，以致虚损之祸；淫声艳曲，怡心悦耳，以致荒耽之惑。故世人不终耆寿，咸多夭殁者，皆由不自爱惜，忿争尽意，邀名射利，聚毒攻神，内伤骨髓，外消筋肉，血气枯槁，经络壅闭，内里空虚，招来众疾，一有所感，便不可支。是由正气日衰，邪气日盛故耳。”

【白话解】

“养生的秘诀，主要是不去伤害身体。冬季注意保暖，夏天保持凉爽，不违逆时节和气候的规律，让身体舒适就好。如果靠厚重的衣服和被褥，身体不去辛苦活动，反而容易感染风寒；常吃各种美味肉食，过醉过饱，反而招致积滞结聚的毛病；贪恋妖艳的美色，妻妾满屋，会导致身体虚损；各种靡靡之音，虽然悦耳动心，但会令人沉溺迷惑。所以世人达不到高寿，很多人年纪轻轻就死去，这都是由于不爱惜自己的身体，他们竭尽所有去争名夺利，让各种毒害身心的事来攻伐精神，在内伤及骨髓，在外销铄筋肉，致令血液和精气枯槁，经络阻塞，身体空虚，疾病丛生，一旦发作，身体就不能支撑。这都是正气日渐衰退，邪气逐日炽盛的结果。”

【原文】

《太上日用经》曰：“饮食餐完，禁口端坐，莫起邪念，世事俱忘，存神定意，眼不视物，耳不听声，息心内守，调息绵绵，呼吸自在，似有如无。心火下降，肾水上升，口中津生，灵真附体，得至长生，与天齐寿。”

【白话解】

《太上日用经》说："吃饭后应闭口端坐，不要起邪念，把世间的一切事都忘掉，保存精神安定意志，眼睛不去看东西，耳朵不去听声响，平息心念守于体内，调节气息使它绵绵细长，呼吸自然，似有意若无意。这样就能使心火下降，肾水上升，口中布满津液，灵性真元附体，如此就能长生，与天同寿。"

【原文】

《道林摄生论》曰："老人养寿之道，不令饱食便卧，及终日久坐久劳，皆损寿也。时令小劳，不致疲倦，不可强为不堪之事。食毕，少行百步，以手摩腹百过，消食畅气。食欲少而数，恐多则难化。先饥而食，先渴而饮，先寒而衣，先热而解，勿令汗多。不欲多唾，唾不令远。勿令卧熟扑扇，勿食生冷过多。勿多奔走，勿露卧空阶，而冒大寒、大热、大风、大露。勿伤五味：酸多伤脾，苦多伤肺，辛多伤肝，咸多伤心，甘多伤肾。此数者，老人犹当加意。"

【白话解】

《道林摄生论》说："老人养寿的方法，不要吃饱就睡，也不要整日坐着或整日操劳，这些都是有损寿数的。经常适当地活动身体，但不致于感到疲劳，更不要勉强去做不能胜任的事。吃饭后，缓慢行走约百步，用手摩腹百遍，以促进消化通畅气机。饮食应少吃多餐，以免吃多后难消化。不要等到饿了才吃饭，不要感到渴了才喝水，不要觉得冷了才加衣，不要觉得热了才解衣，更不要大汗淋漓。不要多吐口水，更不要吐得过远。不要睡熟由后扇凉风，不要过多吃生冷。不要过多奔走，不要在室外露宿，不要去遭受大寒、大热、大风和大露。不要被五味所害：酸味多伤脾，苦味多伤肺，辛味多伤肝，咸味多伤心，甜味多伤肾。以上几方面，老年人尤其应当注意。"

【原文】

“老人摄生,卧起有四时之早晚,兴居有至和之常制。调引筋骨有偃仰之方,杜疾闲邪有吞吐之术,流行荣卫有补泻之法,节宣劳逸有予夺之要。忍怒以全阴气,忍喜以全阳气。然后将草木药饵以救亏缺,后炼金丹以定无穷。他若自己修为,要当居贫须要安贫,居富切莫矜富。居贫富之中,恒须守道,勿以贫富改志易性。识达道理,似不能言,作大功德,勿自矜伐。年至五十以外,以至百年,美药勿离于手,善言勿离于口,乱想勿生于心。勿令心生不足,好恶常令欢喜。勿得求全于人,勿得怨天尤命。常当少思、少念、少欲、少事、少语、少笑、少愁、少乐、少喜、少怒、少好、少恶。此十二少者,养性之都契也。多思则神殆,多念则神散,多欲则智乱,多事则形劳,多语则气丧,多笑则脏伤,多愁则心慑,多乐则意溢,多喜则妄错昏乱,多怒则百脉不定,多好则专迷不理,多恶则憔悴无欢。此十二多不除,丧生之本也。惟无多无少,几于道矣。”

【白话解】

“老年人养生,睡觉起床时间应随季节变化而不同,起居要有适当的规律。调理筋骨有屈伸舒展的方法,防止疾病的侵扰有呼吸吐纳的方法,通畅气血有补泻的方法,劳逸结合、张弛得宜要有要领。少发怒可以保全阴气,不狂喜可以保全阳气。然后再用草木药食补身体的不足,炼制金丹使年寿无穷。若要修身养性,还要做到身处贫贱则安于贫贱,身居富贵而切莫炫耀富贵。居于贫富之中的人,更要坚守道德,不要因为贫贱或者富贵而改变自己的志向和本性。有见识也不要夸夸其谈,功劳高也不能妄自尊大。年龄到了五十岁以上就多服药食养生,多说好言好语,不要多想,知足常乐。对他人不要过度苛责,更不要抱怨命运不公。应当做到少思虑、少念想、少欲望、少杂事、少言语、少嬉笑、少忧愁、少享乐、少欢喜、少发怒、少爱好、少厌恶,这十二少是养生的要领。思虑过多则精神疲倦,念想过多则神气消散，欲望过多则神智昏乱，奔波太多则形体劳顿，多言语伤气，多嬉笑损内脏，多忧愁则心中恐惧，多享乐则精神涣散，多欢喜就会昏乱出错，多发怒就会血脉不安定而生病，多爱好就不能做到专一，多厌恶就令人憔悴没有快乐。这十二多不排除，是丧失性命的根本。不要多，也不要少，才是养生之道。”

【原文】

《要记》曰：“一日之忌，暮无饱食；一月之忌，暮无大醉；终身之忌，暮常护气。久视伤血，久卧伤气，久立伤骨，久行伤筋，久坐伤肉。大饱伤肺，大饥伤气。勿当屋梁脊下睡卧，卧勿头向北。勿点灯烛照卧，六神不安。大汗勿脱衣，多得偏风，半身不遂。卧处勿令有孔隙，风入伤人。最寒勿令火炉安向头旁，令人头重目赤鼻干。冬日温足冻脑，春秋脑足俱冻。寅日剪指甲，午日剪足甲，烧白发，并吉。勿食父母本生所属禽兽之肉，令人魂魄飞扬。勿忍溺并怒抛，以致膝冷成痹。勿忍后并强努，以致气痔腰疼。入庙宇必恭敬，勿恣意注目。见怪勿得惊恐，以怪为怪。数者是亦养生之大者，当究心焉。”

【白话解】

《要记》说：“每日的禁忌之一，是晚饭不要吃太饱；每月的禁忌之一，是不要夜晚大醉；终身的禁忌，是要晚上经常护住元气。用眼太久会伤血，躺卧太久会伤气，站立太久会伤骨，行走太久会伤筋，坐得太久会伤肉。太饱伤肺，太饿伤气。不要躺在屋梁脊下休息，睡时头不要向北方。开灯睡觉神不安。大汗脱衣多中风，半身不遂。卧室不要有孔隙，以免寒风吹入伤人。不要将火炉安在头旁，这样会使人头重、眼红、鼻干。冬天脚要保暖，头部可以凉快，春天和秋天则头和脚都应保持清凉。逢寅日、午日修剪指甲、整理头发，都吉利。不要吃与父母属相相同的动物，这会使人魂飞魄散。不要憋尿也不要急撒，这会造成膝关节冷痛。不要忍便后再用力排，这会生痔疮并引起腰痛。进庙宇要毕恭毕敬，不得肆意乱看。看见怪异的东西不要惊恐，不要把它当作怪异。以上这些都是养生要法，应当专心研究。”

【原文】

《关尹子》曰：“人之平日，忽焉目见非常之物者，皆精有所结而然；病目忽见非常之物，皆心有所歉而然。苟于吾心能于无中示有，则知吾心能于有中示无，但不信之，自然不神。或曰：彼识既昏，谁能不信？应曰：如捕蛇人而不畏蛇，彼虽梦蛇，而心亦不怖。道无鬼神，独往独来。”

【白话解】

《关尹子》说：“人在平时忽然眼睛看见不寻常的东西，这是精气凝结造成的；生病的眼睛忽然看见不寻常东西，这是久病心气不足造成的。既然我们心中能出现原本不存在的事物，同理可知，我们也会忽略很多现实存在的事物。只要不去疑神疑鬼，自然没有什么鬼神。有人说：那时意识已经昏乱，谁做得到不相信呢？答复说：就像捕蛇的人不怕蛇，他即使在睡梦中梦见蛇，内心也不会害怕。大道从来就没有什么鬼神之说，而是自来自往的。”

【原文】

又曰：“困天下之智者，不在智而在愚；穷天下之辩者，不在辩而在讷；服天下之勇者，不在勇而在怯。少言者，不为人所忌；少行者，不为人所短；少智者，不为人所劳；少能者，不为人所役。壮者当知三在四少，以遵吾生，矧高年之人，于此可不更加珍重，以保全天年？”

【白话解】

又说：“能使天下人都困惑的，不在于智慧而是愚笨；能使天下人都词穷的，不在于口才而是木讷；能征服天下的人，不在于勇猛，而是怯懦。少说话就不会被他人所忌恨，少做事就不会被他人指责，少智慧的人就不会被他人烦劳，少能力的人就不会被他人所用。年轻人应当知道以上三个在、四个少来养生护命，何况老年人，不是更应该重视这些问题，以求长寿吗？”

【原文】

“长生之法，保身之道，因气养精，因精养神，神不离身，乃得常健。”

【白话解】

“长生的办法，保身的道理，是用气来濡养精，用精来养护神，神不脱离身体，才能经常保持健康。”

【原文】

养生大要：“一曰啬神，二曰爱气，三曰养形，四曰导引，五曰言语，六曰饮食，七曰房室，八曰反俗，九曰医药，十曰禁忌。”又曰：“无劳尔形，无摇尔精，归心静默，可以长生。”

【白话解】

养生的要领："一是珍惜元神，二是爱护元气，三是保养形体，四是呼吸导引，五是轻言少语，六是注意饮食，七是节制房事，八是不从流俗，九是医药保养，十是注意禁忌。"又说："不要使自己的身体疲劳，不要扰动自己的精气，应当收心静默，如此便可长生。"

【原文】

"天地以生成为德，有生所甚重者，身也。身以安乐为本，安乐所可致者，以保养为本。先其本，则本固，本既固，疾病何由而生？寿岂不永？故摄生有三：曰养神，曰惜气，曰防疾。忘情去智，恬澹虚无，离事全真，内外清净，如是则神不内耗，境不外惑，真一不杂，神自宁矣，是曰养神。抱一元之本根，固归真之精气，三焦定位，六贼忘形，识界既空，参同斯契，虚实相通，名曰大通，则气自定矣，是曰惜气。饮食适时，温凉合度，出处无犯于八邪，动作不可为勉强，则身自安矣，是曰防疾。"

【白话解】

"天地以生成万物为功德，对生命来说最重要的是身体。身体则以安乐为根本。要想达到安乐，要以保养为本。把保养放在首位，则身体就坚固了。身体坚固了，又怎么会生病？怎么会不长寿呢？摄生的办法有三种：一是保养精神，二是珍惜元气，三是预防疾病。丢掉凡尘的七情六欲和百般思虑，宁静淡泊而不染俗事，真气饱满而内外清净自在，如果做到这些，身体的精神就不会耗损，也不会被红尘万象所迷惑，没有杂念，神气安宁。这就是养神的方法。保持元气这个根本，固守先天之精，三焦脏腑位置安定，六淫邪气无处藏身，思想的领域空旷虚无，人与天地万物和谐统一，虚实有无相互转换，这就叫大通，如此则气息平定，这就叫惜气。饮食适应时序，衣着温凉适当，外出不要被邪气侵犯，做事不可过于勉力强为，如此，则身体自然平安。这就是防病。”

【原文】

又曰：“善养生者养内，不善养生者养外。外贪快乐，恣情好尚，务外则虚内矣。所谓养内者，使五脏安和，三焦守位，饮食得宜，世务不涉，是可长寿。”

【白话解】

又说：“善于养生的人养内，不善于养生的养外。贪恋外界的快乐，纵情声色喜好浮华，过于追求外在就令身体虚弱。所谓养内，就是让脏腑安和，身体各功能稳健，饮食适当，不涉足凡尘琐事，这样就可以长寿。”

【原文】

《庄子》曰：“人之可畏者，衽席饮食之间为最，而不知预为之戒者，过也。若能常自谨畏，病疾何由而起？寿考焉得不长？贤者造形而悟，愚者临病不知，诚可畏也。”

【白话解】

《庄子》说：“人应该要注意的，以男女和饮食最为要紧，然而人们对此却不知道预防和禁戒，这是不对的。如果对于食色两事常常谨慎小心，又怎么会生病呢？寿命又怎会不长呢？聪明的人察病于未然，愚昧的人病在眼前还不明白，这确实危险啊。”

【原文】

"劳者，劳于神气；伤者，伤于形容。饥饱过度则伤脾，思虑过度则伤心，色欲过度则伤肾，喜怒过度则伤肝，悲愁过度则伤肺。又如风寒暑湿则伤于外，饥饱劳役则伤于内。昼感则伤于荣，夜感则伤于卫[1]。经行内外，劳一而二，由二而十，真气外散，五邪入内，使人肌肉内消，神气短少，饮食渐减，行步无力，虽欲久生，恐无能矣。"

【注释】

[1] 昼感则伤于荣，夜感则伤于卫：荣、卫，中医学名词。荣气行于脉中，属阴。卫气行于脉外，属阳。荣卫二气散布全身，内外相贯，运行不已，对人体起着滋养和保卫作用。

【白话解】

"得五劳病的人，主要由于神气耗竭；得七伤病的人，主要是形体受损。太饿太饱则伤脾胃，思虑过度则伤心神，色欲过度则伤肾精，喜怒过度则伤肝气，悲愁过度则伤肺气。此外风寒暑湿从外伤人，饥饱劳役从内损身。白天生病会伤及荣分，夜间生病会伤及卫分。经脉运行于身体内外，劳损从一个脏腑影响到两个，由两个又影响到十个。此时真气涣散，五邪侵入体内，人的肌肉身体自内消损，精神萎靡不振，饮食逐渐减少，走路没有力气，这样的话即使想长寿，恐怕也没可能了。"

【原文】

《道院集》曰："游心虚静，结志玄微，委虑无欲，归计无为。凝神灭想，气和体舒，达延生命，寿与天齐。"

【白话解】

《道院集》说：“让心灵飘游于虚无宁静中，令神志凝聚在玄妙幽微处，使思虑达到没有欲求的境地，把各种算计归于无为。精神凝聚，空想尽灭，气息平和，身体舒展，生命通达，寿命延长，与天地同寿。”

【原文】

又云：“检情摄念，息业养神。悟妄归真，观空见性。常习静明，不为魔动，心我两忘，神气自满。”

【白话解】

又说：“节制感情，收敛欲想，停止奔波操劳，保养精神。参破虚妄而返璞归真，从虚空中透见本性。经常保持宁静明澈状态，不被邪恶迷惑，忘记精神与身体的存在，神气自然充沛饱满。”

【原文】

又云：“止念令静，观理令明。念静理明，不死可能。导气令和，引体令柔。气和体柔，长生可求。”此皆至妙要论。

【白话解】

又说：“停止思虑使心中平静，观察道理使思想明晰。心中平静，思想明晰，如此便可长生不死。引导呼吸使气息平和，牵引肢体令身体柔韧，气息平和肢体柔韧，这样也可求得长生。”这都是精妙的重要理论。

【原文】

“一人之身，一国之象也。胸臆之设，犹宫室焉；支体之位，犹郊境焉；骨节之分，犹百川焉；腠理之间，犹四衢焉。神犹君也，血犹臣也，气犹民也。故至人能理其身，亦犹明君能治其国。爱民安国，爱气全身；民弊国亡，气衰身谢。故上士施医于未病之先，防守于未败之日。故摄生者，先除六害：一曰薄名利，二曰禁声色，三曰廉货财，四曰损滋味，五曰屏虚妄，六曰除嫉妒。六者若存，真经空念，不能挽其衰朽矣。”

【白话解】

“人的身体如同一个国家。胸膛的构造就如同宫室；四肢的位置就如同边陲塞外；骨骼关节就像江河湖泊；肌肤之间的纹路就像四通八达的通道。神明犹如君主，血液犹如大臣，体内的元气犹如百姓。所以顺应自然而长寿的人能调理自己的身体，也就像一个圣明的君主能治理他的国家一样。只有爱护百姓，才能使国家安定；只有爱惜元气，才能保全身体。百姓疲敝国家就会灭亡，元气衰竭，身体也会衰老。所以明智的人总是在发病之前服用药物，在身体尚未衰败之前就采取防治措施。因此善养生的人，首先应除去六害：一要淡泊名利，二要严禁声色，三要看轻钱财，四要清淡饮食，五要摒除虚妄，六要消除嫉妒。如果这六害不除，再怎么念叨养生，也不能挽回身体的衰老之势。”

【原文】

《上古天真论》曰：“女子之数七，丈夫之数八。”女子过七七四十九数，则任脉虚，冲脉衰，天癸竭，地道不通，以渐枯槁，华色失荣。丈夫过八八六十四数，则五脏皆衰，筋骨解弛，血脉短促，精气耗散，天道闭塞，日就憔悴，肌肉无华。故上寿之人，年过常数，皆由衣食充足，药饵扶护，孝子贤孙，承欢爱养，调其朝夕，适其寒温，上顺天心，下契人理，顺天之道，寿命无疆。

【白话解】

《上古天真论》说："女子以七年为一个阶段，男子以八年为一个阶段。"女子过了七七四十九岁，任脉就变得空虚，冲脉的气血也衰少了，天癸枯竭，月经断绝，形体也会逐渐衰老，面色无华。男子过了八八六十四岁，五脏功能都衰弱了，筋骨松弛，血脉短促，精气耗散，不能再生育，日渐憔悴，肌肤也失去了光泽。所以能高寿的人，女子过了四十九岁，男子过了六十四岁，仍然精力旺盛，都是由于衣食充足又加上药食调护，而且子孙承欢膝下，每日尽心奉养，使寒温适宜，上顺天意，下合人伦，所以寿命无穷。

【原文】

岱翁曰："尝见世人，治高年之人疾患，竟同少年，乱投汤药，妄行针灸，以攻其病，务欲速愈。殊不知上寿之人，血气已衰，精神已散，至于视听聪明不及，手足举动肢体不随，心志沉昏，头目眩晕，气脉妄行，则宿疾时发，或秘或散，或冷或热，此皆老人常态。不慎治之，急投峻药取效，或吐或汗，或解或利，老弱之人，不能禁架。汗则阳气泄，吐则胃气逆，泻则元气脱，立致不虞，此老病大忌。更不可用市中买药，并他人闻说病源，不知药味，送来服饵，及虎狼之药，切宜仔细。若身有宿疾，或时发动，则随其疾状，用温平顺气、开胃补虚中和汤药，调停饮食，或随食物变馔治之，最为要法。"

【白话解】

岱翁说："常见世上人，医治疗老年人疾病，竟然和治疗年轻人一样，乱用药物和针灸来攻逐疾病，以求迅速治愈。殊不知上了年纪的人血气已衰，精神已散，听觉和视力也差，手脚肢体运转都不能自如，心思迟钝，头晕眼花，气血运行错乱，老毛病时时发作，或便秘或腹泻，或发冷或发热，这些都是老年人的常态。如果不慎重医治，而急用力猛的药物取效，或催吐或发汗，或解表或通利，这都是老弱体虚的人不能承受的。因为发汗会造成阳气外泄，催吐会造成胃气上逆，泄泻会使元气脱陷，立刻会有不测，这是治老年人疾病的大忌。更不可以在市场上随便买药，任意听信别人所说的病因，不知药物组成，就送来给老人服用，对于如同狼虎般的猛药，尤其要小心谨慎。假如身体有旧疾，不时发作，要根据病的症状，用性质温和平顺、能开胃补虚的汤药治疗，并辅以饮食调理，或者把药物与不同的食物结合做成药膳来治疗。这是最重要的方法。"

【原文】

"养寿之道，与仙佛二教最是捷径，故清净明了四字最好。内觉身心空，外觉万物空，破诸妄相，无可执着，是曰清净明了。"

【白话解】

"养生益寿的方法，按道教与佛教的思想最为方便快捷，因此'清净明了'四个字最好。于内了悟身心空无，于外了悟万物空虚，看破红尘万象，没有什么执着，这就叫作'清净明了'。"

【原文】

故说心法曰:“前不接灭,后不引起,前后断绝,中间自孤。当体不顾,应时消灭,知体已灭,豁然如空。古事过去空,今事眼前空,未来决定空。一切尘劳,是大虚妄,不可执而为有,自障吾心,结成烦恼。”

【白话解】

唐代玄觉禅师讲述心得要法说:“前不追忆往事,后不招惹是非,前后念头断绝,中间心境自然孤静。对形体没有眷顾,念头随时消失,知道形体终将消亡,心中自然会豁然开朗。过去的事已经成空,现在的事在眼前也是空,未来的事一定也会变空。一切尘世间的劳碌,都是极大的虚幻假象,不可固执地认为这是真实的,从而遮蔽了内心,结成不必要的烦恼。”

【原文】

《金经》大乘法云:“身便是幻,幻时所化,又是幻中之幻。世即是梦,梦时所见,又是梦中之梦。辗转虚妄,如声外有响,形外有影。形声影响,起于一真。影外影为三等妄,梦中梦是两重虚。”

【白话解】

《金刚经》的大乘法门说:“身体本就是虚幻,虚幻之中的变化,更是幻中之幻。尘世本为梦境,梦时所见,又是梦中之梦。人来往于虚妄之中,就像追逐声音之外的回声,形体之外的影子。形体、声音、影子、回声,其实起源于同一本真。影外之影是三重虚妄,梦中之梦也是两重空虚。”

【原文】

“一切诸有，如梦如幻；一切烦恼，是魔是贼。人生一世中，其梦无数，梦中一一称我，梦中之我，岂非空乎？要知梦既是空，身亦如梦，何以迷著？”

【白话解】

“一切存在，像做梦，像幻境；一切烦恼，是侵扰内心的魔鬼和盗贼。人的一生中，做过无数的梦，梦中一个个都称‘我’，梦中的我，不是空的吗？既然知道梦是空的，人生也像在梦中，为何还要为此沉迷执着呢？”

【原文】

“谛思身之未生，有象乎？有名乎？有我乎？身之既化，有象乎？有名乎？有我乎？身前身后，两不可知，安得于中偏执为我，爱恋忧怖，终日戚戚？”

【白话解】

“思考一下在身形未生之前，有形象吗？有名字吗？有‘我’吗？身形消亡之后，还有形象吗？还有名字吗？还有‘我’吗？身前的事和身后的事，两方面都不可知道，怎么能在这之间固执己见，而去喜爱、流连、忧愁、恐怖，整日担忧牵挂呢？”

【原文】

"物之生成谓之造，物之变灭谓之化，性之分别谓之识，一切含识谓之相。相续有情，名随因报，流转无穷。有能遗物离人，超出造化之外，卓然独存，其惟大觉圣人乎？"

【白话解】

"物体的生成叫作'造'，物体的毁灭叫作'化'，属性的区分叫作'识'，一切有意识的生命叫作'相'。众生循环，随不同的因果而报应，反复流转无穷无尽。如果有人能够抛开形体超离人世，超脱于造化之外，独立自主地存在，那只能是大彻大悟的圣人吧！"

【原文】

"万物自万物，二仪中虚空自无碍；万念自万念，一心中虚空自无碍。"

【白话解】

"世间尽管有万千物种，把天地看作虚空自然无所障碍；人虽然有万千念头，让心中虚空自然无所牵挂。"

【原文】

"无数之形，自古生化而不停；无数之情，自古差别而不平；无数之事，自古烦恼而不定；无数之有，自古成坏而不久。往者无迹，来者无极。若悟一一皆空，即当心如太虚，洞然无碍，有何介怀，更生色相？"

【白话解】

“无数形体，自古生生死死从未停息过；无数感情，自古就千差万别从未平息过；无数世事，自古使人烦恼从未安定过；无数色相，自古有生有灭不能永久。往事没有痕迹，未来没有终极。假若能领悟万事皆空的道理，心就如同大虚之境而无所滞碍，又有什么值得耿耿于怀的呢，又怎么会生出无穷色相呢？”

【原文】

“天地万物，因妄相和合而生；人世万事，因妄情交结而成。念起念止皆自心，念起则一切烦恼起，念止则一切烦恼止。何不见心，以息此念？念起即觉，如川欲泄，篑土可塞，襄陵势绝。如火欲燃，杯水可沃，燎原势灭。觉念止念，宜速而切。”

【白话解】

“天地万物，都因虚妄的形相和合而产生；人间万事，都因虚妄的情思交错结合而形成。欲念的萌发和终止都出自心，欲念一旦兴起，烦恼也就产生了，欲念一旦终止，烦恼也随之终了。人们为什么不反省自己的内心，以平息这些欲念呢？若欲念一产生就察觉，就像河流将决堤之时，用一筐土就可以堵塞，那种足以毁坏山陵的力量就被阻绝了。又如火将要燃烧时，一杯水可以浇灭，那种足以燎原的势头便被消灭了。因此察觉欲念应立即阻止，要迅速而迫切。”

【原文】

晁文元曰:“修行之法,两熟居先。智断之理熟,则事事皆空,岂容留碍;力制之功熟,则念念不起,自然安闲。智断即观,力制即止也。”

【白话解】

晁文元说:“修行的方法,应当把‘两熟’放在首位。一是用智慧来判断的道理要熟,那么事事皆空,哪能留下什么障碍?二是着力控制的功夫要熟,那么什么杂念也不会起来,人自然就安乐闲适。用智慧来判断叫作‘观’,用力量来控制叫作‘止’”。

【原文】

“万沤起而复破,水性常存;千灯明而复灭,火性原在。忘情之心,不住于相,如汤消冰,冰汤俱尽,无可分别。触境之心,未能不动,如谷应声,即应即止,无复有余。”

【白话解】

“千万个水泡形成了又破灭,然而水的特性仍然不变;无数灯盏明亮后又熄灭,而火的特性仍然不变。忘记情欲的心,不再停留于世间万相,就好像用沸水浇冰块,沸水和冰都不复存在,就没有办法再区分它们。接触外物的心,不能不动,然而就像山谷的回响,应声以后也随即停止,然后一切归于寂静。”

【原文】

“不茹荤饮酒，是祭祀斋，非心斋也。汝能一志，无以耳听以心听，无以心听以气听。疏瀹汝心，除嗜欲也；澡雪汝精，去秽累也；掊击其志，绝思虑也。无思无虑，则心专于道；无嗜无欲，则乐于道；无秽无累，则合于道。心无二想，名曰一志。”

【白话解】

“不吃荤腥不喝酒，是祭祀上的斋戒，不是心灵的斋戒。你应能集中神志，不用耳朵去听而用心去听，不用心听而用气去听。疏解你的心灵，亦即除掉嗜欲。洗濯你的精神，就除去了秽垢累赘；锤炼你的意志，要断绝心中的思虑。如果无思无虑，那么心就专一于正道；没有嗜好欲望，那么心就会乐于修道；无污秽无累赘，那么与道就能相合。心中没有多余的想法，这就是集中神志。”

【原文】

《太上九行》曰：“行无为，行柔弱，行守雌，勿先于动，是名上三行。行无名，行清净，行诸善，是名中三行。行忠孝，行知足，行推让，是名下三行。”

【白话解】

《太上九行》说：“行而不追求有所成就，行而柔和缓慢，行而以柔弱的态度处世，不在行动前就动心，这是高级的三种行为。做事而不争名，致力于清净的行为，常做各种善行，这是中级的三种行为。行事遵循忠孝，行事知道满足，行事懂得退让，这是较低级的三种行为。”

【原文】

“不止之心，妄心也；不动之心，真心也。归心不动，方是自心。此是止息之义，故其文以自心为息。”又曰：“息者气也，自者从也，气从心起，故心住则息住，心行则息行。”所以禅道二宗，以息心为最切要。

【白话解】

“不能静止的心，是虚妄的心；不动的心，是真正的心。使游离的心回归并且不为外物所动，才是自己的本心，这是‘止息’的含意，息字由自和心组成。”又说：“息就是气，上部的自是从的意思，下部的心说明气源于心，所以心念不动则气息也不会动，心念动则气息也会有变化。”所以佛教和道教，都认为平息心念是最关键的。

【原文】

《楞严圆觉注》曰：“心息相依，息调心静，入胜定地[1]，似尤简径。念起即觉，觉之即无，入三菩提，此最权舆。神气相合，气和神清，清和久久，自然长生。”

【注释】

［1］胜定地：佛教禅定的一种境界。

【白话解】

《楞严圆觉注》说：“心念与气息相互依存，气息调养得好就会心静，进入胜定境界，像这样是最简捷的途径。欲念萌生立即觉悟，觉悟之后欲念消失，要想进入三菩提的觉悟境界，这是最基本的起点。神与气要相合，气息调和就会精神清净，清净平和久了，人就自然地达到长生。”

【原文】

晁公曰：“梦觉之初，诸念未念，方寸之室虚白生，此清境可爱。昧爽之初，群动未动，方丈之室虚白生，此静又更可爱。此时进道，表里相应，真可乐也。五鼓之后，睡觉而坐，自觉神清气清，耳中音清，其妙无比。”

【白话解】

晁公说：“从睡梦中刚醒来，还未萌生各种念头，心中一片虚空，这种清静的情境值得珍惜。天拂晓之初，一切将动未动，房间微微发亮，这种宁静更加难得。这时着手修道，内心与外界相呼应，真是乐事啊。五更之后，睡醒坐起，自然觉得神清气清，耳中听到的声音也清脆，真是无比美妙。”

【原文】

又曰：“垢渐去而鉴渐明，魄渐销而月渐满。攻竹木，先节干则枝叶易去，迎刃而解。日损妄念，先去其胸中尤甚者。惩忿窒欲，老人最要一事。”

【白话解】

又说：“将镜子上面的尘垢逐渐擦去，镜子就会逐渐明晰；月亮的阴影逐渐消退，月亮就会逐渐圆满。砍伐竹木，先砍主干，随后枝叶就容易去掉，刀刃所致，枝叶尽落。每日减少妄念，应首先去掉胸中最过分的妄念。克制愤怒、抑制欲念，是老人最重要的一件事。”

【原文】

“了知起灭意，决定生死根，不复随缘转，是名不动尊。在造化中，身不由己；在情境中，心亦如此。悟妄识真，缘妄入理，率以为常，至于殁齿。”

【白话解】

“明了事情产生和消除的原因，能够决定生死轮回的根由，不会继续随着因缘而流转，这就叫不动之身。在大自然中，往往身体不由自己支配；在情绪与环境中，心境也是这样。很多人把虚妄当成真相，从虚妄中思考道理，都习以为常了，到死也不明白。”

【原文】

“十魔军最要提防：一欲，二忧愁，三饥渴，四触爱，五睡眠，六怖畏，七疑悔，八瞋恚，九利养虚称，十自高慢人。”

【白话解】

“十种影响修行的心魔最需要提防：一是欲念，二是忧愁，三是饥渴，四是性爱，五是睡眠，六是恐怖畏惧，七是怀疑悔恨，八是愤怒，九是虚名浮利，十是自高自大怠慢他人。”

【原文】

圭峰[1]曰："随时随处，息业养神。"昙伦[2]云："行住坐卧，离念净心。人可以利济通达者，常力行之；患难困苦者，力救之，皆如己身之事，此外功德也。修此勿责人报，勿希天佑，天若有灵，人若有知，理合何如哉！清心释累，惩忿窒欲，求自然智，住无碍行，此内功德也。修此勿期道胜，勿思瑞应，经若不诬，教若不虚，理合何如哉！"

【注释】

[1] 圭峰：唐代僧人，法号宗密（780—841），文宗大和九年（835），被召入内殿讲诵佛经。赐紫袍，敕号大德。

[2] 昙伦：唐代僧人，俗姓孙，13岁出家。唐武德末年圆寂。

【白话解】

圭峰说："随时随处都可以放下劳作，保养精神。"昙伦说："行住坐卧，远离杂念，使心清净。对能够帮助他人且有益社会的事，经常坚持践行；对患难困境中的人，要尽力救助，都当成自己的事，这是在身外修造的功德。做这些事不要叫人回报，不要希望上天保佑，但天若有灵，或者人如果知晓，该怎样自然会怎样！清净本心，放下累赘，克制愤怒、抑制欲念，寻求本来的智慧，自在通达而无障碍，这是内在的修养。在修持中不要看重道行的善果，不要想获得祥瑞的感应，经文如果没有假话，教义如果没有虚言，自然该怎样就会怎样！"

【原文】

"斋戒沐浴，此外清净也；息心玄妙，此内清净也。"

【白话解】

“饮食斋戒，沐浴身体，这只是外在的清净；平息内心，思想玄妙，这是内心的清净。”

【原文】

“所见有是有不是，此世间妄眼也。无是无不是，方为出世真眼。所知有可有不可，此为世间妄心也。无可无不可，方为出世真心。高一步者，眼界常不分别，心界常得安和。”

【白话解】

“所看见的事情有对有错，这是俗世间人迷妄的眼力。看到没有绝对的对或错，这才是超出尘世的真眼力。根据知识认为有的事可以做，有的不可以，这是俗世间人迷妄的见识。看清不存在绝对的可以不可以，这才是超出尘世的真见识。高一个境界的人，他的眼中不会执着于分别，心中经常能保持平和。”

【原文】

“浮世乃生老病死之洪都，忧悲苦恼之窟宅，此八字无人无之。明悟之人，知彼我同，当于事过即空，不留妄想。”

【白话解】

“尘世是生老病死的所在，是忧悲苦恼的深窟，这八个字没有人能例外。明白觉悟的人，知道别人与自己都一样，应当是在事情过后就忘怀，不应留着虚妄的念想。”

【原文】

《三根六如论》曰:“对眼根之尘,如见梦时物,如变幻化像;对耳根之尘,如闻空中风,如听禽兽语;对意根之尘,如汤释冰雪,如冶销金铁。”

【白话解】

《三根六如论》说:“对于眼睛看到的尘世景况,要像见到梦中的物体一样,或像缥缈虚幻的图像;对于耳朵听见的尘世声音,要像听空中的风声,或像听禽兽鸣叫;对于意识感受到的尘世念头,要像沸水融化冰雪,或像冶炼销融金铁。”

【原文】

“歆然之欲,憋然之忿,隐然之忧,皆逆道心,于身心有损;倏然自得,怡然自适,恬然自息,皆顺道心,于心为益。去彼取此,取之无斁。”

【白话解】

“欣喜快乐的欲念,急切暴躁的愤怒,内心隐藏的忧愁,都违背自然大道的本心,对身心健康有损害;无拘无束,自由自在,怡然自适,淡然处事,都顺应自然大道的本心,对心境有益。摒弃前者而选择后者,就不会感到厌倦。”

【原文】

《心经》曰:“色即是空。”非无色之空,恐人执色为碍耳。“空即是色。”非有色之色,恐人执空为碍耳。色空双泯,心境一如无纤尘可拂,方是了然旷达。

【白话解】

《心经》说:“色即是空”,并不是要求断绝所有色相的“空”,只是防止人们执着于色相而成为障碍。“空即是色”,并不是真的有色相的“色”,只是防止人们执着追求空又成为障碍。色与空两者的区别能够泯灭,心中就好像没有丝毫尘埃的干扰,这才是彻彻底底的旷达。

【原文】

“恣口腹者,神仙目之为啄腐吞腥;佞富贵者,高士比之为吮痈舐痔。”

【白话解】

“放纵口腹之欲,在神仙眼里其实与吞食腐烂腥臭的东西没有分别;攀附富贵的人,高洁之士形容他们如同吮痈疽、舐痔疮一样无耻。”

【原文】

《造化因心偈》曰:“赋象各由心,影响无欺诈。原无造化工,群生自造化。”

【白话解】

《造化因心偈》说："事物形相都是从心中产生的，身影和回声从无虚假。世间本不存在什么造化力量，只有众生自己去修炼造化。"

【原文】

贯休曰："举世遭心使，吾师独使心。万缘随日尽，一句不言深。"

【白话解】

贯休说："世上的人都被心驱使，只有我老师能驱使心。各种尘缘能当日了结，不留于心，说每句话都平易自然。"

【原文】

"仕宦之间，暗触祸机；衽席之上，密涉畏途；轮环之中，枉入诸趣。故世间有怨府畏途，祸胎鬼趣，积习宴安于其中，不自觉悟者，可为贤乎？"

【白话解】

"高官显职，有时暗藏招祸的机会；男女欢娱，可能潜在地通向危险境地；轮回往生，或许无辜地坠入六道中的其他道。可见世间所有的怨恨之地、险恶路途，以及灾祸根源、饿鬼恶道，都潜藏在平时习以为常的享乐之中。悟不到这一点的，能称为贤人吗？"

【原文】

“见彼如意极快之事，不当羡慕。世事皆有倚伏，如意处常有大不如意之变。事难缕述，理可尽思，以此对治，自然甘处。”

【白话解】

“见到别人有如意痛快的事情，不应当去羡慕。凡事都潜伏着福祸，如意之中常会遇到不如意的变化。这些事都难以一一述说，但道理可以深入思量，以这样的态度去对待世事，自然可以处之泰然。”

【原文】

“颜回如愚，王湛为痴，士有隐德，人何由知？权要之门，喧烦会合；道义之宅，阒寂荒凉。”

【白话解】

“孔子的高徒颜回看上去有些愚笨，晋朝学者王湛年少时人们觉得他有点痴傻，读书人的德行隐藏而不显露，别人又怎么能知道？达官显贵的门庭往往宾客喧嚣烦扰，真正道义之士的宅院却无人登门寂静荒凉。”

【原文】

齐己诗云：“心清鉴底潇湘月，骨冷禅中太华秋。”陈陶诗云：“高僧示我真隐心，月在中峰葛洪井。”二诗读之，令人气格爽拔。

【白话解】

齐己在诗中写道："内心清亮，像水清见底的湘江映着明月；清凉透骨，如同在华山的秋风中坐禅。"陈陶的诗说："高僧向我指示真心的退隐，明月当空时坐在山上葛洪井边。"这两诗读起来，使人神清气爽。

【原文】

阴澹语索袭曰："先生弃众人之所收，收众人之所弃。宅不弥亩，而志忽九州；形居尘俗，而栖心天外。"

【白话解】

阴澹对索袭说："先生抛弃众人追求的东西，追求众人所抛弃的东西。住宅不到一亩而志气冲出九州；身居尘俗之中而心却栖息在天外。"

【原文】

《庄子》曰："得者时也，失者顺也。安时而处顺，哀乐不能入也。"

【白话解】

《庄子》说："得到是时运所给，失去也是顺应天命。安于时运顺应天命的人，哀乐都不能侵扰。"

【原文】

孔旻曰："怒气剧炎火，焚烧徒自伤。触来勿与竞，事过心清凉。"

【白话解】

孔旻说："发怒动气犹如烈火，焚烧内心使自己白白受到伤害。碰到事情不要去竞争，事情过后心里自然会很清凉。"

【原文】

《关尹子》曰："无一心，五识[1]并驰，心不可一；无虚心，五行皆具，心不可虚；无静心，万化密移，心不可静。借能一则二偶之，借能虚则实满之，借能静则动摇之。惟圣人能敛万有于一息，故无有一物可役吾之明彻；散一息于万有，故无有一物可间吾之云为[2]。"

【注释】

[1] 五识：佛教语。指眼、耳、鼻、舌、身五根同色、声、香、味、触五境相合时所发生的五种感觉，即眼识、耳识、鼻识、舌识、身识。

[2] 云为：言语行为。

【白话解】

《关尹子》说："不要刻意去令你的心神专一，因为各种欲念相竞争，心神无法专一；不要试图让心念空虚，世间各种事物充塞，心念无法空虚；不要勉强让心安静，万物变化扰乱，心不可能宁静。假使你做到专一，马上有东西来干扰；假使你做到空虚，马上就有东西来充塞；假使你做到安静，马上会被触动侵扰。只有圣人才能收敛万物于一念之中，所以没有一物可以干扰圣人的明彻；又能将一念扩散到万有之中，因此没有任何一件事可以扰乱圣人的言语行动。”

【原文】

又曰：“运者车也，所以运者，是牛非车；思者心也，所以思者，是意非心也。不知所以然而然，惟不知所以然而然，故其来无从，往无在，故能与天地本原不古不今。”

【白话解】

又说：“运载的工具是车，而令它运行的，是牛而不是车自己；思虑的处所是心，真正在思虑的，是意念而不是心本身。不知为什么会这样，却就是这样，就是因为如此，所以我们无从探究它的根源，也无从探知其去处，因而能够与天地的本原同一，超越时间的限制。”

【原文】

《谭子化书》曰：“爪发者我之形，何爪可割而无害，发可截而无痛？荣卫所不至也。则知我本无害，而筋骨为之害；我本无痛，而血肉为之痛。所以喜怒非我作，哀乐非我动。我为形所昧，形为我所爱。达此理者，可以出生死之外。”

【白话解】

《谭子化书》说：“指甲、头发都是人的形体的一部分，为什么指甲可以剪却没有伤害，头发可以剪去却没有痛苦？是因为荣卫气血没有到达那里。因此可以知道‘我’本来不会被伤害的，只是筋骨被伤害；‘我’本来没有痛苦的，只是血肉的痛苦。所以喜怒和哀乐的情绪并不是‘我’本身发出的。只是这个‘我’被形体迷惑了，于是过于爱惜形体。通达这个道理的人，可以超脱生死了。”

【原文】

又曰：“动而不知其动者，超乎动者也；静而不知其静者，超乎静者也。超乎动，阳不可得而推；出乎静，阴不可得而移。阴阳不能变，而况万物乎？故不为物所诱者，谓之至静。”

【白话解】

又说：“虽动但让人感觉不到在动的，高于动之外；虽静而让人感觉不到是静的，高出静之外。超越了动，就不能比类为阳，超越了静，就不能理解为阴。阴阳都不能影响你，更何况万物呢？所以不被外物诱惑的境界，可称为最高明的静。”

【原文】

“形动而心静，神凝而迹移者，无为也；闲居而神扰，拱默而心驰者，有为也。无为则理，有为则乱。无为至易，非至明者，不可致也。”

【白话解】

“形体在动而内心宁静，精神凝注而只是外表在变的人，是无杂念的人；安闲静处但精神不安，静默不语但心神驰骋者，是有杂念人。无杂念才能有序，有杂念则会迷乱。无杂念看起来简单，然而不是非常明智的人，是达不到的。”

【原文】

“心上一毫不留。若有心求乐，则有所着。功名富贵，固无可乐，道德性命，亦无可乐。《庄子》所谓至乐无乐，可以进道。”

【白话解】

“人的内心，一毫欲念都不应停留。假若有心追求快乐，就是有所执着。功名富贵原本没什么值得快乐的，道德性命也没什么值得快乐的。《庄子》说最大的快乐就是没有快乐，明白了就可以进入道的境界。”

【原文】

“孔子五十而知天命。知天命，是至诚之道，则与数参而无待于推数矣。”

【白话解】

“孔子到五十岁时知晓命运。知晓命运，是一种至诚的境界，可以用术数作为参考，但并不依赖于用术数推演命运规律。”

【原文】

"人心本无思虑,只是将以往未来之事终日念想。故知事未尝累人心,人心自累于事,不肯放耳。"

【白话解】

"人心原本没有思虑,只是将已经过去的和没有到来的事终日念想。由此可知事物并不曾来牵累人心,是人心自己牵累于事物,不肯放开罢了。"

【原文】

《老子》曰:"持而盈之,不如其已;揣而锐之,不可长保。金玉满堂,莫之能守;富贵而骄,自遗其咎。功成名遂身退,天之道。"

【白话解】

《老子》说:"把持着东西不断充盈,不如把它弃置;把器物锤炼得非常锐利,反而无法长久保存。金银珠宝满堂,是无法永久守住的。富贵而骄纵,就会给自己带来过失。功成名就之后及时隐退,这才是天道。"

【原文】

又曰:"五色令人目盲,五音令人耳聋,五味令人口爽,驰骋田猎,令人心狂,难得之货,令人行妨。是以圣人为腹不为目,故去彼取此。"

【白话解】

又说:“繁杂的五色使人眼花缭乱,繁多的音调使人耳聋,众多的味道使人的味觉败坏。驰骋打猎,使人心神狂放不收,珍贵的东西,使人举动失措。所以圣人但求果腹不求眼福,放弃眼耳愉悦只求温饱。”

【原文】

“曲则全,枉则直,洼则盈,弊则新,少则得,多则惑。是以圣人抱一,为天下式。不自见,故明;不自是,故彰;不自伐,故有;不自矜,故长。惟不争,故天下莫与之争。所谓曲则全,岂虚言哉?诚全而归之。”

【白话解】

“屈曲可以自我保全,弯曲可以更好地伸直,低洼之地可以蓄水,维持过去的秩序可以促使更新,少取方能真得,贪多反而导致迷惑。所以圣人坚持专一,成为天下效法的楷模。不自认为有见识,所以明智;不自以为是,所以功德昭彰;不自夸其功,所以才有功劳;不自高自大,所以才得以进步。正因为不争,所以天下人没有谁与他争。所谓屈曲则可以保全,这难道是假话吗?它确实能使人得到保全并回归大道啊。”

【原文】

“善行无辙迹,善言无瑕谪。善计不容筹策,善闭无关键而不可开。是圣人常善救人,故无弃人。常善救物,故无弃物。是谓袭明。”

【白话解】

“善于出行的人不会留下痕迹，善于说话的人不会留给人指责的话柄。善于计算的人不需要使用工具，善于闭锁，即使不用栓锁也不会被人打开。圣人常善于拯救人，也因此世上没有无用之人；常善于利用物，也因此世上没有不可用之物。这可谓明察秋毫。”

【原文】

又曰：“知人者智，自知者明，胜人者力，自胜者强。知足者富，强行者有志。不失其所者久，死而不亡者寿。”

【白话解】

又说：“了解别人的人是有智慧的人，了解自己的人是明智的人。能战胜别人的人是有力的人，能战胜自己的人则是强大的人。知道满足的人才会觉得富有，坚强行事的人是有志行的人。不失去自己本性的人才能持久，形体死了而精神不朽的人才是真正的长寿。”

【原文】

“名与身孰亲？身与货孰多？得与亡孰病？甚爱必大费，多藏必厚亡。知足不辱，知止不殆，可以长久。”

【白话解】

“名声与身体谁更亲近？身体与钱财哪个更重要？得到与失去哪样更令人伤痛？过度喜爱必然耗费巨大，藏得越多失去的也就越多。知道满足的人不会受辱，知道停止的人不会有危险，才能够长久。”

【原文】

《四十二章经》云:“断欲去爱,识自心源,内无所得,外无所求,心不系道,亦不结业,是亦为道。”

【白话解】

《四十二章经》说:“断绝欲念抛却情爱,反省自己的内心,对内不求有所得,对外无所贪恋,心不刻意追求大道,也不结系于业缘,这就是修道。”

【原文】

又曰:“佛教十恶,吾亦当戒。身恶三者:杀,盗,淫。口恶四者:两舌,恶口,妄言,绮语。意恶三者:嫉,妒,恚。此十事不顺圣道,名曰大业。”

【白话解】

又说:“佛教所说的十恶,我们也当警戒。身有三恶:即杀人,盗窃,奸淫。口有四恶:搬弄是非,口出恶言,胡说妄语,花言巧语。意有三恶:嫉,妒,恨。这十件事与圣道相违背,叫作大恶业。”

【原文】

有骂佛者,骂止,问:“子以礼从人,其人不纳,礼归子乎?今子骂我,我亦不纳,子自持祸归子身矣。犹响应声,影之追形,终无免离,慎勿为恶。”

【白话解】

有个骂佛的人，骂完了，佛问他："你送礼物给别人，别人不接受，礼还是归还给你自己吧？今天你骂我，我也不接纳，你所骂的罪过都归于你自己了。这就好比回响跟随声音，影子追随形体，终究不能分离，所以千万不要为恶。"

【原文】

"恶人害贤，犹如仰天吐唾，唾不至天，还堕自身。"

【白话解】

"坏人陷害好人，犹如对着天空吐口水，口水吐不到天上，却掉下来落在自己身上。"

【原文】

"佛经有二十难，在吾人，切身似有十四难，不可不勉。贫穷乐舍难；豪贵好善难；忍色忍欲难；被辱不嗔难；有势不临难；触事无心难；广学博究难；除人灭我难；心行平等难；不说是非难；睹境不动难；善解方便难；不轻贫贱难；见货不贪难。"

【白话解】

"佛经有二十难，在我们人身上的具体表现有十四难，不可不自勉。要贫穷的人乐于施舍，难；要富贵的人好行善，难；忍耐情欲，难；受侮辱不怒，难；要权高势重的人不居高临下，难；接触世事不动心，难；广泛学习深入研究，难；不受别人影响也不被自己困扰，难；想法和行动一致，难；不搬弄是非，难；看到美景不动心，难；为人着想与人方便，难；不轻视贫贱者，难；见钱财不生贪心，难。”

【原文】

“行道守真者善，志与道合者大。”

【白话解】

“坚持修道并坚守本真的人高尚，意向与道相合的人伟大。”

【原文】

“色欲之患，甚于牢狱，牢狱有解脱之时，色交无合魂之礼。情欲所爱，岂惮驰驱？虽有虎口之祸，心存甘伏，投泥自溺。故曰：凡夫透得此门，出尘罗汉。”

【白话解】

“色欲的危害比牢狱厉害，牢狱之灾尚有解脱的时候，色欲滥交不会有使魂魄安宁的准则。沉迷情欲的人，哪里会担心情欲在身体里的驰骋？明知落入虎口有祸患，也心甘情愿地沉溺到泥潭之中。所以说：凡夫俗子若能越过色欲这道门，那就是超脱尘世的罗汉。”

【原文】

又曰："人欲爱生，爱从忧生，忧从怖生。若离于爱，何忧何怖？"

【白话解】

又说："人的欲望因爱而产生，有了爱就有了忧虑，有了忧虑就有恐慌。若是没有了爱，哪还有什么忧虑和恐慌呢？"

【原文】

《仙经》云："觉与阳合，寐与阴并。觉多则魂强，寐久则魄壮。魂强者生之人，魄壮者死之徒也。若餐元和，彻滋味，使神清气爽，至于昼夜常醒，是得长寿。"

【白话解】

《仙经》说："觉醒时与阳气相合，睡眠后与阴气相并。觉醒多的人魂强，睡眠多的人魄壮，魂强的是活人，魄壮的是死人。假如服食元气，明彻滋味，使得神清气爽，做到白天晚上常常清醒，这是长寿的表现。"

【原文】

又曰："性本至凝，物感而动，习动既久，胡能遽宁？既习动而播迁，可习静而恬宴。故善习者，寂而有裕；不善习者，烦而无功。是以将躁而制之以宁，将邪而闲之以正，将求而抑之以舍，将浊而澄之以清。于此习久，则物冥于外，神鉴于内，不思静而心自静矣。”

【白话解】

又说：“人的本性是静凝不动的，只因被外物诱惑才动，日久习惯了躁动，又怎能很快安静下来呢？习惯了躁动而流离不安，可以修习静的功夫来令它恬淡安宁。因此善于修习的人，沉静投入又宽松自适；不善于修习的人，烦恼又不得要领。所以应当在面临躁动时及时用宁静来抑制，将起邪念时立即用正道来阻止，产生贪念时用舍弃来抑制，发觉糊涂时立即将它澄清。长久坚持，外物的影响就会消失，内心像镜子一样明净，不需要刻意追求宁静，而宁静自在心中。”

【原文】

《大道歌》曰：“大道不远在身中，万物皆空性不空。性若不空和气住，气归元海寿无穷。欲得身中神不出，莫向灵台留一物。物在心中神不清，耗散真精损筋骨。神御气兮气留形，不须药物自长生。术则易知诀难遇，纵然遇了不专行。所以千人万人学，毕竟终无一个成。神若出兮便收来，神返身中气自回。如此朝朝并暮暮，自然赤子产灵胎。”

【白话解】

《大道歌》说：“大道并不遥远，其实就在自己身体中，万物都是空虚的，只有本性不空。性如果和元气结合在一起，气又归于元海则可以年寿无穷。要想身体中的神灵不出体外，切莫在心中留一丝杂念，有物在心中神志就不清宁，耗散精神，损害筋骨。神保护着气，气护卫着形体，不要药物，人也可以延年长寿。通晓方法很容易，然而掌握要领很难，即使掌握了也往往坚持不了。所以千千万万人来学道，最终竟无一人成功。元神如果出了窍要及时收回来，元神回到身体，元气自然也就回来了。像这样朝朝暮暮地常年坚持，自然而然地会使精气神凝聚而成内丹。”

【原文】

重阳师曰：“老人于十二时中，行住坐卧，一切动中，要把心似泰山，不摇不动，谨守四门眼耳鼻口，不令内入外出，此名养寿紧要。”

【白话解】

王重阳祖师说：“老年人在十二个时辰中，行住坐卧等一切行动，都应使一颗心稳如泰山，毫不动摇，谨守眼耳鼻口四门，不使外事内入和心神外出，这就是养护长寿的要领。”

【原文】

又曰：“断缘者，断尘俗事也。弃事则形不劳，无为则心自足。恬简自安，尘累日远。《经》云：‘塞其兑，闭其门，终身不勤。’或显德露能，或救人扶己，或遗问庆吊，以事往还，或假修隐逸，以希誉望，或酒食结朋，以图厚报。此皆巧蕴心机，以干时利，既非顺道，更防养寿。凡此之类，悉令远去。”

【白话解】

又说：“断绝尘缘，就是断绝红尘中事。放弃世俗事务，身体就不劳累，没有杂念，心就自然地满足。恬淡简单，自然安宁，尘俗的牵累便逐渐远离。《道德经》说：‘塞上我们的五官，关闭内心的门户，终身不要过于劳碌。'有的人故意显示自己的品德和才能，有的人用救人来标榜自己，有的人去慰问、庆贺或吊丧，借事务往来或者假装修行归隐以获得名誉声望，有的人用酒肉来结交朋友，是希望得到丰厚的报答。这些都是巧用心机的行为，都为了图一时之利，既不符合正道，更是妨碍养寿。凡此类的事，统统都应当远离。"

【原文】

《收心论》曰："烦邪乱想，随觉即除；毁誉善恶，闻即拨去。莫将心受，心受则满，心满则道无所居。要令闻见是非，不入于心，是心不外受，名曰虚心。使心不逐外，是名安心。心安而虚，道自来居。"

【白话解】

《收心论》说："各种邪念和胡思乱想，一发觉就立即排除；各种赞誉或攻击，听到了就立即抛开。不要让心接受这些，不然心就会被塞满，心满了那么正道就没有可容纳的地方。要使所听所见的是是非非不进入心中，关键是心不能受外界干扰，这就叫作虚心。假如心不去追逐外界的事物，这叫安心。心若能安静而且空虚，道自然会常留在此。"

【原文】

《真观论》曰："真观者，智士之先觉，能人之善察也。一餐一寐，俱为损益之源；一行一言，乃系祸福之本。虽则巧持其末，不如拙戒其本。观本知末，又非躁竞之情。是故收心简事，日损有为，体静心闲，方可观妙。"

【白话解】

《真观论》说:“所谓真观,是像智士那样的先见之明,像能人那样善于观察。吃饭睡觉,都可能是损益身体的根源;一言一行,可能是关系祸福的根本。与其灵巧地做好各种细枝末节,还不如本分地从根本上加以戒备。观察事物的根本从而了解具体细节,这并不是浮躁着急就能做到的。因此要收束心神,减少事务,逐渐减少作为,身体平静,内心闲逸,这样才可看到其中的奥妙。”

【原文】

“人居尘世,难免营求。虽有营求之事,而无得失之心,即有得无得,心常安泰。与物同求而不同贪,与物同得而不同积。不贪即少忧,不积则无失。迹虽同人,心常异俗。”

【白话解】

“人居住在尘世之中,难免要有所谋求。虽然有谋求的事,而没有患得患失的心,即使有得或无得,心时常安定自若。对于物可以寻求,但是不可贪婪,可以获得,但不可以囤积。不贪婪就少忧心,不囤积就没有失去。行为虽然与他人相同,但是心却与俗人不同。”

【原文】

又曰:“若色病重者,当知染色都是由想之一字上来。想若不生,终无色事。色想外空,色心内忘,妄想心空,谁为色主?《经》云:色者想尔,想悉是空,何关于色?”

【白话解】

又说："如果过于贪恋美色，应当知道这种病都是由一个'想'字产生的。如果不想，终究也不会有贪色的事。对色的慕想不再存在，色心就不会产生。不再妄想，心内空明，哪个还会是贪色的人呢？《经》说：色即是想，想都是空，与色还有什么关系呢？"

【原文】

"心如眼也，纤尘入眼则不安。小事关心，心必乱动。既有动病，难入定门。养性静心，急除此病。"

【白话解】

"心就像眼睛，只要一点小灰尘入眼就会不舒服。如果连小事都记挂于心，那么心必然是混乱躁动的。有这种浮躁毛病的话，就难以进入静定的境界。要想养性静心，就要赶紧除去这一毛病。"

【原文】

《西升经》曰："形神合同，故能长久。"《生神经》曰："身神并一，则为真身。"入道之人，力有浅深，深则兼被于形，浅则惟及于心。被形者，神人也。及心者，但得慧觉，不免凋谢。何者？慧是心用，用多则心劳，初得少慧，悦而多辨，神气漏泄，无灵光润身，遂致早终。若大人含光藏辉，以期全备，凝神宝气，神与道合。故山有玉，草木以之不凋；人怀道，形骸与之永久。

【白话解】

《西升经》说:“形神如能相合同一,命就能长久。”《生神经》说:“身神并合为一,才是真人之身。”学道有成的人,功力有深有浅,深的身心都可以保养,浅的只能养心。身心都能保养的,是神人。只能养心的,只是得到智慧觉醒,身体仍免不了要衰老。这是什么原因呢?智慧是用心,多用心就会劳累。初得一点智慧,就喜悦而多去论辩,以至神气外泄,没有灵光滋润身体,就导致早死。如果是德行高尚者,会隐藏自己的光辉,让它得到保全,凝集和爱惜神气,让精神符合大道。所以说,山中有玉的话,外表的草木会因此不枯萎;人内心持大道的话,形体也会一起永存。

【原文】

《坐忘枢要》曰:“人心当先去邪僻之行,外事都绝,无以于心,然后内观正觉。觉一念起,即须除灭,随起随灭,务令安静。惟灭动心,不灭照心;但冥虚心,不冥有心。不依一法,而心常住,此法玄妙,利益甚深。”

【白话解】

《坐忘枢要》说:“人心应当首先除去乖谬不正的行为,排除外事的干扰,然后观看自己的本来面目以获得真正的觉悟。一感觉到念头产生就立即除灭。要想随起随灭,必须使心安静。消除邪妄躁动之心,保持清静自省之心;只让空虚的真心内藏,不让有贪求之心内入。不偏持一法,心就能常存,这方法十分玄妙,但能使人受益匪浅。”

【原文】

《坐忘铭》曰:“常默元气不伤,少思慧烛内光,不怒百神和畅,不恼心地清凉,不求无谄无媚,不执可圆可方,不贪便是富贵,不苟何惧公堂。味绝灵泉自降,气定真息自长。触则形弊神逸,想则梦离尸僵。气漏形归厚土,念漏神趋死乡。心死方得神活,魄灭然后魂昌。转物难穷妙理,应化不离真常。至精潜于恍惚;大象混于渺茫。造化不知规准,鬼神莫测行藏。不饮不食不寐,是谓真人坐忘。”

【白话解】

《坐忘铭》说:“常静默则身体元气不伤,少思虑则智慧之光在内明亮,不发怒则神气和畅,不恼恨则心中宁静平和。不有求于人就不必谄媚,不执着便可圆滑变通,不贪婪便是富贵,不作奸犯科又怎会畏惧公堂?断绝厚重滋味则口中津液自然下降,气息平和稳定则呼吸自然深长。俗事缠身则形体疲惫,精神耗散,思虑过度则魂魄离身,肉体僵硬。元气漏散人就会死去,身躯归于黄土,意识灭绝,元神就会到死亡之乡。摒除杂念,元神才会饱满,阴魄消除,阳魂才会昌盛。心随事物转动就难于穷究其中的道理,对待变化应该紧依自然规律。精微潜藏于恍惚之中,模糊不可辨认;大道则混迹于渺茫,辽阔而无法把握。自然的规律实在是难以捉摸,鬼神也无法测知其行踪。达到不需吃喝睡觉的境界,叫作真人坐忘。”

【原文】

文逸《曹仙姑歌》云:“我为诸君说真的,命蒂从来在真息。照体长存空不空,灵鉴涵天容万物。太极布妙人得一,得一须教谨防失。宫室虚闲神自居,灵腑煎熬枯血液。”

【白话解】

文逸《曹仙姑歌》说："我为大家说真谛，生命的根本从来都在于真气。感受到在体内长久存在，看似空无其实不空，像空灵的镜子包容天地万物。太极之理布散天地，人也获得一份，得到这一份就要小心谨慎，切勿令它丧失。心中没有妄想杂念，元神自然安安稳稳住在里面，内心过多思虑，就会熬损周身气血津液。"

【原文】

又曰："朝丧暮损人不知，气乱精神无所据，细细消磨渐渐衰，用竭元和神乃去。无心心即是真心，动静两忘为离欲。神是性兮气是命，神不外驰气自定。本来二物互相亲，失却将何为本柄？混合为一复忘一，可与元化同出没。"

【白话解】

又说："人们不知道自己时刻都在耗损，整日里气机逆乱，精神居无定所，元气和精神就这样在消磨中逐渐衰败，直至生命的尽头。没有杂念的心才是真心，动静两忘才算脱离欲望的苦海。精神是人的自性，气反映人的形体生命，神不外散自然气息平稳。神与气本来就相依相恋，须臾不离，如果神气丧失，那么性命的根本在哪里？神与气混合而成为一个整体，与元气相互化生，共同出没。"

【原文】

又曰："念中景象须除灭，梦里精神牢执持。元气不住神不安，蠹木无根枝叶干。休论涕唾与精血，达本穷源总一般。此物何曾有定位，随时变化因心意。在体感热即为汗，在眼感悲即为泪，在肾感合即为精，在鼻感风即为涕。纵横流转润一身，到头总是神水溃。神水难言识者稀，资生一切由真气。但知恬淡无思虑，斋戒宁心节言语。一味醍醐甘露浆，饥渴消除见真素。”

【白话解】

又说：“思想中的虚妄景象需要加以清除，即便在睡觉时也要保持精神安定。元气不内守则神不安宁，就像蛀坏的大树没有根系滋养就枝叶枯萎。不要以为鼻涕、唾沫与人身精血有什么不同，追根究底它们来源是一样的。这些津液在人身哪有固定位置，它随着心情的不同而变成各种分泌物。身体若感觉热就变成汗液，感到悲痛时在眼睛变成泪水，发生情欲时就在肾变成精液，感受到风邪时就在鼻子变成鼻涕。这些津液周流全身以滋润人的脏腑肌体，最终都是神水在流动。神水这个东西很难用语言表述，知道它的人也很少，它的产生依赖于真气。只需要做到恬淡自适无思虑，斋戒心静少说话，唾液就像美味甘露一样涌出来，使人消除饥渴，得见真我本性。”

【原文】

又云：“不去夺名与逐利，绝了人情总无事。自然决裂滞何人，在我更教谁制御？掀天声价又何如？倚马文章何足贵！荣华衣食总无心，积玉堆金成何济。”

【白话解】

又说：“不去争夺名声，不去追逐利益，谢绝人情往来，这样就无劳心琐事了。有了割舍的勇气自然也就破除了诸多阻碍，如此谁还能约束得了你呢？滔天声势又能怎样？文章盖世又能怎样？荣华衣食都是身外之物，富贵满堂又有什么用。”

【原文】

又曰:“名与身兮果孰亲?半生岁月太因循。比来修炼赖神气,神气不全空苦辛。可怜一个好基址,金屋玉堂无主人。”

【白话解】

又说:“名和身,哪个更重要?大半辈子都随流俗过去了,等到开始修炼需要依赖神气,但这时神气亏虚,要费多少工夫。可惜一个好好的身体根基以前没有认真打理,就像华丽房屋缺乏主人管理一样。”

【原文】

谭景升曰:“忘形以养气,忘气以养神,忘神以养虚。只此忘之一字,是无物也。六祖曰:‘本来无一物,何处惹尘埃?’其斯之谓欤?”

【白话解】

谭景升说:“不执着于形体可以使元气充沛,不执着于气息可以使精神和调,不执着于精神可以达到虚境的境界。这一个‘忘’字,是不执着于物的意思。六祖说:‘本来无一物,何处惹尘埃’就是这个意思吧。”

【原文】

白玉蟾曰:“薄滋味以养气,去嗔怒以养性,处卑下以养德,守清净以养道。名不系簿籍,心不在势利,此所以出人之彀,与天为徒。”

【白话解】

白玉蟾说:“口味清淡可以养气,祛除嗔怒可以养性,谦虚可以养德,行为清静可以养道。不望姓名登入官册,内心无意权势利益,这就能超凡脱俗,与天同寿。”

【原文】

又曰:“大道以无心为本,忘言为用,柔弱为本,清净为基。若施于身,必节饮食,绝思虑,静坐以调息,安寝以养气。心不驰则性定,形不劳则精全,神不拔则丹结。然后灭性于虚,宁神于极,可谓不出户庭而妙道得矣,岁月其有穷乎?”

【白话解】

又说:“大道以没有妄念为本体,以不妄言语为功用,以柔弱为根本,以清净为基础。如果要将道用于养生,就要节制饮食,断绝思虑,修习静坐来调匀气息,安静睡眠来培养神气。心不散乱性情就安定,形体不疲劳那么肾精就得到了保全,神不外驰就能结成内丹。然后再消除性情达到虚无,使神达到静的终极境界,可以说足不出户而玄妙的道就已经得到了,这样寿命还有穷尽吗?”

【原文】

释兴曰:“六般神用空不空,一颗圆明色非色。人为六根贪使,不能自神其神。人能眼不贪视美色,耳不贪听淫声,鼻不贪闻香馥,舌不贪嗜珍馐,身不贪恋色欲,意不贪妄思虑,一心不动,六门严守,物物头头,左右护持,不伤真性,神聚气全,与天长年。”

【白话解】

释兴说："人的六识的功用既空又非空，一颗心既真实又不真实。人们被眼、耳、鼻、舌、身、意六识的躯体贪欲驱使，不能发挥其神明功用。人若能眼不贪看美色，耳不贪听淫声，鼻不贪闻香味，口不贪吃珍馐，身不贪恋情欲，心不贪念妄想。一颗本心保持不动，六识的门户严密紧守，事物纷纷来扰，也能左右保护守持，不伤害真我本性，这样精神内聚神气饱满，就能与天同寿。"

【原文】

栖云先生曰："心随境转，境逐心生。若要心定，世人爱的我不爱，世人做的我不做，红尘万缘，勾引不动，自然心清意静，阴阳不能陶铸。"

【白话解】

栖云先生说："心随着环境改变，环境也因心而生。若要内心安定，就要做到世人喜爱的我不去爱，世人都做的我不去做，红尘中的万千缘分都引诱不了我，这样自然心气清爽精神宁静，阴阳变化都不能扰动我的心。"

【原文】

《书》曰："喜乐无极则伤心，心伤则意不存，而皮革焦枯。怒忿炎烁则伤肝，肝伤则血不荣，而筋萎破阴。临食更忌暴嗔，令人神惊梦逸。"

【白话解】

《书》说:"喜乐没有节制则损伤心脏,心脏受伤则精神不振,皮毛焦枯。怒火太盛会伤肝脏,肝脏受伤则血不能滋养身体,就会宗筋痿废,阴茎不用。吃饭时更忌讳暴怒,令人神气不守,夜做噩梦。"

【原文】

"心之神发于目,久视则伤心。肾之精发于耳,久听则伤肾。"

【白话解】

"心的神采会表现在两眼中,用眼太久会损伤心神。肾精会外现在两耳,用耳太久会伤肾精。"

【原文】

《书》云:"唾者,溢为醴泉聚,流为华池府,散为津液,降为甘露,溉脏润身,宣通百脉,化养万神,肢节毛发,华采坚固,故曰:远唾不如近唾,近唾不如不唾。"

【白话解】

《书》说:"唾液是溢出的甘美泉水,聚集在舌下,分散在口中是津液,下降则是滋养脏腑的甘露,它能滋润身体,宣通百脉,化养神气,使肢节坚固,毛发光彩,所以说:远吐不如近吐,近吐不如不吐。"

【原文】

又曰："息心以养气，息机以死心。"

【白话解】

又说："除掉杂念来养气，息灭机心来让心平静。"

【原文】

《经》曰："精气神为内三宝，耳目口为外三宝。常使内三宝不逐物而流，外三宝不诱中而扰。"

【白话解】

《经》说："精气神是身体内的三宝，耳目口为身体外的三宝。要经常做到使内三宝不因追逐外物而流失，外三宝不来诱惑内心使其扰乱。"

【原文】

《天隐子》曰："洁身虚心，深居静室，收心复性，遗形忘我，万法通灵，是为五渐之门[1]。"

【注释】

[1] 五渐之门：五种修道阶次。一是斋戒，二是安处，三是存想，四是坐忘，五是神解。

【白话解】

《天隐子》说："沐浴斋戒以使心虚无，深居静室以安心去虑，收敛心神而回归本性，物我两忘以至虚静，万法归真而通达神灵，这是修道的五种方法和境界。"

【原文】

《孙真人卫生歌》曰：

天地之间人为贵，头像天兮足像地。父母遗体能宝之，洪范五福寿为最。

卫生切要知三戒，大怒大欲并大醉。三者若还有一焉，须防损失真元气。

欲求长生须戒性，火不出兮心自定。木还去火不成灰，人能戒性还延命。

贪欲无穷忘却精，用心不已失元神，劳形散尽中和气，更仗何因保此身？

心若太费费则劳，形若太劳劳则怯，神若太伤伤则虚，气若太损损则绝。

世人欲识卫生道，喜乐有常嗔怒少。心诚意正思虑除，顺理修身去烦恼。

春嘘明目夏呵心，秋呬冬吹肺肾宁，四季常呼脾化食，三焦嘻出热难停。

发宜多梳气宜炼，齿宜数叩津宜咽。子欲不死修昆仑，（注曰：昆仑即人之头面也，当如下句修之。）双手揩摩常在面。（注曰：以双手扯摄两耳，抱头摇摆，以两手一呵十搓，擦面四围，以合骨摩拂双眼，以双手抱脑后，以中食二指互击天鼓，皆修昆仑法也。）

春月少酸宜食甘，冬月宜苦不宜咸，夏日增辛聊减苦，秋来辛减少加酸。

季月大咸甘略戒，自然五脏保平安。若能全减身康健，滋味能调少病难。

春寒莫着绵衣薄，夏月汗多须换着，秋冬觉冷渐加添，莫待病生才服药。

惟有夏月难调理，伏阴在内忌冰水，瓜桃生冷宜少餐，免至秋冬成疟痢。

身旺肾衰色宜避，养肾固精当节制，常令肾实不空虚，日食须知忌油腻。

太饱伤神饥伤胃，太渴伤血多伤气，饥餐渴饮莫太过，免致膨脝损心肺。

醉后强饮饱强食，去此二者不生疾。人资饮食以养生，去其甚者自安逸。

食后徐行百步多，手摩脐腹食消磨。夜半灵根灌清水，丹田浊气切须呵。

饮酒可以陶情性，剧饮过多招百病。肺为华盖倘受伤，咳嗽劳神能损命。

慎勿将盐去点茶，分别引贼入人家。下焦虚冷令人瘦，伤肾伤脾防病加。

坐卧防风吹脑后，脑内受风人不寿。更兼醉饱卧风中，风入五内成灾咎。

雁有序兮犬有义，黑鲤朝北知臣礼，人无礼义反食之，天地鬼神俱不喜。

养体须当节五辛，五辛不节反伤身。莫教引动虚阳发，精竭容枯百病侵。

不问在家并在外，若遇迅雷风雨大，急宜端肃畏天威，静坐澄心须谨戒。

恩爱牵缠不自由，利名萦绊几时休？放宽些子留余福，免致中年早白头。

顶天立地非容易，饱食暖衣宁不愧，思量难报罔极恩，朝夕焚香拜天地。

身安寿永事如何？胸次平夷积善多。惜命惜身兼惜气，请君熟玩卫生歌。

【白话解】

孙真人《卫生歌》说：

天地之间人最宝贵，头在上像天，足在下像地。父母赐予的身体要保重，《书经》说五福中长寿最重要。

养生的关键是要知道戒除三件事：大怒、纵欲和大醉。三者若仍有一种，都要提防真气和元气丧失。

要想求得长生须戒绝急性，肝火不发则内心自然安定。木若不着火就不会成灰，人能戒掉急性就可以长命。

贪欲无度就会忘记守精，用心不停就会失去元神，劳累过度会使元气耗散，还能依仗什么来保全这身体？

心思太重就会精神疲惫，操劳过度就会体弱多病。神气过度消耗则身体虚，元气太多亏损就会断绝。

世人想掌握的养生之道，其实就是喜乐有常少发怒。内心诚恳思想端正来去除思虑，顺应道理来修养身体和摈弃烦恼。

春天做六字诀的嘘气诀能明目，夏天做呵气诀能舒心。秋天做呬气诀，冬天做吹气诀，使肺肾得以调理。四季都做呼气诀有助于脾胃消化，常做嘻气诀使三焦内热散发不会积聚。

头发应该多梳，呼吸应该经常练习，牙齿应该常常轻叩，唾液应该吞咽下去。你想不死就修习昆仑之术（注解：昆仑指头面，可以用以下的方法来锻炼），双手经常在脸上摩擦。（注解：用两手扯捏两耳，抱头摇摆数次，用口对着两手呵一次气再互搓十次，然后擦脸四周，用合谷部位轻揉两眼，用双手抱脑后，用中指和食指互相交换敲击，称为击天鼓，这都是修锻炼头面的方法。）

春天少吃酸味多吃甜，冬天宜苦味不宜咸，夏天增多辛辣略减苦味，秋天减少辛辣稍加酸。

每个季度的最后一月不能吃太咸太甘，这样自然可保五脏平安。若能全减五味，身体则能保康健，滋味调和病就会减少。

春天会倒寒莫穿太薄的棉衣，夏天汗多要勤换衣衫，秋冬感觉寒冷要逐渐加添衣服，不要等到得了病才去服药。

只有夏天最难调理，体内有伏阴忌饮冰水，瓜果生冷都要少吃，免得到秋冬发生疟疾和痢疾。

身体虽强壮但肾气衰弱则要避开女色，补养肾气固守精关须节制房事。经常让肾气充实不要亏虚，每日进食还忌进油腻。

吃得太饱伤精神，饥饿则伤胃，太渴伤血液，过多喝水则伤元气，饿了吃饭，渴了喝水，都不要太过，免得肚子饱胀损伤心肺。

不要醉了还逞强饮酒，饱了还勉强进食，两者都避免了也就不生疾。人依靠饭食来养身，只要不过多自然能身体安逸。

饭后慢行一百多步，两手摩腹有助食物消化。夜半灵根发动令口中充满唾液，但丹田的浊气一切要呼出去。

适量饮酒可以陶冶心性，但暴饮过多则会招来百病。肺为华盖倘若受伤，则咳嗽伤神甚至会致命。

莫要将盐混合茶叶饮用，这分明是引贼入室。如果下元虚冷会令人瘦弱，脾肾两伤要提防疾病加重。

坐或卧时要防止风吹脑后，如果脑内受风会使人短寿。更不要喝醉吃饱在风中躺卧，如果风邪进入五脏就会酿成灾病。

大雁飞行有秩序，狗知道忠于主人，黑鲤向北游好像遵守臣子礼节，但人反而无情无义去吃它们，天地鬼神都不喜欢这样。

调养身体必须要节食五辛，五辛不节食反而会损伤身体。不要让它们引动体内虚阳发越，会令精气耗竭形容枯槁百病缠身。

不管在家或在外，如果遇到打雷大风大雨天气，立即要端正容颜以敬畏上天的威严，切记要静坐让内心清净。

一味缠绵于恩爱令人失自由，名利羁绊几时是个了局？放宽松些留着余福，免得中年就早早白头。

在天地间生存并不容易，能够吃饱饭穿暖衣难道不觉有愧？再三思量都难以报答上天思德，唯有早晚烧香拜谢天地。

怎样能够身体安康寿命永久？唯有心胸平和，多积善德。要爱惜生命，爱惜身体，爱惜元气，请你记熟这首卫生歌。

【原文】

《西升经》曰："凡人见人之死亡而哀之，何不哀自身？哀身不如爱神，爱神不如舍神，舍神不如守身，守身长久长存也。神生形，形成于神。形不得神，不能自生；神不得形，不能自成。形神合同，相生相成。神常爱人，人不爱形。故绝去圣智，归无为也。"

【白话解】

《西升经》说："普通人看见人死亡就哀伤，为什么不为自己哀伤呢？哀伤自身不如爱惜元神，爱惜元神不如使元神内守，使元神内守不如安养身体，身体得到安养才能长存。元神化生形体，形体又因元神而存在。形体若没有元神就无法化生，元神没有形体就不能存在。形神与共，相辅相成。元神常常保护人，人却不知保护自己的身体。所以绝去圣智，就能达到无哀无爱的无为之境。"

【原文】

《大有经》曰："形生愚智，天也；强弱寿夭，人也。天道自然，人道自己。始而胎气充实，生而乳哺有方，长而滋味不偏，壮而声色有节者，强而寿。始而胎气虚耗，生而乳哺不足，长而滋味过多，壮而声色恣放者，弱而夭。生长而合度，加之以道养，寿年未可量也。”

【白话解】

《大有经》说：“人的愚笨聪明是天生的，而人的身体强弱、高寿或夭折，在于人为。天之道在于自然而然，人之道在于自己努力。出生时胎气充足，出生后又恰当地哺乳，成长时不偏食，壮年后洁身自好，这样就会强壮高寿。出生时胎气虚弱，出生后哺乳不当，成长时偏食厚味，壮年后又纵情声色，这样就会体弱早亡。生长合乎法度，又用正确的方式进行保养，寿命是不可估量的。”

【原文】

胡孔明曰：“常人不得无欲，又复不得无事，但当和心约念。静身损物，先去乱神犯性者，此亦啬神之一术耳。”

【白话解】

胡孔明说：“常人不可能没有欲望，也不可能没有琐事，但是应当平和心态，约束杂念。若想安静身体，减少外物的干扰，首先应除去那些扰乱精神干犯心性的因素，这也是爱惜精神的一种方法。”

【原文】

《黄帝中经》曰：“静者寿，躁者夭。静而不能养，减寿；躁而能养，延年。然静易御，躁难持。尽慎养之宜者，静亦可养，躁亦可养也。凡重贵势者，虽不中邪，精神内伤，亦多死亡。”

【白话解】

《黄帝中经》说："清静的人高寿，急躁的人早亡。清静的人不去养生，也会减寿；急躁的人知道养生，也能够延年。但是清静的人容易控制，急躁的人却很难把握。能够充分实行养生方法的话，清静的人能够养生，急躁的人也能养生。而那些注重富贵权势的人，即使没有被病邪侵犯，但由于精神在内耗伤，也常常容易早亡。"

【原文】

又曰："养性者，要使习以成性，性自为善，外病不得而侵，能治病于未病之先，不特饵药餐霞。其于平居，五常俱全，百行周备，虽无药饵，亦可长年。德行不足，纵有金丹，寿亦不永。"

【白话解】

又说："修养品性的人，要长期坚持以成为习惯，习惯好了，病邪就不能侵入，能在发病之前加以预防，而不是只服药进补。在平常起居时，各种礼义都齐全，各种行为都周到，即使没有药饵，也可以长寿。如果德行不足，纵然有金丹，寿命也不可能长久。"

【原文】

嵇中散曰："养生有五难：名利不去为一难；喜怒不除为二难；声色不去为三难；滋味不薄为四难；神荡精散为五难。五者不去，心虽希寿，口诵至言，咀嚼英华，呼吸太阳，不能挽其夭且病也。五者能绝，则信顺[1]日济，道德日全，不祈生而有神，不求寿而延年矣。"

【注释】

[1] 信顺：诚信不欺，顺应事理。《周易·系辞上》说："天之所助者，顺也；人之所助者，信也。"

【白话解】

嵇康说："养生有五难：不放弃名利是一难，不消除喜怒是二难，不舍弃美色是三难，口味不清淡是四难，神思不定，精气耗散是五难。这五种情况不能除去，心里虽然想高寿，口中虽然念最好的经文，咀嚼天地的精华，呼吸太阳的真元，仍不能避免短寿和生病。这五种情况能断绝，就会因为诚信和顺应得到人天的帮助，道德日渐圆满，不祈祷长生也有神灵保佑，不求高寿也可以延年。"

【原文】

扁鹊论曰："食能排邪而安脏腑；神能爽志以资血气。摄生者，气正则味顺，味顺则神气清，神气清则合真之灵全，灵全则五邪百病不能干也。故曰：水浊鱼瘦，气昏人病。夫神者，生之本，本者，生之真。大用则神劳，大劳则形疲也。"

【白话解】

扁鹊的言论说："食物能排除邪气，安定脏腑；神能愉悦情志，以资养血气。对于养生的人来说，食物的气味正，味道就平顺，味道平顺就能使人神清气爽，神清气爽就能真气充足，真气充足了病邪就无法侵扰。所以说：水浑浊鱼就瘦小，气昏沉人就会生病。神是生命的根本，所谓根本，就是生命的真元。过度思虑就会精神疲劳，过度劳作则会身体疲惫。"

【原文】

《彭祖摄生论》曰："目不视不正之色，耳不听不正之声，口不尝不正之味，心不起不正之念。四者忘魂丧精，减折寿算者也。"

【白话解】

《彭祖摄生论》说："眼睛不看不正当的东西，耳朵不听不正道的声音，口舌不尝不纯正的味道，心里不起不端正的念头。这四者都会使人忘魂失精，折减寿数。"

【原文】

《黄帝内传》曰："食风者灵而延寿算，食谷者多智而劳形神，食草者愚痴而足力，食肉者鄙勇而多嗔，服气者常存而得道。"

【白话解】

《黄帝内传》说："靠自然界的风充饥的人灵敏多寿；靠五谷充饥的人多智慧但劳形神；靠草蔬充饥的人愚痴但有脚力；靠肉食充饥的人粗俗勇猛而多怨怒；靠天地之气充饥的人则能长生久寿。"

【原文】

《小有经》曰："才所不胜而强思之，伤也；力所不任而强举之，伤也。深忧而不解，重喜而不释，皆伤也。"

【白话解】

《小有经》说："才智不能胜任，却勉强去思考，就损伤精神；力量不胜任，而强行去做，会损伤身体。深深的忧愁得不到排解，过度的欢喜不能消散，对身心都是有损的。"

【原文】

太上曰："天之道，利而不害；圣人之道，为而不争。"故与时争之者昌，与人争之者凶。夫不祥者，人之所不争；垢辱者，人之所不欲。能受人所不欲则足矣，得人所不争则宁矣。

【白话解】

太上老君说："天之道，是养育而不损害；圣人之道，是做事而不强争。"所以向天时争取有利条件就能昌盛，与人争夺利益就有祸患。不吉祥的东西，人们不去争取；污垢屈辱之类，人都不想要。能容忍人们都不想要的那就够了，能得到别人都不争取的那就安宁了。

【原文】

《妙真经》曰："视过其目者明不居，听过其耳者精不守，爱过其心者神不居，牵过于利者动即惧。"

【白话解】

《妙真经》说："久视的话会损伤视力，久听的话会损伤肾精，用情过深的话会神不守舍，总是牵挂名利的人动不动就会恐惧。"

【原文】

“道言吉凶祸福，窈冥中来。其灾祸也，非富贵者可请而避；其荣盛也，非贫贱者可欲而得。惟修福则善应，为恶则祸来。”

【白话解】

“道说吉凶祸福，都从不可知的地方来。那些灾祸，不是富贵的人就能想办法避免的；那些荣华昌盛，也不是贫贱的人想要就能要的。只有修福才有善报，作恶的人必然招致灾祸。”

【原文】

《上仙经》曰：“有者因无而生，形者须神而立。故有乃无之宫，形乃神之宅也。莫不全宅以安主，修身以养神。若气散归空，游神为变，犹火之于烛，烛靡则火不居；水之于堤，堤坏则水不住。魂劳神散，何以长年？”

【白话解】

《上仙经》说：“有是从无化生而来，形体须要神支配才能挺立。所以有是无的居处，形体是神的宅院。没有不健全宅院以使主人安宁的，也没有不锻炼身体以养神的。如果人的气消散，就成游魂了，就好比火与蜡烛一样，蜡烛燃尽了，火也就灭了；又好比水和堤，堤坝坏了，那么水也留不住。魂过于劳累而神明消散，生命又怎么会长久？”

【原文】

《定观经》曰:“有事无事,常若无心,处静处喧,其志惟一。制而不着,放而不动,处喧无恶,涉事无恼者,此是真定。以无事为真定,有事为应迹。”

【白话解】

《定观经》说:“有事没事,都不要放在心上,处身静处或闹处,意志都要专一。节制但不固执,放松但不躁动,身处喧闹而不厌恶,遇到事情而不烦恼,这样才是真正的定力。在没有事情的时候能真正安定,有事就按相应情况去做。”

【原文】

《群仙语录》曰:“专精养神,不为物杂谓之清;反神服气,安而不动谓之静。制念以定志,静身以安神,保气以存精。思虑兼忘,冥想内视,则身神并一,以近于道。”

【白话解】

《群仙语录》说:“让精气专一养护心神,心神不受外物干扰就清明;收敛神气,并辅以呼吸吐纳,使神安而不躁动,就宁静。抑制杂念以安定心志,宁静身体以安守元神,珍惜元气以保存真精。去除思想和忧虑,冥想察看身体内部,则身体和精神合为一体,这就接近道了。”

【原文】

《阴阳论》曰:“阴阳交泰,万物化生。故阴阳自少至老,化为五行。少阳成木,老阳成火,少阴成金,老阴成水,参土而和之,以成夫妇。故木以发之,火以化之,水以滋之,土以和之,金以劲之,故得品物成焉。五胜者,皆以生我为利,克我为用,利用相乘,故有成败。动静者,终始之道;聚散者,化生之门也。阳其动乎?阴其处乎?动以生之,静以息之。”

【白话解】

《阴阳论》说:“阴阳交合,万物才得以繁衍生存。所以阴阳从少阴、少阳到老阴、老阳,演化为木火金水土五行。少阳配属木,老阳配属火,少阴配属金,老阴配属水,土用来调和它们,并成为夫妇一样密切的关系。所以木主生发,火主化散,水主滋润,土主调和,金主刚劲,所以万物得以形成。五脏,都以生我者为有利促进,克我者来制约作用,促进和制约相互影响,所以有增强和衰弱的不同。动和静,是贯穿开始和终结的规律;聚和散,是衍化与生长的门户。阳不就是动吗?阴不就是静吗?动可以化生,静则是止息。”

【原文】

“发宜多栉,齿宜多叩,液宜常咽,气宜清炼,手宜在面。此为修昆仑之法,五者为不死之道。”

【白话解】

“发宜多梳,齿宜常叩,唾液宜常咽。气宜清炼,手宜多擦脸。这就是修炼头脑的方法,也是不死之道。”

【原文】

《太玄经》曰:“喜怒伤性,哀乐伤神。伤性则害生,伤神则侵命。故养性以全气,保神以安心。气完则体平,心安则神逸,此全生至要诀也。”

【白话解】

《太玄经》说:“喜怒会伤害性情,哀乐会伤害精神。伤害性情则会危害生机,伤害精神则侵害性命。所以要怡养性情使元气饱满,保全精神使内心安定,元气饱满就身体平和,内心安定则神志舒坦,这是保全生命的要诀。”

【原文】

寒山子曰:“修生之道,除嗜去欲,啬神保和,所以无累也。内抑其心,外检其身,所以无过也。先人后己,知柔守谦,所以安身也。善推于人,不善归己,所以积德也。功不在大,过不在小,去而不二,所以积功也。然后内行充而外丹至,可以冀道于仿佛耳。”

【白话解】

寒山子说:“修生的方法,是除去嗜好和欲望,珍惜元神,保持平和,这样就没有负担。抑制自己内心的杂念,检点自己身上的缺点,这样也就没有过失。礼让他人,温柔谦逊,这样就能安身。好事归他人,不好的归自己,这样就能积德。功不在于大,过不在于小,只有一次,不再发生第二次过失,就能积功。然后内养真气,外制丹药,这样就有希望差不多得道了。”

【原文】

益州老父曰:“凡欲身之无病,必须先正其心,使心不乱求,心不狂思,不贪嗜欲,不着迷惑,则心先无病矣。心君无病,则五脏六腑虽有病不难疗矣。”

【白话解】

益州一位老先生说:“凡是想身体没有疾病,必须先端正心念,使心不乱求,不狂妄思想,不贪恋欲求,不执着于令人迷惑的事物,这样就可以使心无病了。心作为君主没有病,即使五脏六腑有病也是不难医治的。”

【原文】

《真西山先生卫生歌》:

万物惟人为最贵,百岁光阴如旅寄。自非留意修养中,未免病苦为心累。

何必餐霞饵大药,妄意延龄等龟鹤。但于饮食嗜欲间,去其甚者即安乐。

食后徐徐行百步,两手摩胁并腹肚,须臾转手摩肾堂,谓之运动水与土。

仰面仍呵三四呵,自然食毒气消磨。醉眠饱卧俱无益,渴饮饥餐犹戒多。

食不欲粗并欲速,宁可少餐相接续。若教一饱顿充肠,损气损脾非是福。

生食粘腻筋韧物,自死禽兽勿可食。馒头闭气不相和,生冷偏招脾胃疾。

鲊酱胎卵兼油腻，陈臭腌藏皆阴类，老年切莫喜食之，是借寇兵无以异。

炙煿之物须冷吃，不然损齿伤血脉。晚食常宜申酉前，向夜须防滞胸膈。

饮酒莫教饮大醉，大醉伤神损心志。酒渴饮水并吃茶，腰脚自兹成重坠。

尝闻避风如避箭，坐卧须教预防患。况因饮后毛孔开，风才一入成瘫痪。

不问四时俱暖酒，大热又须难向口。五味偏多不益人，恐随肺腑成殃咎。

视听行藏不必久，五劳七伤从此有。四肢亦欲常小劳，譬如户枢终不朽。

卧不压缩觉贵舒，饱则入浴饥则梳，梳多浴少益心目，默寝暗眠神晏如。

四时惟夏难将摄，伏阴在内腹冷滑。补肾汤药不可无，食肉稍冷休哺啜。

心旺肾衰何所忌？特忌疏通泄精气。卧处尤宜绵密间，宴居静虑和心意。

沐浴盥漱皆暖水，卧冷枕凉皆勿喜。瓜茄生菜不宜食，岂独秋来多疟痢？

伏阳在内三冬月，切忌汗多阳气泄。阴雾之中毋远行，暴雨震雷宜远避。

道家更有颐生旨，第一令人少嗔恚。秋冬日出始求衣，春夏鸡鸣宜早起。

夜后昼前睡觉来，瞑目叩齿二七回。吸新吐故无令缓，咽漱玉泉还养胎。

摩热手心熨两眼，仍更揩擦额与面，中指时将摩鼻频，左右耳眼摩数遍。

更能干浴遍身间，按髀暗须扭两肩，纵有风劳诸冷气，何忧腰背复拘挛。

嘘呵呼吸吹及呬，行气之人分六字，果能依用力其间，断然百病皆可治。

情欲虽云属少年，稍知节养自无愆。固精莫妄伤神气，莫使苞羽火中燃。

有能操履[1]长方正，于名无贪利无竞，纵向邪魔路上行，百行周身自无病。

【注释】

[1] 操履：品行。

【白话解】

《真西山先生卫生歌》说："世间万物只有人最尊贵，但只有百岁寿命如同旅行一般。如果不是留意养生，难免生病受苦内心疲累。

不需要像道士那样吸食朝霞和服食丹药，妄图有乌龟、仙鹤那么长寿，只需要在平时的饮食和喜好中，去除过分的享受就可以平安快乐了。

每日饭后缓慢散步一百步，两手抚摩胁部和腹部，不久反手抚摩后腰，这叫运动人身的水脏和土脏。

仰面呵气三四次，自然可以将食物的毒气消除。喝醉和吃得过饱睡觉都没有益处，渴来饮水和饥来吃饭注意不要太多。

食物不可太粗和吃得太快，宁可每次少食多餐。如果饱餐一次食物充满胃肠，会伤脾耗气不是好事。

生冷、黏腻和坚韧的食物，还有病死的禽兽都不要吃。馒头容易闭阻气机不调和，生冷食物易于招致脾胃疾病。

鱼酱、蛋类和油腻食物，还有陈年、腥臭的腌渍食物都属于阴性，老年人切莫多吃，否则好比向强盗借兵一样引狼入室。

烤炸的食物得凉了才吃，否则会损伤牙齿伤及血脉。晚食最好在下午 3 点到 7 点之前，太晚的话要防止食物积滞在胸间。

饮酒不要大醉，大醉损伤精神和损神志。饮酒后口渴再饮茶水的话，腰脚容易浮肿坠胀。

曾听说慎避风寒要像避箭一样谨慎，或坐或卧都要预防被侵袭。何况饮酒后毛孔张开，一旦风邪侵入就会成为瘫痪。

不论四季饮酒都要温暖，但太热也不能饮用。五味过多都对人无益，恐怕会影响内脏成为病根。

看、听和行动都不要过久，否则容易患上五劳七伤。四肢最好经常适当运动，好比门柱经常转动才不会腐朽。

睡觉不要蜷曲，醒来要舒展身体，吃饱后才入浴，饥饿时可梳头，经常梳头，不要多洗浴有益心脏和眼目，静默的地方休寝和暗室里睡眠精神才会平安。

四季中只是夏天最难养生，阴凉内伏腹中易受寒泄泻。补肾的汤药不可缺少，食肉如果稍微凉了就不要吃了。

心火旺肾阴虚的人最怕什么呢？最怕走泄肾精。睡觉的地方特别要注意密实，休息时平静思虑、平和心情。

平时沐浴和漱洗都要用暖水，被褥、枕头也不要冰凉。瓜类茄类生冷蔬菜不适合进食，其坏处何止到秋天容易患疟疾和痢疾呢？

到了三冬时分，人体阳气潜伏在内，切忌出大汗令阳气发泄。遇到阴雾天气不要远行，暴雨打雷天气要及时远避。

道家还有养生的方法，首先要人少发脾气，秋冬季节要待日出才起来穿衣，春夏季节鸡鸣时分就宜早起。

入夜后天亮前睡觉醒来，闭目叩齿十四次，深吸清新空气、吐出浊气事不宜迟，用唾液漱口然后咽下有助温养内丹这个“胎儿”。

摩热手心然后温熨两眼，又摩擦额头与面部，经常用中指摩擦鼻侧，左右的耳朵到眼部都摩擦数遍。

最好能干浴全身，按压大腿扭动两肩，即使有风湿、劳伤或各种寒邪，也不用担心腰背得病不能舒展。

嘘、呵、呼、吸、吹和呬，这是六字诀行气法，如果能按方法用心去做，绝对可以防治百病。

情欲这种事虽然是少年人应有的，但适当懂得节制和保养才不会有问题。固护肾精不要妄为耗伤神气，不要让才丰满的羽毛在欲火中燃尽。

如果能够坚持品行正直，不贪名不争利，即使走到邪魔横行的道路上，正气满身自然不会得病。

【原文】

涪翁《食时五观》:

一曰计功多少，量彼来处。

此食垦植收获，舂磨淘汰，炊煮乃成，用功甚多。何况杀害生灵，为己滋味。一人之食，十人作劳。家居则食父母心力所营，纵是己财，亦承余荫。仕宦则食民之膏血，大不可言。

二曰忖己德行，全缺应供。

始于事亲，中于事君，终于立身。全此三者，应受供养，无愧缺则已。否当愧耻，不敢尽味。

三曰防心为过，贪等为宗。

于上味食，务远物而求难得，是之谓贪。于下味食，起恚怒，以口腹之故鞭扑人，是之谓嗔。食不过充饥，而求食前方丈，是之谓痴。君子食无求饱，离此过也。

四曰正事良药，为疗形苦。

五谷五蔬以养人，鱼肉以养老。形苦者，饥渴为主病，四百四病为客病，故须食为医药，以自扶持。是故知足者，举箸常如服药。

五曰为成道业，方受此食。

君子无终食之间违仁，先结款状，然后受食。既食，不可怠于道业。

【白话解】

黄庭坚先生（号涪翁）的《食时五观》说：

一是要计算食物花费工夫多少，考察它的来处。

食物经由种植收获，加工淘选，炊煮后才成，用功很多。更何况杀害生灵为自己的食物。一人的食物，要十人劳动。住在家里吃的是父母苦心经营的，即使是自己的财产，也承前辈余荫。当官的吃的是人民的膏血，更不用说了。

二是检视自己的德行圆满或欠缺，应当享受多少。

开始是侍奉父母，然后是效忠国君，最后是个人立身。完全做好这三方面，才应受到供养而不愧疚。否则就应该有愧疚感耻辱感，就不能毫无顾忌地享用。

三是防止过分贪心，有贪嗔痴等念头。

对美味的饮食，专喜欢难得的远物，叫作贪。面对次等的饮食就愤怒，并因为口腹之欲的原因而鞭打人，这就是嗔。吃只不过是为了充饥，却追求美味佳肴，这是叫痴。君子食不求饱，便能远离这类过错了。

四是认真对待如同服药，是在治疗形体之苦。

五谷五菜是养人的，鱼肉是用来补养老人的。对体弱的人来说，饥渴是主要问题，其余的疾病是次要问题，因此须用食物为药调养自己。所以知足的人，举筷子时常会像服药一般。

五是许下志愿成就事业，才吃这饭食。

君子在饮食之间不能违背仁义，先要许下志愿，然后再吃。吃完后，就不能对自己的道业有所懈怠。

【原文】

《达庄论》曰："恬于生而静于死，恬生则不惑死，静死则神不离生。故能与阴阳化而不易，从天地变而不移。生究其寿，死终其宜，心气平治，消息不亏。故求得者丧，争明者失，无欲者自足，空虚者受实。是以作智巧者害于物，明是考非者危其身。修饰显洁者惑于生，畏死而崇生者失其贞。”

【白话解】

《达庄论》说：“坦然地对待生命，平静地看待死亡。坦然地面对生命所以不会对死亡感到迷惑，平静地对待死亡，精神因此能永世长存。所以能够适应阴阳的变化而不改变自我，顺从天地沧桑变迁而不受影响。活着时争取该有的寿数，死去时用最好的方式，心气平和而安定，不因名利荣华的增减而亏损。所以贪求利益的人反而丧失，争夺名声的人反而得不到，无欲无求的人却自然满足，内心虚静的人则得到充实。所以，过于追求机巧的人反被外物所害，过于考量是非的人往往会危害自身。刻意修饰以显示洁净的人容易被生活左右，畏惧死亡而把生命看得过重的人容易失去节操。”

【原文】

庾阐《神论》曰：“天地者，阴阳之形魄；变化者，万物之游魂。神籁[1]与无穷并吹，大冶[2]与造运齐根。生资聚气之迹，死寄玄牝之门[3]。视荣辱其犹尘埃，邈高尚而不顾。故能外安恬逸，内体平和。”

【注释】

[1] 神籁：犹天籁，此处指造物的声音。

[2] 大冶：指创造万物的工匠。语出《庄子·大宗师》“今一以天地为大炉，以造化为大冶”。

[3] 玄牝之门：语出《老子》“玄牝之门，是谓天地根”，此处指化生万物的源头。

【白话解】

庾阐《神论》说："阴阳变成有形就成为天地，万物的变化如游魂般不定。造物的天籁萦绕在无穷的宇宙之中，自然的规律根源自天地的运转。我们的生命不过是气机汇聚的行迹，死亡也只是回归大气。如果把荣辱看作尘埃，抛开所谓'高尚'而毫不在意，也就能淡泊闲逸，令身体健康平和。"

【原文】

北宫子曰："衣其短褐，有狐貉之温；进其茙菽，有稻粱之味；庇其蓬室，若广厦之荫；乘其荜辂，若文轩之饰。终身怡然，不知其为贫也。"

【白话解】

北宫子说："穿短衫麻衣，觉得如狐貉皮衣一样温暖；吃大豆之类的粗粮，觉得像谷粱精米一样美味；住简陋的草棚，犹如住在高楼广厦；坐着柴车，好像驾着香车宝马。终身这样快乐，不知什么是贫困。"

【原文】

《象山要语》曰："此道非争竞务进者能知，惟静退者可入。"

【白话解】

《象山语要》说："修行之道不是孜孜进取的人所能领悟的，只有那些甘于淡泊又知退让的人才可以进入境界。"

【原文】

又曰:“君子役物,小人役于物。夫权皆在我,若在物,则为物役矣。”

【白话解】

又说:“君子驾驭外物,小人被外物所驾驭。所有的支配权都应在自己,如果在外物,那就成为外物的奴隶了。”

【原文】

“学者不可用心太紧,深山有宝,无心于宝者得之。”

【白话解】

“修道的人不可以用心太过紧张,就好像深山有宝,反倒是无心寻宝的人才能获得。”

【原文】

“利、害、毁、誉、称、讥、苦、乐,能动摇人,释氏谓之八风。”

【白话解】

“好处、坏处、骂名、荣誉、称赞、讥讽、痛苦、快乐,这都会干扰人心,佛教称之为八风。”

下卷

【原文】

《大藏经》曰：救灾解难，不如防之为易；疗疾治病，不如避之为吉。今人见左，不务防之而务救之，不务避之而务药之。譬之有君者不思励治以求安，有身者不能保养以全寿。是以圣人求福于未兆，绝祸于未萌。盖灾生于稍稍，病起于微微。人以小善为无益而不为，以小恶为无损而不改。孰知小善不积，大德不成；小恶不止，大祸立至。故太上特指心病要目百行，以为病者之鉴。人能静坐持照，察病有无，心病心医，治以心药，奚俟卢扁，以瘳厥疾？无使病积于中，倾溃莫遏，萧墙祸起，恐非金石草木可攻。所为长年，因无病故。智者勉焉。

喜怒偏执是一病，亡义取利是一病，好色坏德是一病，专心系爱是一病，憎欲无理是一病，纵贪蔽过是一病，毁人自誉是一病，擅变自可是一病，轻口喜言是一病，快意遂非是一病，以智轻人是一病，乘权纵横是一病，非人自是是一病，侮易孤寡是一病，以力胜人是一病，威势自协是一病，语欲胜人是一病，贷不念偿是一病，曲人自直是一病，以直伤人是一病，与恶人交是一病，喜怒自伐是一病，愚人自贤是一病，以功自矜是一病，诽议名贤是一病，以劳自怨是一病，以虚为实是一病，喜说人过是一病，以富骄人是一病，以贱讪贵是一病，谗人求媚是一病，以德自显是一病，以贵轻人是一病，以贫妒富是一病，败人成功是一病，以私乱公是一病，好自掩饰是一病，危人自安是一病，阴阳嫉妒是一病，激厉旁悖是一病，多憎少爱是一病，坚执争斗是一病，推负着人是一病，文拒钩锡是一病，持人长短是一病，假人自信是一病，施人望报是一病，无施责人是一病，与人追悔是一病，好自怨憎是一病，好杀虫畜是一病，蛊道厌人是一病，毁訾高才是一病，憎人胜己是一病，毒药鸩饮是一病，心不平等是一病，以贤唝嗃是一病，追念旧恶是一病，不受谏谕是一病，内疏外亲是一病，投书败人是一病，笑愚痴人是一病，烦苛轻躁是一病，擿捶无理是一病，好自作正是一病，多疑少信是一病，笑颠狂人是一病，蹲踞无礼是一病，丑言恶语是一病，轻慢老少是一病，恶态丑对是一病，了戾自用是一病，好喜嗜笑是一病，当权任性是一病，诡谲谀谄是一病，嗜得怀诈是一病，两舌无信是一病，乘酒凶横是一病，骂詈风雨是一病，恶言好杀是一病，教人堕胎是一病，干预人事是一病，钻穴窥人是一病，不借怀怨是一病，负债逃走是一病，背向异词是一病，喜抵捍戾是一病，调戏必固是一病，故迷误人是一病，探巢破卵是一病，惊胎损形是一病，水火败伤是一病，笑盲聋哑是一病，乱人嫁娶是一病，教人捶擿是一病，教人作恶是一病，含祸离爱是一病，唱祸道非是一病，见货欲得是一病，强夺人物是一病。

此为百病也。人能一念，除此百病，逐日点检，使一病不作，决无灾害、痛苦、烦恼、凶危，不惟自己保命延年，子孙百世亦永受其福矣。

【白话解】

《大藏经》说：与其灾难发生后才解救，不如预先防备更容易；与其在疾病发生后去治疗，还不如患病前先调养预防。现在人的见解大都偏离了这个正理，不重视预防却只被动地补救，不潜心调养却一味地依赖用药。比如有人不思勤勉修身以求平安，有好的身体却不通过保养以求全寿。所以，圣人都在没有先兆之前祈福，在祸事没有萌发之前先灭祸。灾祸是暗中渐渐形成的，疾病也是从微小的不适逐渐加重的，人们往往认为行小善没有大益就不去做，小恶没有大损就不去改正。这样的人哪里知道，小善不去积累，大德是不能形成的，小恶不去制止，大祸也会很快降临。所以太上老君特别指出，患心病是因为眼睛看得太多，患心病者应该引以为鉴。人能通过静坐而自照，察视自己是否有病，心病心医，用心药加以治疗，这样哪里还需要等候扁鹊那样良医来治愈疾病呢？不让病在体内积聚，直到病情倾溃不能遏制。如果等到祸起萧墙，恐怕金石草木也不能攻克治愈。之所以能长寿，首先要没有疾病。聪明的人应常常这样告诫自己。

过于偏执于情绪喜怒是一种病，为了利益而忽略道义是一种病，贪好美色而损害道德是一种病，专心于爱恋是一种病，喜好和厌恶毫无理智是一种病，放纵贪欲遮蔽过错是一种病，诋毁别人抬高自己是一种病，随意改变主意以方便自己是一种病，随口答应和喜欢多说话是一种病，为了让自己爽快而做不应当的事是一种病，凭着智力轻视别人是一种病，凭借权力不可一世是一种病，批评别人以肯定自己是一种病，欺负弱势群体是一种病，凭力量欺负人是一种病，借用威势狐假虎威是一种病，说话一定要占别人上风是一种病，借债不考虑偿还是一种病，有毛病的人刻意辩解是一种病，借口直率而伤害别人是一种病，与奸恶的人来往是一种病，时喜时怒损伤自身是一种病，愚笨人自以为聪明是一种病，认为有功劳而骄傲自得是一种病，诽谤议论高尚人物是一种病，因为劳累而自怨自艾是一种病，拿虚假当成真实是一种病，喜欢议论别人缺点是一种病，凭富贵而轻慢别人是一种病，地位低的人讥笑地位高的人是一种病，说别人坏话讨好他人是一种病，借道德以自示清高是一种病，凭地位高而轻视他人是一种病，因为贫穷而仇富是一种病，败坏他人的成功是一种病因私利扰乱公务是一种病，喜欢自我掩饰是一种病，陷害别人保全自己是一种病，明里暗里嫉妒别人是一种病，煽动别人发怒是一种病，过多憎恨缺少爱心是一种病，坚持执着与人争斗是一种病，把负担推给别人是一种病，假装拒绝赏赐是一种病，抓住别人的缺点不放是一种病，让人有不正确的自信是一种病，对别人施舍期望回报是一种病，不做施舍却责怪别人是一种病，跟别人老是后悔怨恨是一种病，经常怨恨责怪自己是一种病，经常杀害动物是一种病，用放蛊道术害人是一种病，攻击批评有才华的人是一种病，怨恨别人超过自己是一种病，不思后果饮毒酒止渴是一种病，内心总觉得世事不平等是一种病，觉得自己出色而自我傲慢是一种病，总是记着别人过去的坏事是一种病，不听别人劝谏是一种病，对亲人疏远却听外人的话是一种病，写信诬告别人是一种病，讥笑他人愚笨痴呆是一种病，厌烦事务、轻易急躁是一种病，无端打骂伤害别人是一种病，喜欢自诩正宗是一种病，总是疑心缺少信任是一种病，讥笑疯癫的人是一种病，随便歪坐对人缺乏礼仪是一种病，说话丑恶凶狠是一种病，轻视老人和少年是一种病，态度恶劣丑陋地对待别人是一种病，性情怪僻、一意孤行是一种病，动不动就笑，缺乏沉稳一种病，手握权力而任性行事是一种病，用各种方法讨好上级是一种病，贪图得到而心怀欺诈是一种病，说话没有信用是一种病，借饮酒凶横闹事是一种病，动不动就暴风骤雨般骂人是一种病，时常说粗口、喜好杀伐是一种病，教唆别人堕胎是一种病，过多干预他人事务是一种病，门窗钻孔偷窥他人是一种病，别人不借东西就心怀怨恨是一种病，欠了债就逃走是一种病，说话见面一套背后一套是一种病，喜欢跟暴戾的人抬杠是一种病，调戏那些坚定的人是一种病，故意迷惑、误导别人是一种病，捣烂鸟巢、打破鸟蛋是一种病，惊动怀胎生物、损害成形胎儿是一种病，玩水或纵火伤害他人是一种病，讥笑盲人和聋哑人等是一种病，阻挠别人婚事是一种病，教唆别打架是一种病，教唆别人做坏事是一种病，包含祸害之心、远离爱心是一种病，到处宣扬祸害、讲论是非是一种病，见到好东西就想得到是一种病，强行抢夺他人物品是一种病。

上面所列共一百种病。人人如果能心念如一，将这一百种病除掉。每日逐条检点，不让一种毛病产生，也就不会有灾害、痛苦、烦恼和凶险了，不仅自己因此而保命延年，子孙百世也能永受其福。

【原文】

《大藏经》曰：古之圣人，其为善也，无小而不崇；其于恶也，无微而不改。改恶崇善，是药饵也，禄所谓百药以治之。

思无邪僻是一药，行宽心和是一药，动静有礼是一药，起居有度是一药，近德远色是一药，清心寡欲是一药，推分引义是一药，不取非分是一药，虽憎犹爱是一药，心无嫉妒是一药，教化愚顽是一药，谏正邪乱是一药，戒敕恶仆是一药，开导迷误是一药，扶接老幼是一药，心无狡诈是一药，拔祸济难是一药，常行方便是一药，怜孤恤寡是一药，矜贫救厄是一药，位高下士是一药，语言谦逊是一药，不负宿债是一药，愍慰笃信是一药，敬爱卑微是一药，语言端悫是一药，推直引曲是一药，不争是非是一药，逢侵不鄙是一药，受辱能忍是一药，扬善隐恶是一药，推好取丑是一药，与多取少是一药，称叹贤良是一药，见贤内省是一药，不自夸彰是一药，推功引善是一药，不自伐善是一药，不掩人功是一药，劳苦不恨是一药，怀诚抱信是一药，覆蔽阴恶是一药，崇尚胜己是一药，安贫自乐是一药，不自尊大是一药，好成人功是一药，不好阴谋是一药，得失不形是一药，积德树恩是一药，生不骂詈是一药，不评论人是一药，甜言美语是一药，灾病自咎是一药，恶不归人是一药，施不望报是一药，不杀生命是一药，心平气和是一药，不忌人美是一药，心静意定是一药，不念旧恶是一药，匡邪弼恶是一药，听教伏善是一药，忿怒能制是一药，不干求人是一药，无思无虑是一药，尊奉高年是一药，对人恭肃是一药，内修孝悌是一药，恬静守分是一药，和悦妻孥是一药，以食饮人是一药，助修善事是一药，乐天知命是一药，远嫌避疑是一药，宽舒大度是一药，敬信经典是一药，息心抱道是一药，为善不倦是一药，济度贫穷是一药，舍药救疾是一药，信礼神佛是一药，知机知足是一药，清闲无欲是一药，仁慈谦让是一药，好生恶杀是一药，不宝厚藏是一药，不犯禁忌是一药，节俭守中是一药，谦己下人是一药，随事不慢是一药，喜谈人德是一药，不造妄语是一药，贵能援人是一药，富能救人是一药，不尚争斗是一药，不淫妓青是一药，不生奸盗是一药，不怀咒厌是一药，不乐词讼是一药，扶老挈幼是一药。

此为百药也。人有疾病，皆因过恶阴掩不见，故应以疾病，因缘饮食、风寒、恶气而起。由人犯违圣教，以致魂迷魄丧，不在形中，肌体空虚，神气不守，故风寒恶气得以中之。是以有德者，虽处幽暗，不敢为非；虽居荣禄，不敢为恶。量体而衣，随分而食，虽富且贵，不敢恣欲；虽贫且贱，不敢为非。是以外无残暴，内无疾病也。吾人可不以百病自究，以百药自治，养吾天和，一吾心志，作耆年颐寿之地也哉！（百病一段与《道藏》少异一二，余以家藏宋刻小本考详，似近人情语，故以刻之。初谓《道藏》国刊，似无讹误，余阅一藏以遍，鱼豖之错，不可枚举。）

【白话解】

《大藏经》说：古代圣贤、做善事，并不因为是微小的就不推崇；至于恶行，也不会因为是小错就不去改正它。改恶行，崇尚做善事，也是治病的药。抄录下所谓的百药以治心病。

思想端正、没有不当之心是一种药，行为宽容、心态和善是一种药，行动和休息都谨守礼节是一种药，起居有规律是一种药，亲近有德之人而远离美色是一种药，清心寡欲是一种药，安守本分、依据道义是一种药，不取非分所得是一种药，别人憎恶你仍然保持爱心是一种药，对人对事没有嫉妒之心是一种药，认真教导感化愚笨不明的人一种药，对错误行为勇于批评更正是一种药，好好劝诫约束家仆不做恶事是一种药，认真开导误入迷途的人是一种药，帮助老人小孩是一种药，内心没有诡计和欺诈是一种药，拯救接济受灾困难人士是一种药，经常帮助别人是一种药，经常救助孤寡人士是一种药，慈爱救助贫困人士是一种药，身居高位而谦卑待人是一种药，言谈谦逊是一种药，不长久欠债是一种药，心怀怜悯、敬诚守信是一种药，尊敬且关爱卑微之人是一种药，说话端庄诚实是一种药，用正直之心去对待冤屈是一种药，不刻意争论是非曲直是一种药，受到侵害不轻贱自己是一种药，受到屈辱能够忍受是一种药，宣扬他人优点少说缺点是一种药，推辞华丽选取平凡是一种药，多付出、少索取是一种药，称颂他人优良品德是一种药，见到好人好事就自我反省是一种药，不自我夸耀表彰是一种药，推辞功绩、志在行善是一种药，行善事不自我宣扬是一种药，不埋没他人功劳是一种药，辛劳艰苦但心无怨恨是一种药，秉持诚信之心是一种药，包容、遮掩他人错误是一种药，敬重超过自己的人是一种药，安于贫穷、不失快乐是一种药，不自尊自大是一种药，乐于助人成功是一种药，厌恶阴谋诡计是一种药，得失不形于色是一种药，积累德行、树立恩义是一种药，内心不滋生叱骂之意是一种药，不随便议论他人是一种药，多说好听的言语是一种药，遇到灾祸、疾病而检讨自己行为是一种药，不将坏事推给别人是一种药，做好事不望回报是一种药，不杀害生命是一种药，心平气和是一种药，不妒忌他人的美好是一种药，内心平静、意志坚定是一种药，不记挂他人过去的不好是一种药，阻止邪恶是一种药，听从教导，恭从善行是一种药，内心愤怒但能自制是一种药，不随便去求人是一种药，无思无虑是一种药，尊敬长者是一种药，对人恭敬严肃是一种药，家庭内注意孝敬、友好是一种药，心地平静、安守本分是一种药，妻子儿女和睦快乐是一种药，大方施舍饮食是一种药，帮助做好善事是一种药，快乐生活安于命运是一种药，懂得避嫌是一种药，宽容大度是一种药，尊敬信从经典是一种药，平息名利之心，追求大道是一种药，做善事从不厌倦是一种药，接济救助贫穷人士是一种药，施舍药物，救助病人是一种药，尊重信仰，礼敬神佛是一种药，明白机遇难得，知足常乐是一种药，身心清闲，没有贪欲是一种药，仁慈谦让是一种药，有好生之心，不乱杀害生灵是一种药，不贪恋聚积财富是一种药，不做各种禁忌的事情是一种药，节俭处世把握中道是一种药，态度谦和尊敬他人是一种药，做事认真、不轻率是一种药，喜欢谈论别人恩德是一种药，不说假话是一种药，有地位时乐于提携别人是一种药，有钱时乐于救助他人是一种药，不喜欢用争斗解决问题是一种药，不去嫖娼是一种药，不做奸邪偷盗之事是一种药，不用法术诅咒他人是一种药，不轻易打官司是一种药，扶老挈幼是一种药。

以上是一百种药方。人的疾病，都因为人掩盖自己的过错和恶念而起。只是不想让别人知道，因此就将生病的原因归咎于饮食、风寒和恶气。由于人违犯了圣贤的教导，以致魂魄迷丧，不能藏在形体中而使肌体空虚，神气不守，风寒恶气才有机会伤害身体。这就是为什么有德行的人，虽然处在不被人注意的地方，也不为非作歹；虽然居于荣禄的高位，也不敢去作恶。量体裁衣，根据收入的多少来决定食物的丰俭，即使富有高贵，也不恣意妄为；虽然贫贱也不做坏事的原因了。这也就是为什么外无残暴，内就无疾病的原因。人可以不因为有病而内疚，以百种药来自治，只要通过调节修炼使自己与天理相和，同时心志协调，也能具备长生不老的条件。（上面关于百病的一段和《大藏经》有少许差异，我用家藏的宋代小刻本详细核对过后，觉得比较近情理，才据此刊刻。原本以为《大藏经》由国家刊行，应该没有差错，我把整套书看完一遍，发现错误之处不胜枚举。）

【原文】

黄帝曰："一阴一阳之谓道，偏阴偏阳之谓疾。两者不和，若四时中有春无夏，有秋无冬矣。因而和之，是谓圣度。圣人不绝和合之道，但贵于闭密以守天真也。"

【白话解】

黄帝说："一阴一阳均衡协调就符合道，阴阳偏颇失去平衡就产生疾病。阴阳不调和，就如同四时中只有春季没有夏季，只有秋季而没有冬季。因此调和阴阳被视作圣人安身的原则。圣人不背离阴阳和合的道理，却认为闭密更为可贵，以守天真之境。"

【原文】

太上曰："情欲出于五内，魂定魄静者，生也；情欲出于胸臆，精散神惑者，死也。"

【白话解】

太上老君说："如果情绪和欲望产生于身体五脏的需要，人的精神魂魄宁静而不躁动，则有利于养生；如果情绪和欲望是出自内心意念，导致精神耗散的，就不利于健康。"

【原文】

书云："声色动荡于中，情爱牵缠，心有念，动有着，昼想夜梦，驰逐于无涯之欲，百灵疲役而消散，宅舍无主而倾颓矣。"

【白话解】

书上说："外界的声色动摇人的内心，人被情爱所牵缠，心里总是想念，就会有所行动，白天想，夜里梦，无穷无尽的欲望在身体驰骋，以致精神疲惫，元气消散，身体就像没有主人的宅舍一样倾颓败坏了。"

【原文】

书云："欲多则损精。人可宝者命，可惜者身，最重者精。肝精不固，目眩无光；肺精不交，肌肉消瘦；肾精不固，神气减少；脾精不坚，齿发浮落。若耗散真精不已，疾病随生，死亡随至。"

【白话解】

书上说："欲念过多会损耗真精。人最宝贵的是生命，需要珍惜的是身体，其中最重要在于保护真精。肝精不能固守，眼睛就会昏眩而没有光彩；肺精不能交汇，就会肌肉消瘦；肾精不能固藏，就会使人神气减少；脾精不能充实，就会使人牙齿松动，头发脱落。如果不停地消耗真精，疾病就会相继产生，死亡也就难以避免了。"

【原文】

《神仙可惜歌》曰:"可惜许,可惜许,可惜元阳宫[1]无主。一点既随秾色枯,百神泣送精光去。三尸喜,七魄怒,血败气衰将何补?尺宅寸田属别人,玉炉丹灶阿谁处?劝世人,休恋色,恋色贪淫有何益?一神去后百神随,百神去尽人不知。几待说时说不得,临时出口泄天机。"

【注释】

[1]元阳宫:藏精之所。

【白话解】

《神仙可惜歌》说:"可惜啊,可惜啊,可惜藏精的肾宫没有主人管控。不多的一点真精因女色耗尽,身体各脏的神灵哀泣着为它送行。邪恶的三尸虫欢喜异常,正气的七魄愤怒慌张,气血的衰败拿什么补救?人死后尺寸宅田都归了别人,本来宝贵的可修炼内丹的身体归于何处?奉劝世人不要贪恋女色,恋色贪淫有什么好处?一分心神散去后各种精神都随之而去,精神去尽了人还不知道。几次想要说都没有说,这次临时脱口而出将天机泄露。"

【原文】

《孙真人铭》曰:怒甚偏伤气,思多太损神。神疲心易役,气弱病相萦。勿使悲欢极,当令饮食均。再三防夜醉,第一戒晨嗔。亥寝鸣云鼓[1],(注曰:扣齿三十六下。)晨兴漱玉津。(注曰:早时开眼,即以舌搅上下腭,待津生满口,汩汩咽下,直至丹田。)妖神难犯己,精气自全身。若要无诸病，常当节五辛。（注曰：不使咸酸苦辣甜五味偏伤一脏，致使生疾。）安神宜悦乐，（注曰：常令心上生欢喜。）惜气保和纯。（注曰：常使心气和平，绝躁妄焦烁生怒。）寿夭休论命，修行本在人。若能遵此理，平地可朝真。

【注释】

[1] 鸣云鼓：又作“鸣天鼓”。以两手掌心按两耳并抱脑后，然后将两手食指压在中指上，再用食指叩弹后脑部。

【白话解】

《孙真人铭》说：过度发怒会伤精气，思虑太多会损神。精神受损心就容易失去主宰，精气弱就会百病缠身。悲欢的情绪都不能太过，饮食也应适当。最紧要夜晚不要醉酒，早晨不能发怒。夜卧时做鸣天鼓功法，（注解：叩击牙齿三十六下。）早晨起来做漱玉津功法。（注解：早上一睁开眼，就让舌头在上下腭之间搅动，等到津液充满中口，就大口咽下，意念送至丹田。）这样妖邪之气不侵害，精气自然就得到了保全。要使自己不生病，平常应当节食五辛。（注解：不偏嗜咸、酸、苦、辣、甜五味中的任何一味以免损伤相应内脏，导致得病。）安神要愉悦快乐，（注解：让心里常生欢喜。）受惜元气应当保持平和纯粹（注解：平常让心气平和，减少烦躁焦妄，更不要发怒。）寿夭与否不要信命，能否长寿的关键取决于自己怎么养生。人如果能遵循养生之道，即使是常人也能成仙。

【原文】

《象山要语》曰：“精神不运则愚，血脉不运则病。”

【白话解】

《象山语要》说："精神不活动，人就会愚笨。血脉不运行，人就会生病。"

【原文】

又曰："志固为之帅，然至于气之专一，则亦能动志。故不但持其志，又戒之以无暴其气也。居处饮食，适节宣之宜；视听言动，严邪正之辩，皆无暴其气之功。"

【白话解】

又说："意志固然是气的统帅，但是气如果非常专一，反过去也会影响意志。所以不但要有坚定的意志，还要避免急躁生气。居住和饮食，宜适当而有节制；视听和言行，严格分辨正邪，这都有使人不急躁生气的功效。"

【原文】

"内无所累，外无所累，自然自在。才有一些他意，便沉重了。彻骨彻髓，见得超然于一身，自然轻清，自然灵大。"

【白话解】

"内心没有精神负累，在外没有俗务牵挂，就会自由自在。哪怕只有一些其他想法，就会变得沉重了。要从骨髓里超然旷达，人也就自然身轻气清，灵巧大度。"

【原文】

陆文达公有二歌，曰："听、听、听，劳我以生天理定。若还懒惰受饥寒，莫到穷来方怨命，虚空自有神明听。"又曰："听、听、听，衣食生身天付定，酒食贪多折人寿，经营太甚违天命。定、定、定。"

【白话解】

陆文达先生有两首歌，一首说："听吧，天理已经注定，人的一生都难免劳苦。若是由于懒惰导致饥寒交迫，就不要在穷困时抱怨命运不公，冥冥之中自有神灵，他能知晓人间的一切。"另一首说："听吧，今世的福气多少在生下来时上天已经注定，贪恋美酒佳肴只会折人寿，筹谋算计过多就有违天命。一切都是注定的啊，注定的！"

【原文】

"肾，水也，水生气，气即火矣。心，火也，火生液，液即水矣。水可以滋流百脉，火可以熏蒸四大。"

【白话解】

"肾主管水，水会挥发气，气就是火。心掌管火，火会烤出液体，液也就是水。水可以流注滋养百脉，火可以温煦身体。"

【原文】

《经》曰:“心牵于事,火动于中,有动于中,必摇其精。”

【白话解】

《经》说:“心牵挂的事太多,心火就会在体内扰动,心火在体内扰动,必然会使真精散失。”

【原文】

“天之助人为善也,至快至周,而略无毫发之或悭;天之报人之恶也,亦至信至密,而略无毫发之或漏。细考远计,自当见尔。”

【白话解】

“天在助人为善方面,最迅速又最周全,没有丝毫的吝啬。天在让坏人得报应方面,也是最确定最周密的,不会有丝毫的疏漏。仔细地审视,放长眼光来看,自然可以察觉到。”

【原文】

虚斋云:“食服常温,四体皆春;心气常顺,百病自遁。”至哉斯言!

【白话解】

虚斋说："经常饮食温热，衣着暖和，周身就都会像在春天一样舒适；心气常常顺畅，自然百病不侵。"这是至理名言。

【原文】

又曰："乐莫乐于日休，忧莫忧于多求。古之人虽疾雷破山而不震，虽货以万乘而不酬，惟胸中一点堂堂者以为张主。"

【白话解】

又说："没有比天天有闲情更快乐的事了，也没有比所求过多更令人忧愁的。古代的人，虽遇迅雷山崩也不会震惊，即使获许诺当帝王也不答谢，只是坚持心中一点光明正直的主张。"

【原文】

"劝君莫存半点私，若存半点私，终无人不知。劝君莫用半点术，若用半点术，终无人不识。"

【白话解】

"奉劝各位不要存有半点私心，如果有，终究还是会被别人知道。奉劝各位不要用半点计谋，如果有，终究也会被别人识破。"

【原文】

“祸莫大于纵己之欲，恶莫大于言人之非。人非贤莫交，物非义莫取，念非善莫行，事非善莫说。”

【白话解】

“没有比放纵自己的欲望所招致的灾祸更大了，也没比搬弄是非更不道德的事了。不贤良的人不要与他交往，不以正当方法得到的东西也不要乱取，不善良的想法不要去施行，不好的事情不要说。”

【原文】

“君子对青天而惧，闻雷霆而不惊；履平地而恐，涉风波而不惧。以责人之心责己则寡过，以恕己之心恕人则全交。”

【白话解】

“君子对晴天也会敬畏小心，听到雷霆则不会惊恐；走平地会小心谨慎，在风浪中渡河不会感到害怕。用要求别人的心来要求自己就不会有太多的过失，用宽恕自己的态度宽恕别人就能保全交情。”

【原文】

“凡人伤巧则可悔之事多，全拙则可悔之事少。”

【白话解】

“凡人心思太多则后悔的事就会很多，心宽笨拙些则追悔的事就少了。”

【原文】

“知止自能除妄想，安贫须要禁奢心。故云：良田千顷，日食二升；大厦千间，夜眠八尺。”

【白话解】

“知道适可而止就能减少妄想，安于贫苦就必须禁绝奢侈的想法。所以说：一个人即使拥有千顷良田，每日最多也只能吃二升食物；即使有豪宅千座，夜里睡觉也只能占据八尺之地。”

【原文】

“治生莫若节用，养生莫若寡欲。”

【白话解】

“经营生活最重要莫过于节约用度，调养摄生最要紧莫过于清心寡欲。”

【原文】

“戒酒后语，忌食时嗔，忍难忍事，顺不明人。口腹不节，致病之由；念虑不正，杀身之本。”

【白话解】

“切戒酒后乱说话，最忌吃食时发怒，要容忍难以忍受的事情，不抵触不明事理的人。饮食不节制是致病的原因，想法不端正是招致杀身的根本。”

【原文】

又曰：“世人之寿，悉可百岁。而以喜怒哀乐，汩没心源，爱恶嗜欲，戕伐性根，而又扬人之短，掩人之长，颠倒方寸，顷刻万变，神倦思劳，难全天和。如彼淡泉，汩以五味，欲其不害，其可得乎？”

【白话解】

又说：“世人的寿限，都可以达到一百岁。然而大多用喜怒衰乐等情绪淹没内心本原，用各种爱憎嗜欲伤害品性的根本，而且还宣扬别人的短处，掩盖他人的长处，颠倒是非，反复无常，终于神思劳倦而得不到应有的寿限。就像清淡的泉水，用五味混扰后，想要味道不受影响，这可能吗？”

【原文】

“造物劳我以生，逸我以老。少年不勤，是不知劳；老年奔驰，是不知逸。天命我逸而我自劳，可乎？”

【白话解】

“造物主让我们年轻时奔波劳苦，又让我们老年时安逸舒适。年轻人不勤快，是不懂得此时应当辛劳；老年人四处奔波，是不懂得此时理当享受安逸。应该享受安逸的时候却自讨劳苦，这怎么能行呢？”

【原文】

"旧缘渐断，新缘莫结，醴交势合，自致日疏，无事安闲，方可修道。"

【白话解】

"过去的缘分逐渐割断，新的缘分不要再去交结，靠酒食和权势而结交的朋友，自然会一天天疏远。安闲而且没有杂事干扰的时候，才可以修道。"

【原文】

又曰："口中言少，心头事少，肚中食少，自然睡少。依此四少，神仙可了。"

【白话解】

又说："口中说话少，心头事情少，肚中吃食少，自然睡觉少。依照这四种'少'去做，就可以做神仙了。"

【原文】

"心牵于事，火动于中，心火既动，真精必摇。故当死心以养气，息机以死心。"

【白话解】

“心中有所牵挂就会生火，火旺真精就会动摇。因此应当消除杂念以调养正气，停止思虑来保持心的平静。”

【原文】

又曰：“戒满意之食，省爽口之味。冬食不得太暖，夏食不得太凉。”

【白话解】

又说：“戒除喜欢的食物，减少爽口的味道。冬天饮食不要太热，夏季饮食不要太凉。”

【原文】

“气清则神畅，气浊则神昏，气乱则神劳，气衰则神去。故油尽灯灭，髓竭人亡；添油灯焰，补髓人强。”

【白话解】

“气息平和则精神爽朗，气息混浊则精神昏昧，气息逆乱则精神疲劳，气息衰弱精神也就会消亡。这就是像油尽了灯就熄灭，精髓耗竭人就死亡；而添加灯油火焰就燃起，补充精髓人就强壮。”

【原文】

“溺爱冶容，而作色荒，禅家谓之外感之欲。夜深枕上，思得艳丽，或成宵寐之感，禅家谓之内感之欲。二者之欲，绸缪染着，皆消耗元精。若能离之，则肾水自然滋生，可以上交于心。又若思索文字，忘其寐食，禅家谓之理障。经纶职业，不告劬勚，禅家谓之事障。二者之障，虽非人欲，亦损性灵。若能遣之，则心火不至上炎，可以下交于肾。故曰：尘不相缘，根无所偶，反流全一，六用不行。”

【白话解】

“喜欢妖媚的女人，因而沉迷于声色，佛教把这叫作外界带来的欲望。夜晚在床上，心中想念艳丽女色，有时导致夜梦，佛教把这叫作内心感应的欲望。这两种欲望在身体里绵延纠缠，都会消耗人的元精。如果能够远离，那么肾水自然就会滋生，也就可以向上与心火相交。又如因思考写作，导致废寝忘食，佛教把这叫作知识带来的障碍。织布耕地，不辞辛劳，佛教把这叫作事业带来的障碍。这两种障碍虽然与人的欲望无关，但也损害人的灵性。如果能排除这两者，那么心火就不至于向上炎炽，可以向下与肾水相交。因此说：不受外界事物影响，内心不留恋于事物，意识就能与常人反向地流动而保全专一，五官和意识的功用都可以闲置不用。”

【原文】

《洞神真经》曰：“养生以不损为延年之术，不损以有补为卫生之经。居安虑危，防未萌也。虽少年致损，气弱体枯，若晚年得悟，防患补益，血气有增，而神亦自足，可以延生。”

【白话解】

《洞神真经》说："养生以不过度损耗为延年的方法，不过度损耗还要适当补益，这是卫护生命的关键。居安思危，就可防患于未然。即使年轻时受了损害导致气弱身瘦，若晚年能够认识到这个问题，采取措施防止加重并进行补养，使气血增加，神气也充足，如此就可以延年益寿。"

【原文】

嵇叔夜云："服药求汗，或有勿获，愧情一焦，涣然流离，是皆情发于中，而形于外也。因知喜怒哀乐，宁不伤人？故心不挠者神不疲，神不疲则气不乱，气不乱则身泰寿延矣。"

【白话解】

嵇康说："通过服药来发汗，有的人不一定有效，但是人一旦羞愧焦急，汗水即会一下子满头都是，这都是因为情绪发于心中而表现在体外。因此可知喜、怒、哀、乐怎么会不伤人呢？所以心无扰动的人精神就不会疲乏，精神不疲乏气就不乱，气不乱则人就可以身体安康而长寿。"

【原文】

"宠辱不惊，肝木自宁；动静以敬，心火自定；饮食有节，脾土不泄；调息寡言，肺金自全；恬然无欲，肾水自足。此皆吾生药石，人当请事斯语。"

【白话解】

“遇到恩宠或侮辱都不受惊扰，属木的肝脏自然安宁；或动或静若都能够谦恭有礼，属火的心脏自然安定；饮食有规律，属土的脾胃就不会受伤；呼吸均匀少说话，属金的肺脏就能健全；淡泊而没有过多的欲望，属水的肾精自然可以保持充足。这都是我养生的法宝，人们应当像我说的这样去做。”

【原文】

“人若知得觉字，便知我大物小，物有尽，我无尽也。四大形骸，皆外物也。荣辱生死，物固有之，安能使我戚戚哉？”

【白话解】

“人如果懂得觉悟的含意，便会知道以我为大，以物为小，物总有用尽的时候，而我却是无尽的。地火水风四大物质和人的身体都是外物，荣辱生死是事物所固有的特性，怎么能使我悲凄忧愁呢？”

【原文】

“有蔽则昏，无蔽则明。耳之蔽声，目之蔽色，口鼻蔽于嗅味，四肢蔽于淫乐。一掬之力不胜，则群蔽交杂，去禽兽不远。人要优游自足，心无外想，嗒然坐忘。在身忘身，在事忘事，在家忘家，其受用无量。”

【白话解】

“有遮盖就会昏暗，没有遮盖就明亮。耳朵被声音麻痹，眼睛被五色麻痹，口鼻被气味麻痹，四肢被淫乐麻痹。挥手拂去遮弊的力气不够，各种扰乱身心的力量就会交杂在一起，这样与禽兽就没有多大差别了。人应当悠闲然满足，注重内心而不挂念外界事物，安然静坐物我两忘。在身体之中而忘却身体的存在，在做事当中忘记事情的存在，在家中安处不会想到家的存在，如此这般受用无穷。”

【原文】

“无视无听，抱神以静，形将自正。必静必清，无劳汝形，无摇汝精，可以长生。目无所见，耳无所闻，心无所知，汝神守形，形乃长存。”

【白话解】

“不看和不听外界的纷繁干扰，精神内守保持安静，形体自然健康。必须保持心中清净，也不要劳累自己的形体，不要耗费自己的真精，这样才可以长生。眼睛什么也不看，耳朵什么也不听，内心什么也不想，你的精神就能安守形体，形体就可以长久保存。”

【原文】

“慎内闭外，多知为败。靖节之乞食而咏，康节之微醺而歌，非有所得若是乎哉？病从口入，祸从口出，可不慎欤？人不自重，斯召侮矣，人不自强，斯召辱矣。自重自强，侮辱斯远。人能改过，则善日长而恶日消矣。人能安贫，则用长足而体长舒矣。祸福无不自求之者，后世有星数之说行，而反求诸天；有堪舆之说行，而尤之地矣，于人事独委焉。万起万灭之私，乱吾之心久矣，今当扫去，以全吾湛然之心。”

【白话解】

“慎于内心修养，紧闭门户不受外物侵扰，聪明过度反而逃不了颓败的命运。陶渊明说不为五斗米折腰而作辞赋咏叹，宋邵雍小醉后也放歌敞怀，若不是深谙这个道理，他们会这样吗？病从口入，祸从口出，能不谨慎吗？人不自重定然会招来别人侮辱，人不自强，也必然会遭受别人的轻慢。如能自强自重，就可避开侮辱。人如果能改掉自己的过错，善德就会日益增长，恶行就会日渐消失。人能够安于贫困，则能满足目前拥有的东西，身体也会感到舒服。祸福都是自己招惹的，后世有了星象术数之说，于是人们做事就喜欢问天；有了阴阳风水之说，于是人们失败了就怪罪土地，将人事的成败委托于它们。纷纷扰扰的杂念，扰乱人心已经很久了，现在应当扫尽它，以保全我们内心的澄澈清明。”

【原文】

“人能愈收敛则愈充拓，愈细密则愈广大，愈深厚则愈光明。万事不责于人，则无寒冰烈火之扰吾心。”

【白话解】

“人的内心越是收敛，境界就越能扩充；心思越是细密，胸怀就越广大，基础越是深厚，前景就越光明。万事不须求他人，就没有寒冰烈火那样的烦恼来侵扰我的内心。”

【原文】

“多言多败，多事多累，虚中无我，惟善是从。守约者心自空，知止者心自足。”

【白话解】

“多说话就容易出错，多琐事就多牵累，知道我本虚无而不固执，只遵循善的原则去做。保持淳朴的人心性淡泊，知道适可而止的人内心容易满足。”

【原文】

《七部要语》曰：“神静而心和，心和而形全；神躁则心荡，心荡则形伤。欲全其形，先在理神。故恬和养神以安于内，清虚栖心不诱于外也。”

【白话解】

《七部要语》说：“精神宁静才能心中平和，心中平和才能身体健康；精神躁动就会心思不定，心思不定就会损害身体。要想保全自己的形体，必须先要调理精神。所以恬静养神可使内心安宁，心中清静而不受外界的诱惑。”

【原文】

“七窍者，精神之户牖也。志气者，五脏之使役也。耳目诱于声色，鼻口悦于芳味，肌体之于安适，其情一也。则精神驰骛而不守，志气縻于趣舍，五脏滔荡而不安。嗜欲连绵于外，心气壅塞于内，蔓衍于荒淫之波，留连于是非之境，鲜有不败德伤生者矣。”

【白话解】

“七窍是精神的窗户。志气也是受五脏调节的。耳朵喜欢靡靡之音，眼睛喜欢诱人的色彩，鼻子喜欢馨香，嘴巴喜欢美食，这就如身体喜欢舒服安逸一样，都是人之常情。如果精神驰散于外而不内守，志气被这些低俗趣味牵绊，五脏就会像波涛一般汹涌不安。欲求不满，气血不通，终日浪荡，是非不断，少有不因此缺德短命的。”

【原文】

“人之禀受，性情具焉。性之所感者情也，情之所安者欲也。情出于性而情违性；欲由于情而欲害情。情之伤性，性之妨情，犹烟冰之于水火也。烟生于火而郁火，冰生于水而遏水。故烟没而火盛，冰泮而水通。性贞则情销，情炽则性灭。夫明者刳情以遗累，约欲以守贞。食足以充饥养气，衣足以盖形御寒。美丽之华，不为滑性；哀乐之感，不以乱神。处于止足之泉，立于无害之岸，此全性之道也。”

【白话解】

“人生下来就秉承着一定的本性和情感。本性被外物触动就产生了各种情感，而情感的落脚点就是欲望所在。情感来源于本性而又会妨害本性，欲望产生于情感又会伤害情感。情感伤害本性，本性又影响情感，就像烟和火、冰和水之间的关系。烟是火生出来的，又可以抑制火势的发展，冰由水结成而又遏制水的流动。所以烟少火就旺，冰消水才流畅。本性坚贞才能消除情感，情感炽烈则会迷失本性。明白的人弃情绝爱以抛开牵累，节制欲望以守持贞洁。吃饭只求充饥补养元气，穿衣只求能遮蔽身体御寒。不因美丽的外表动摇心性，不因悲哀或快乐的情感扰乱心神。处在知足的境地，立于没有祸患的处所，这就是保全天性的方法。”

【原文】

“海蚌未剖，则明珠不显；昆竹未断，则凤音不扬；情性未炼，则神明不发。譬诸金木，金性包水，木性藏火，故炼金则水出，钻木则火生。人能务学以钻炼其性，则才慧发矣。”

【白话解】

“海蚌剖开之前，明珠不会显露出来；昆仑山的优良竹子没有被截断制成乐器，就听不到动听的曲调。情性不加以修炼，神明就不能抒发。譬如五行中的金木，金的特性中包合液态，木的特性中藏匿着火，因而炼金必然会变成液态，钻木必定能生火。人若能努力学习以修炼自己的心性，那么就会生出智慧。”

【原文】

“身尝居善，则内无忧虑，外无畏惧，独立不惭影，独寝不愧衾，上可以接神明，下可以对蛮夷，德迥幽明，祯祥毕集。”

【白话解】

“生活中常常行善，心中就没有忧虑，对外界不会畏惧，独处时不会对着影子感觉惭愧，独自睡眠在被子里也不会内咎，对上可与神明相通，对下可与蛮夷相处，道德高远照亮幽暗，各种吉祥一起到来。”

【原文】

"形者，气之聚也，气虚则形羸；神者，精之成也，精虚则神悴。形者，人也，为万物之最灵；神者，生也，是天地之大德。最灵者，为万物之首；大德者，为天地之宗。万物以停育[1]为先，天地以清净是务。故当养其形以爱其神，敬其身以重其生。"

【注释】

[1] 停育：即"亭育"，养育、培育。

【白话解】

"形体是气的汇聚，气虚时形体就会羸弱；神由精所化生，精不足时就会精神憔悴。有了形体就有了人，人是万物中最有灵性的；神一旦化生就有了生命，生命是天地最大的恩德。人类最有灵性，所以是万物之首；神源于最大的恩德，所以是天地的根本。万物以培育繁衍为首要任务，天地以追求清净为宗旨。所以人应当保养形体而珍惜元神，敬护身体以珍视生命。"

【原文】

"理好憎之情，则爱勿近也；和喜怒之情，则怨不犯也。故喜怒乱气，嗜欲伤性。性相近也，习之以远。如水性欲清，泥沙污之；人性欲平，嗜欲害之。与性相害，不可两立。一起一废，不可俱兴。"

【白话解】

"处理好喜欢和厌恶的情感，则不会有溺爱；调节好喜怒的情绪，则不会有怨愤。因此说喜怒情感使气机逆乱，嗜好欲望会伤损本性。人的本性相近，后天的生活经历却能使人的性情相距甚远。这正如水本来清澈，却易被泥沙所污浊；人性本来平和，却易被嗜欲所伤害。嗜好欲望与性情相冲突，势不两立。某一方面太强则损害另一方面，是不可能同时兴盛的。”

【原文】

“夫生死之道，弘之在人。生死，常也，确乎在天，但禀以自然，则生死之道，无可而无不可也。或未生而已死，或已死而重生，或不可以生而生，或不可以死而死，或可以死而不死，或可以生而不生，或有生而不如无生，或惜死而所以致死。是以致死之地则生，致生之地则死，或为知而不可以死，或为时而不可以生。或云：劳我以生，生者好事也，不可恶其生。又云：休我以死，死者恶事也，不可好其死。凡人心，非不好其生，不能全其生；非不恶其死，不能远其死，哀哉！”

【白话解】

“生与死的道理靠人去体悟。生死，是自然的常规，由上天来确定，只要顺乎自然地对待，那么生或死其实没有什么所谓。有的还未出生就已经死了，有的死了又重获生命，或不该生而生的，不该死而死的，或该死而不死，该生而不生的，更有生而不如不生，或怕死而致死的。所以有已到了死的地步却又生下去，到生的地步却死了的，或已经知道不可死，或到时却不可以生。有人说：上天生我却让我劳碌辛苦，但生是好事，是不可以厌恶的。又说：上天让我死是一种休息，可死是讨厌的事，不能喜欢死。对于人来说，没有不喜欢生的，只是不能保全性命；没有不厌恶死的，只是不能远离死亡，真是悲哀啊！”

【原文】

“口舌者，祸福之宫，危亡之府；语言者，大命之属，刑祸之部也。言出患入，言失身亡。故圣人当言发而忧惧，常如临渊履冰。以大居小，以富若贫，处甚卑之谷，游大贱之渊。微为之本，寡为之根，惧为之宅，忧为之门。可不戒欤！”

【白话解】

“口舌是招惹祸福的器官，是导致危险或者灭亡的地方；语言担当着重大的使命，但又是导致刑罚祸乱的主要原因。说错话会引来祸患，过于失当会导致死亡。所以圣人说话前会感到忧惧，常常如履薄冰一样谨慎。身居高位要像低下的人一样，身处富贵要像贫穷的人一样，始终处于谦卑的地位，低级的处所。以卑微为本，以少说为根，以戒惧为依托，以忧患为门户。我们不应以此为戒吗？”

【原文】

“福者祸之先，利者害之源，治者乱之本，存者亡之根。故上德质而不文，不视不听，而抱其玄；无心无意，若未生焉；执守虚无，而生自然。原道德之意，揆天地之情，祸莫大于死，福莫大于生。是以有名之名，丧我之橐；无名之名，养我之宅；有货之货，丧我之贼；无货之货，养我之福。”

【白话解】

“祸患往往在福德后到来，追逐利益是遭受灾难的原因，混乱的本来面目是条理，死亡的最初样子是生存。所以具有上德的人质朴而不修饰，不看不听，却能通晓大道；不曾用心不曾着意，好像未出生的婴儿一样；执守虚静的境界，而生出平常心。追寻道德的本意，洞察天地的真情，祸没有比死更大的，福也没有比生更大的。所以有名位，是丧失本性的陷阱；没有名位，是我修养的宅舍；真实的财富，是迷惑我的贼子；无形的财富，是幸福的根本。”

【原文】

施坚吾曰：“存我之道，切在去机。机去身存，机住身死。无机胸中，纯白自处。”

【白话解】

施坚吾说：“保存自我的办法，关键在于去掉智巧的心计。心计去掉了就能够保存身体，心计太多就会死亡。胸中没有心计，就能淡泊自然地生活。”

【原文】

《景行录》曰：“以忠孝遗子孙者昌，以智术遗子孙者亡。以谦接物者强，以善自卫者良。”

【白话解】

《景行录》说：“将忠孝品德留给子孙的家族会昌盛，将智谋心术留给子孙的家族会衰亡。用谦恭的态度待人接物的人能强盛，用善心来守护自己的人是君子。”

【原文】

又曰:“知足常足,终身不辱;知止当止,终身不耻。”

【白话解】

又说:“知足常乐,终身都不会受到侮辱;该停止的时候就停止,终身便不会蒙受羞耻。”

【原文】

《荀子》曰:“自知者不怨人,知命者不怨天。怨人者穷,怨天者凶。”又曰:“荣辱之大分,安危利害之常体也。先义而后利者荣,先利而后义者辱。荣者常通,辱者常穷。通者常制人,穷者常制于人。”

【白话解】

《荀子》说:“有自知之明的人不会怨别人,知天命的人不会怨上天。怨人的人往往无路可走,怨天的人往往招致凶险。”又说:“荣辱的最大差别在于,在关系到安危利害的大事时行为有所不同。先行仁义而后得利益的能昌盛,先求利益而后才行仁义的人会遭羞辱。昌盛的人时常顺利,羞耻的人常常穷途末路。通达的人会经常制约别人,而穷途末路的人常受人制约。”

【原文】

古人云:“会做快活人,凡事莫生事;会做快活人,省事莫惹事;会做快活人,大事化小事;会做快活人,小事化无事。”

【白话解】

古人说："学会做个快活的人，凡事不要多生事端；学会做个快活的人，能少事就不要惹事；学会做个快活的人，大事尽量化小事；学会做个快活的人，小事化为无事。"

【原文】

又云："忍是心之宝，不忍身之殃。舌柔常在口，齿折只因刚。思量一忍字，真是快活方。片时不能忍，烦恼日月长。"

【白话解】

又说："忍耐是最为宝贵的心性，不会忍耐会令身体遭殃。舌头柔软所以能常在口中，牙齿断折只因为太过刚强。细想这个忍字，真是得到快活的好方法。只要有一时不能忍，烦恼就会无穷无尽。"

【原文】

又曰："木有所养，则根本固而枝叶茂，梁栋之材成。水有所养，则泉源壮而流派长，灌溉之利溥。人有所养，则心神安而识见达，修道之事成。"

【白话解】

又说："树木得到养护，就根本牢固、枝叶茂盛，能成为栋梁之材。水得到养护，则水源充满而流域长，可以灌溉土地。人得到养护，则心神安宁而见识通达，修道才可能成功。"

【原文】

《真诰》曰："镜以照面，智以照心。镜明则尘垢不染，智明则邪恶不生。"

【白话解】

《真诰》说："镜子可以照自己的面容，智慧可以照自己的心灵。镜子明亮，尘垢就不能污染它，智慧明净，那么邪恶就不会产生了。"

【原文】

《虚皇经》曰："财为患之本，聚财为聚业。财为爱欲根，能招一切罪，若以财非财，始可入道境。"

【白话解】

《虚皇经》说："钱财是产生祸患的本源，聚敛钱财其实是聚集业障。钱财是爱欲产生的根本，会招来一切罪恶。假如能漠视财宝，才可以进入大道的境界。"

【原文】

又曰："汝知见世因缘，则知宿世因缘；汝修见世因缘，则知来世因缘。一气无偏倚，所种还自生。植此荆棘根，如何望乔林？"

【白话解】

又说："你能知道现世的因缘，便能知道前世的因缘；你修现世的因缘，就能知道来世的因缘。自然之气是不偏不倚的，你所种的是什么，自然也就会生长什么。你栽种的是荆棘的根，又怎么能希望乔木成林呢？"

【原文】

又云："慈悲之力，最为广大，能化一切，能服一切。恶者无与争，暴者无与抗；所向无与敌，是为广大无边。"

【白话解】

又说："慈悲的力量是最广大的，它能化解一切，也能降服一切。对于恶人，不要去与他相争，对于凶暴的人，不要去跟他对抗；周围没有什么与你为敌，这才是真的厉害。"

【原文】

又曰："口无是非言，心无人我相，身不受染着，方契无为道。众生俱幻化，堕彼色相因。须知乐是苦，一念了无为。"

【白话解】

又说："口不搬弄是非，心不分你我，身不受外界的干扰，这样才符合清净无为的大道。芸芸众生都是幻象所化，堕入那形形色色的因缘中。等他们知道乐就是苦，一下子也就清净了。"

【原文】

《仙经》云:“专精养神,不为物杂谓之清;反神复气,安而不动谓之静。制念以定志,静身以安神,保气以存精。思虑兼忘,冥想内视,则身神并一。身神并一,则近真矣。”

【白话解】

《仙经》说:“专注于积蓄身体的精而化养神气,不被外物扰乱,这叫作清;精神内返,收敛气息,安定而不躁动,这叫作静。抑制杂念以安定心志,平静身体以安守元神,珍惜元气以保存真精。排除一切思虑,冥想内视,那么就能身神合一。身神合一,就能接近真谛了。”

【原文】

《延命禄》曰:“五谷充肌体而不能益寿,百药疗疾延年而不能甘口。充肌甘口者,俗人之所珍;苦口延年者,道士之所宝。”

【白话解】

《养性延命录》说:“五谷能充实肌体但不能延年益寿,各种药疗疾延年却不甘甜爽口。充饥和爽口的东西是平常人珍视的,而苦口能延年的东西是修道之士所看重的。”

【原文】

《禁忌篇》曰:“善摄生者,卧起有四时之早晚,兴居有至和之常制,筋骨有偃仰之方,闲邪有吞吐之术。流行营卫有补泻之法,节宣劳逸有予夺之要。忍怒以养阴气，抑喜以养阳气，然后先将草木以救亏缺，服金丹以定不穷。养性之道，尽于此矣。”

【白话解】

《禁忌篇》说：“善于养生的人，起卧在四季有早晚的不同，动静有非常和谐的规律，舒展筋骨有一定的方法，防止邪气有呼吸吐纳的方法。疏通营卫也有或补或泻的方法，收敛、宣通与劳逸也有相对平衡的手段。克制愤怒以调养阴气，抑制狂喜以调养阳气，然后先用草药来补救身体的亏缺，再用服金丹的方法来延年益寿。养生之道，都在这里了。”

【原文】

《列子》曰：“少不勤行，壮不竞时，长而安贫，老而寡欲，闲心劳形，养生之方也。”

【白话解】

《列子》说：“年少的时候不要太拼命，壮年不要与时间竞赛，到一定年岁就应安于贫穷，老了就应该清心寡欲，让内心清净，让身体适当劳作，这是养生的方法。”

【原文】

《太平御览》曰：“道者，气也，宝气则道长存；秘者，精也，宝精则神长生。精者，血脉之川流，守骨之灵神，精去则骨枯，骨枯则死矣。是以为道者务宝其精。”

【白话解】

《太平御览》说："大道之源就是气，珍视气，道就能长存；人应秘藏的是精，保养精气那么精神就能长存。精气，存在于川流不息的血液中，是守护筋骨的神灵，如果失去了精，血脉筋骨就会枯萎，人也就会死亡。所以修道的人必须保精。"

【原文】

《庄子》曰："圣人休休焉则平易矣，平易则恬淡矣。平易恬淡，则忧思不能入，邪气不能袭，故其德全而神不亏。"

【白话解】

《庄子》说："圣人胸怀宽阔而谦逊和蔼，谦逊和蔼则闲适淡泊。又谦逊和蔼又闲适淡泊，那么忧愁和思虑都不能扰乱他的心志，各种邪气也不能侵袭他的身体，所以德行完美而神气充足。"

【原文】

又曰："养志者忘形，养形者忘利，致道者忘心。"

【白话解】

又说："致力于保养精神时需要忽略形体，重视保养形体者需要忘记名利，致力修道的人应忘记心机。"

【原文】

《真诰》曰:“衰年体羸,多为风寒所乘,当深颐养,晏此无事。上味玄元,栖守绛津,体寂至道,心存内观,屏彼万累,荡濯他念,乃始近其门户耳。若忧累多端,人事未省,虽复憩灵空洞,存心淡泊,缠绵亦弗能达也。”

【白话解】

《真诰》说:“年老体弱的人,容易感染风寒,应当注意调养,才能平安无事。吃的最好是滋味清淡,保留口中津液,身体保持虚静的状态,精神意念内敛,抛弃人世的牵累,除去各种欲望,才可接近养生的门户。如果忧虑牵挂太多,对人间事务不能减少,即使身处山野,刻意让精神淡泊,但终归心思缠绵,不能达到养生的目的。”

【原文】

《玄关秘论》曰:“无心于事,则无事于心。故心静生慧,心动生昏。”

【白话解】

《玄关显秘论》说:“不留心于外事,自然心中无事。所以心静才能生智慧,心动就会导致昏聩。”

【原文】

《仙经》曰:“子欲长生,当由所生之门,游处得中,进退得所,动静以法,去留以度,可以延命而愈疾矣。”

【白话解】

《仙经》说："你如果想长生，应当遵循长生的方法，然后仔细揣摩，认真施行，行走坐卧都合乎法度，如此就可以治愈疾病而延长性命了。"

【原文】

《本草总篇》曰："摄生之道，莫若守中，守中则无过与不及之害。《经》曰：春秋冬夏，四时阴阳，生病起于过用。盖不适其性而强，云为逐强，处即病生。五脏受气，盖有常分，用之过耗，是以病生。善养生者，既无过耗之弊，又能保守真元，何患乎外邪所中也？故善服药不若善保养，不善保养不若善服药。世有不善保养又不善服药，仓卒病生，而归咎于神天。噫，是亦未尝思也，可不谨欤！"

【白话解】

《本草总篇》说："养生的办法，没有比遵守中道更好的了，遵守中道就能避免太过与不及的危害。《黄帝内经》说：春夏秋冬，四季阴阳变化消长，生病都因为过度消耗。如果不考虑自己的身体条件而勉强去做事，就叫勉强行事，这样必然会生病。五脏禀受的气血都有一定的量，如果过分消耗，疾病就会发生。善于养生的人，既没有过分消耗的弊端，又能保守元气，那还用担心外邪侵袭吗？所以说善于服药还不如善于保养，但对不善于保养的人，善于服药也是可以的。世上有不善保养，也不善于服药的人，一旦生病就抱怨老天。唉，这都是因为不曾思考的原因，不能不谨慎啊！"

【原文】

又曰:“未闻道者,放逸其心,逆于生乐,以精神徇知巧,以忧畏徇得失,以劳苦徇礼节,以身命徇利财。四徇不置,心为之病矣。极力劳形,躁暴气逆,当风纵酒,食嗜辛咸,肝为之病矣。饮食生冷,温凉失度,久坐久卧,大饱大饥,脾为之病矣。呼叫过常,辩争陪答,冒犯寒暄,恣食咸苦,肺为之病矣。久坐湿地,强力入水,纵欲劳形,三田漏溢,肾为之病矣。五病既作,故未老而羸,未羸而病,病至则重,重则必毙。呜呼!是皆弗思而自取之也。卫生之士,须谨此五者,可致终身无苦。《经》曰:不治已病治未病。正为此矣。”

【白话解】

又说:“不懂得养生之道的,只求内心舒服,违背生活的正常规律来取乐,用有限的精力去追求智慧和技巧,用忧虑和畏惧的心理来对待得失,不惜劳苦去遵从繁复的礼节,用生命去追逐利益和财富,这四种态度不放弃,心自然就会生病。透支精力劳累自己的形体,脾气暴躁导致气机逆乱,又冒着风寒纵情地喝酒,贪食刺激的食物,这些都使肝脏生病。喜吃生冷,温凉失度,一直坐或一直躺着,时大饱大饥,这样脾胃就会生病。经常大呼小叫,跟人争辩对答,或者受寒受热,随意食用咸味苦味,这样肺就会生病。长时间坐在潮湿的地上,强行入水,放纵情欲,劳累形体,上中下三个丹田的精气都漏出或溢出了,肾脏因此也会生病的。五脏既已不再健康,人也就未老先衰,即使不虚弱,病至则重,重则必然会死了。唉,这都是因为不加思考而自取恶果。养生的人,必须警惕以上五个方面,才能够终身没有苦难。《黄帝内经》说:不治已病而只治未病,正是因为这个道理。”

【原文】

《吕氏春秋》曰:“凡生之长也,顺之也;使生不顺者,欲也。故圣人必先适欲。适,节也。室大则多阴,台高则多阳,多阴则蹶,多阳则痿。蹶者,逆寒疾也;痿躄不能行。此阴阳不适之患也。是故先王不处大室,不为高台,味不众珍,春不辉热。热则理塞,脉则闭结,理塞则气不达。味众珍则胃充,胃充则中大懑,中大懑则气不达。以此求长生,其可得乎?”

【白话解】

《吕氏春秋》说:“凡是想让生命正常成长,应该顺应养生规律的;而使成长不顺利的,则是欲念。所以圣人必须先适当控制欲。适当就是节制的意思。居室太大阴气就重,楼台建得太高阳气就重,阴气重会得厥证,阳气重则易得痿证。厥证,是一种四肢寒冷的病;痿证则不能行走。这都是阴阳不适度造成的。因此,古代的帝王并不居住在宽大的屋中,不修筑高台,也不吃太多的美味珍品,要注意春天不过于温热。热则腠理闭塞,脉也会闭结,腠理闭塞则气血就不能通达。美味若是吃太多就会胃满,胸腹也会十分胀闷,气也不能通达。如果像这样还想求长生,如何能够呢?”

【原文】

《三因极一方》曰:“夫人禀天地阴阳而生者,盖天有六气,人有三阴三阳而上奉之;地有五行,人有五脏五腑而下应之。于是资生皮肉、筋骨、精髓、血脉、四肢、九窍、毛发、齿牙、唇舌,总而成体。外则气血循环,流注经络,喜伤六淫。内则精神魂魄志意思,喜伤七情。六淫者,寒、暑、燥、湿、风、热是也。七情者,喜、怒、忧、思、悲、恐、惊是也。若持获得宜,怡然安泰。役冒非理,百疴生焉。”

【白话解】

《三因极一病证方论》说:“人是秉承天地间的阴阳之气而生的,天有六气,人有三阴三阳而与之相应;地有五行,人也有五脏五腑与之相应。于是生出皮肉、筋骨、精髓、血脉、四肢、九窍、毛发、牙齿、唇舌,并聚在一起成为形体。气血循环、经络流注,都容易被外界的六淫所伤。精神、魂魄和思想,却都容易被体内的七情所伤。六淫,就是指外界的寒、暑、燥、湿、风、热等。七情,则是指人的喜、怒、忧、思、悲、恐、惊等。如果能应对六淫、七情得当,自然就怡然安康。如果违背养生原理被六淫、七情侵犯袭,就会百病丛生。”

【原文】

崔公《入药镜》曰:“物之最灵,惟其人也。身者,乃神化之本。精于人也,若水浮航;气于人也,如风扬尘;神于人也,似野马[1]聚空。水涸则航止,风息则尘静,野马散而大空长有。精能固物,气能盛物,精气神三者,心可不动。其变化也,外忘其形,内养其神,是谓登真之路。嗜欲纵乎心,孰能久去?哀乐伤乎志,孰能久忘?思虑役乎神,孰能久无?利禄劳乎身,孰能久舍?五味败乎精,孰能久节?酒醴乱乎情,孰能久绝?食佳肴,饮旨酒,顾以姝丽,听以淫声,虽精气强而反祸于身,耳目快而致乱于神。有百端之败道,以一介而希真,安有养身之验耳。夫学道者,外则意不逐物而移,内则意不随心而乱,湛然保于虚寂,造乎清净之域矣。”

【注释】

[1] 野马:出自《庄子·逍遥游》“野马也,尘埃也,生物之以息相吹”,形容空气中弥漫的水汽,或聚或散,恍若奔马。

【白话解】

崔公《入药镜》说："万物之中最有灵性的是人。人的身体是神产生的根本。精对于人来说，就像水载船行；气对于人来讲，就像风吹起尘埃；神对于人来说，则像是聚集在空中的水汽。水干涸了航船就会停止，风停息了尘埃就会落定，水汽散了晴朗的天空就会长有。精能使物坚固，气能使物充盛，精气神三者都具备了，心就不会躁动。心的变化，在于忘记外在的形体，调养内在的精神，这就是登上真正大道境界之路。嗜欲在身体里泛滥，谁能坚持摒弃？哀乐等情感损害了人的意志，谁能坚持不受情感影响？思虑使人的精神劳乏，但是谁能一直没有思虑呢？名利使人的身体劳困，但是谁能一直舍弃名利呢？五味损伤人的精血，谁又能坚持加以节制呢？美酒使人意乱情迷，谁又能一直拒绝呢？吃佳肴，喝美酒，看美女，听靡靡之音，即使精气强盛，也会祸及自己的身体，耳目虽然得到了享受，精神却萎靡昏乱。生活中含有多种导致养生失败的原因，一点不慎就减少了真元，又怎么能得到成功的体验呢。所以学道的人，意志不能随着外界环境的改变而改变，也不会因心情的影响而迷乱，使身心处于虚静的状态，如此就可以到达清静的境界。"

【原文】

上元夫人谓汉武帝曰："汝好道乎？勤而不获，实有由也。汝胎性暴，胎性淫，胎性奢，胎性酷，胎性贼。暴则使气奔而攻神，是故神扰而气竭。淫则使精漏而魂疲，是故精竭而魂消。奢则使真离而魄秽，是故命逝而灵失。酷则使丧仁而自攻，是故失仁而眼乱。贼则使心斗而口干，是故内战而外绝。此五事，皆是截身之刀锯，刳命之斧斤矣。虽复志好长生，不能遣兹五难，亦何为损性而自劳乎？"

【白话解】

上元夫人对汉武帝说:"你喜欢修道吗？虽然勤勉却没有成效，其实是有原因的。你本性暴躁、淫乱、奢侈、残酷、奸诈。暴躁使气乱而侵犯神，神被扰动了气就会衰竭。淫乱会使精泄而导致疲乏，而精血枯竭了魂也就会消散；奢侈则会使真元离散，生命逝去，灵性消失。残酷会使仁义丧失而削弱自己的力量，所以失去仁心而两目昏花；奸诈会使心气攻冲而嘴巴干燥，所以五脏不安，形体枯竭。这五点都是杀身的刀锯，夺命的斧头。即使你一次又一次地求长生，但若不能排除这五难，又何必浪费精力去自讨苦吃？"

【原文】

《文中子》曰:"静漠恬淡，所以养生也；和愉虚无，所以据德也。外不乱内，即性得其宜；静不动和，即德安其位。养生以经世，抱德以终年，可谓能体道矣。"

【白话解】

《文中子》说:"清静恬淡是养生之道，和悦谦虚是修德的方法。心不为外物扰乱，那么心性就会平和；动静谐调，那么品德就会中正。一辈子坚持养生修德，这可以说是躬行正道了。"

【原文】

又曰:"能尊生，虽富贵不以养伤身，虽贫贱不以利累形。"

【白话解】

又说："能够养生的人，即使富贵也不会过度颐养而造成伤害，即使贫贱也不会因谋求财物而劳累身体。"

【原文】

《三茅君诀》曰："神养于气，气会于神，神气不散，是谓修真。"

【白话解】

《三茅君诀》说："神依赖气的濡养，气则依赖于神的调控，神气不离散，这才是修真。"

【原文】

《元始经》曰："喜怒损性，哀乐伤神，性损则害生，故养性以全气，保神以安身。气全体平，心安神逸。"此全生之诀也。

【白话解】

《元始经》说："喜怒过度损伤性情，哀乐过度损伤精神，性情受损则对养生不利，所以要怡养性情以使元气充沛，保养精神使身体安宁。元气充足身体就平安，心念安然精神就松逸。"这就是养生延年的诀窍。

【原文】

达磨《胎息经》曰："元壮既立，犹瓜有蒂，暗注母气。母呼即呼，母吸即吸，绵绵十月，气足形圆。心是气之主，气是形之根，形是气之宅，神是形之真。神用气养，气因神住，神行则气行，神住则气住。"此经要妙之义也。

【白话解】

达摩《胎息经》说："生命的气息已经确立，就像瓜有了瓜蒂，母亲通过瓜蒂传输营养物质。胎儿随着母亲的呼吸而呼吸，经过漫长的十个月，胎儿气息充足，形体已成。心是气的主宰，气是形的根本。形体是气的处所，神是形体的真正主宰。神需要气来濡养，气受神的调控才能聚而不散，神饱满则气机通畅，神不足则气机阻滞。"这是经中的奥妙。

【原文】

《群仙诸玉》曰："炼精者，炼元精，非淫佚所感之精；炼气者，炼元气，非口鼻呼吸之气；炼神者，炼元神，非心意念虑之神。故此神气精者，与天地同其根，与万物同其体，得之则生，失之则死。以阳火炼之，则化成阳气；以阴符养之，则化成阴精。故曰见之不可用，用之不可见。"

【白话解】

《群仙诸玉》说："炼精的人，炼的是内在精气，这并不是指被情欲所触动的精液；炼气的人，炼的是内在元气，不是指口鼻呼吸的气；炼神的人，炼内在的元神，而不是意念思虑的神志。这些内在的元神、元气、元精，是与天地同源的，与万物一体的，能保有它们就能长生，失去它们就会灭亡。用阳火来修炼，就会转化成阳气；用阴符来养育，就会转化成阴精。所以说：能见到的东西不能被身体利用，能被身体利用的是那些见不到的元精、元气、元神。”

【原文】

《养生论》曰：“大凡养生，先调元气。身有四气，人多不明，四气之中，各主生死。一曰乾元之气，化为精，精反为气。精者连于神，精益则神明，精固则神畅，神畅则生健。若精散则人疲，精竭则神去，神去则死。二曰坤元之气，化为血，血复为气。气血者通于内，血壮则体丰，血固则颜盛，颜盛则生全。若血衰则发变，血败则胸空，胸空则死。三曰庶气，庶气者一元交气，气化为津，津复为气。气连于生，生托于气。阴阳动息，滋润形骸，气通则生，气乏则死。四曰众气，众气者，谷气也。谷济于生，终误于命。食谷气虽生，蕴谷气还死。精能附血，气能附生，当使循环，即身永固。乾元之阳，阳居阴位，脐下气海是也。坤元之阴，阴居阳位，胸中血海是也。生者属阳，阳贯五脏，喘息之气是也。死者属阴，阴纳五味，秽恶之气是也。气海之气，以壮精神，以填骨髓。血海之气，以补肌肤，以流血脉。喘息之气，以通六腑，以扶四肢。秽恶之气，以乱身神，以腐五脏。”

【白话解】

《养生论》说：“大凡养生，首先要调理元气。人的体内有四种气，人们大多不了解。四气之中每一气都各主长生或夭亡。其中之一叫乾元之气，化生为精，精又生气。精与神是相通的，精若充足，神就爽朗和畅，身体也会很健康。如果精涣散了人就会觉得疲倦，精枯竭了神就会消失，也就会死亡。其中之二叫坤元之气，化生为血，血又转化成气。气血在体内是相通的，血盛则形体丰满，容光焕发，生命也就得到保全。如果血不足了发质就会有改变，心中虚空，气血不足，甚至引起死亡。其中之三叫庶气，即气转化为津液，津液又化生为气。气与人的生命密切相关，生命依托于气的运行。阴阳两种气动静相互为制，滋润着人的形体，气通畅就生，气匮乏就死。其中之四叫众气，众气也就是谷气。五谷补益生命，如果不适当，最终又会损害人的生命。吃谷气虽然能生，但谷气滞积得太多也会置人于死地。精能化生血液，气能维持生命，应当使精气血得到循环，生命就能永存。人的元阳是居于阴位的，脐下的气海就是。坤元的阴则居于阳位，就是胸中血海。充满生机的一切都属于阳，阳贯通于五脏，就是人呼吸时的气。死气沉沉的一切都属于阴，阴也会被五脏纳入，秽恶的气就是。气海的气是用来壮实精神、填充骨髓的。血海里的气，是用来补养肌肤、促进血液流动的。呼吸的气，是用来通畅六腑、扶助四肢的。秽恶的气，则会使身体紊乱，五脏败坏。”

【原文】

《存神论》曰：“物理所不可逃者四：曰生，曰心，曰性，曰情。有生必有心，有心必有性，有性必有情。性则定静，情则感通，感通之际，二气必交。交于外，则龙虎飞走，铅汞漏失。交于中，则龙虎相随，铅汞内结，气所生也。故来入身谓之生，所以通生谓之道。至人以道制情，氤氲之际，能住玄胎；恍惚之中，能擒物象。所以有道合一，神形俱妙之功也。”

【白话解】

《存神论》说：“事物无不具备的属性有四点：生命、心智、本性、情感。有生命必有心智，有心智必有本性，有本性必有情感。本性要安定宁静，情感则去感受和沟通。感受和沟通时，阴阳两性就会相交。如果是男女相交，那么体内的真元就白白散失，真阴真阳走漏于外。如果是体内的阴阳相交，真元就相伴随，真阴真阳结聚，然后化气为精气。所以让阴阳二气在体内交汇是称为生命之道，通晓这种练气的方法则是真正的修道。修炼到一定境界的人能用大道来节制情欲，在阴阳二气缠绵时打下内丹的根基；在恍惚不清的冥想中呈现内丹的形象。这样与大道合为一体，精神与形体都达到精妙的境地。”

【原文】

《元道真经》曰：“生可冀也，死可畏也。草本根生，去土则死；鱼鳖沉生，去水则死；人以形生，去气则死。故圣人知气之所在，以为身宝。”

【白话解】

《元道真经》说：“生是每个人都期望的事情，死是十分恐惧的。草木是由根生长的，去掉泥土便会死亡；鱼鳖在水底下才能生存，没有水就会死掉；人是凭借形体才存在，没有气便会死亡。所以圣人知道气的存在，并认为气是身体的宝物。”

【原文】

《庄子养生篇》曰：“吾生也有涯，（向秀曰：生之所禀，各有涯也。）而智也无涯。（嵇康曰：夫不虑而欲，性之动也。识而发感，智之用也。性动者，遇物而当，足则无余。智从感而求，倦而不已。故世之所患，常在于智用，不在性动也。）以有涯随无涯，殆已。（郭象曰：以有限之性，寻无穷之智，安得而不困哉？）已而为智者，殆而已矣。”（向秀曰：已困于智矣，又为智攻之者又殆矣。）

【白话解】

《庄子养生篇》说："生命是有限的，（向秀说：每个人生来的禀赋，各有限度。）而知识是无限的。（嵇康说：不用想就会产生欲望，这是本性的流露。从所见所闻中有所感悟，这是智虑的作用。从本性出发，遇到喜欢的事物就会去追求，满足了就没有欲望了。而智虑则每有感想就发生，即使身疲力倦也不停止。所以这世上最大的害处在于过用智虑，而不在于本性的流露。）用有限的生命去追求无限的知识，这就只能劳形伤神。（郭象说：用有限的天命，去追逐无穷的知识，怎么会不被困扰呢？）知道这样却还是去追求，那就很危险了。"（向秀说：已经处于求知的误区，又妄想用知识自救，就更疲惫不堪了。）

【原文】

《庄子》又曰："达生之情者，不务生之所无以为。（向秀曰：生之所无以为者，性表之事也。张湛曰：生理自全，为分外所为，此是以有涯随无涯也。）达命之情者，不务智之所无奈何！"（向秀曰：命尽而死者是。张湛曰：乘生顺之理，穷所禀分，岂智所知。）

【白话解】

《庄子》又说："懂得养生道理的人，不追求那些不必要的东西。（向秀说：人生中那些不必要的，都是本性所追求以外的东西。张湛说：生活所需已经齐备了，还有本分之外的其他奢求，这就是以有涯随无涯。）懂得生命真相的人，不去追求那些用知识做不到的事情。"（向秀说：说的是寿命尽就死去这样的事情。张湛说：生命顺着生、老、病、死的规律，达到所禀受的长度，这岂是光用智慧所能通晓的。）

【原文】

《西山记》曰:"人之真气大运随天,元气小运随日。子肾,午心,卯肝,酉肺。故坐子午,取水火交也。"

【白话解】

《西山记》说:"人的真气的大的周期是随着天道变化的,元气的小周期则是随一日而变化的。子时与肾水相应,午时与心火相应,卯时与肝木相应,酉时与肺金相应。所以在子、午两个时辰打坐,是为了使水火相交。"

【原文】

又曰:"一体之盈虚消息,皆通于天地,应于万类。(张湛曰:人与阴阳通气。)和之于始,和之于终,静神灭想,生之道也。"(始终和,则神志不散。)

【白话解】

又说:"人体内真气充盈或虚实的变化,都与天地相通,与万物相应和。(张湛说:人与天地阴阳同一气。)出生于阴阳和合,死亡于阴阳和合,安神静气,思虑尽抛,这是养生的方法。"(始终和合,那么神志不会离散。)

【原文】

《妙真经》曰:"人常失道,非道失人;人常去生,非生去人。故养生者,慎勿失道,为道者,慎勿失生。使道与生相守,生与道相保。"

【白话解】

《妙真经》说："是人常违背大道，并非大道欺骗人；是人常常抛弃生机，而不是生命远离人。所以养生的人，千万不要违背养生之道，遵从养生之道的人，千万不要失去了生机。应使大道与生命相随，则生命能与大道一样永存。"

【原文】

《黄老经玄禾[1]》曰："天道施化，与万物无穷；人道施化，形神消亡。转神施精，精竭形衰。形本生精，精生于神。不以精施，故能与天合德；不与神化，故能与道同式。"

【注释】

[1] 黄老经玄禾：南朝陶弘景《养性延命录》中作《黄老经玄示》，较合理。译文按此，下同。

【白话解】

《黄老经玄示》说："天善于施予，广泛施予无穷万物。人若是一味施予，身体和精神都会消亡。过度的精神运转和消耗精气，不久就会精气竭尽而衰老。人的身体生于精气，精气则取决于元神的主宰。不轻易泄精，就能与天一样自保；不随着元神而化散，就能与大道一样长存。"

【原文】

《指归》曰："游心于虚静，结志于微妙，委虑于无欲，归指于无为，故能达生延命，与道为久。或疑者云：始同起于无外，终受气于阴阳，载形魄于天地，资生长于食息，而有愚有智，有强有弱，有寿有夭，天耶？人耶？解者曰：夫形生愚智，天也；强弱寿夭，人也。”

【白话解】

《指归》说：“使身心处于虚静的状态，将意念聚在微妙的境地，抛却思虑而转向无欲，将生命的终极目标归于无为，这样就能延长寿命，与道同存。有人质疑说：人都有相同的来源，产生于虚无之外，都因禀受了阴阳之气，具备了形体和魂魄立足在天地之间，都靠饮食和呼吸来生长，但有的愚钝有的聪明，有的强壮有的瘦弱，有的长寿有的早夭，是天命？还是人为？回答说：人的愚钝与聪明，是天命；强弱与寿夭，却在人为。”

【原文】

《河图帝视萌》曰：“侮天地者凶，顺天时者吉。春夏乐山高处，秋冬居卑深藏。吉利多福，寿考无穷。”

【白话解】

《河图帝视萌》说：“轻视天地的人有凶灾，顺应天时的人则吉祥。春夏应该多去登高游乐，秋冬则应深居简出，这样就会吉祥多福，寿命无穷。”

【原文】

《雒书宝予命》曰：“古人治病之方，和以醴泉，润以元气，药不辛不苦，甘甜多味，常能服之，津流五脏，系之在肺，终身无患。”

【白话解】

《雒书宝予命》说："古人治病的方药，往往用甘甜的泉水来调和，用元气来滋润，使药不辛辣不苦涩，甘甜而且味道很好，能够常常服用，致使津液充沛，在肺的调控下五脏也得到滋养，因此终身都不会生病。"

【原文】

《传》曰："杂食者，百病妖邪所钟。所食愈少心愈开，年愈益；所食愈多心愈塞，年愈损焉。"

【白话解】

《传》说："病邪钟爱那些吃东西繁杂的人。吃得愈少，心越开阔，也更益于长寿；吃得越多，心越闭塞，寿命越短。"

【原文】

《真人大计》曰："奢懒者寿，悭靳者夭，放散劬劳之异也。田夫寿，膏粱夭，嗜欲多少之验也。处士少疾，游子多患，事务繁简之殊也。故俗人竞利，道士罕营。"

【白话解】

《真人大计》说："任性懒散的人长寿，吝啬刻薄的人短命，这是闲适与劳累带来的不同。农夫高寿，富贵人早夭，这是嗜欲强弱影响寿命的明验。隐居之士少疾患，在外当官的人多病，这是因为事务繁简不同啊。所以世俗之人都追逐财利，有道之士则很少谋求这些。"

【原文】

彭祖曰："道不在烦，但能不思衣，不思食，不思声色，不思胜负，不思得失，不思荣辱，心不劳，形不极，常导引纳息，但尔可得千岁。欲长生无限者，当服上药。"

【白话解】

彭祖说："修道不在于烦琐的规矩，只要能不计较衣食，不贪恋声色，不计较胜负得失，不在意荣辱，心不劳倦，形体也不疲乏，常常调节呼吸，人就可活千岁。还想进一步长生的话，就要服用补益的丹药。"

【原文】

仲长统曰："荡六情者，有心而不以之思，有口而不以之言，有体而不以之安。安之而能迁，乐之而不爱，以之图之，不知日之益也，不知物之易也。"

【白话解】

仲长统说："能涤荡六情的人，有心却不用来过多思虑，有口却让它多说话，有形体却不让其过分安适。安于现状又能接受变化，喜欢却不过分钟爱，如此来养生，不知不觉地，变化就会发生。"

【原文】

“远思强健，伤人；忧恚悲哀，伤人；喜乐过差，伤人；忿怒不解，伤人；汲汲所愿，伤人；戚戚所患，伤人；寒暖失节，伤人；阴阳不交，伤人，凡交须依导引诸术。若能避众伤人事，而复晓阴阳之术，则是不死之道。大乐气飞扬，大愁气不通。用精令人气力乏，多睡令人目盲，多唾令人心烦，贪美食令人泄痢。俗人但知贪于五味，不知有元气可饮。圣人知五味之毒焉，故不贪；知元气可服，故闭口不言，精气息应也。唾不咽，则气海不润，气海不润，则津液乏。是以服元气，饮醴泉，乃延年之本也。”

【白话解】

“思虑太过不利于身体；忧愤悲哀不利于身体；喜乐过度不利于身体；愤怒不解不利于身体；迫切地追求以及患得患失均不利于身体；冷暖不当不利于身体；男女缺乏房事不利于身体，但交合也要遵循房中保健方法。如果能够避免各种伤身的事情，而又通晓阴阳调和的方法，就可以长寿。过度的欢乐会使神气浮散，过度的忧愁则会使气滞不通。耗散真精会使人乏力，贪睡使人目光暗淡，多吐唾液使人心烦，贪吃美味的食物会使人患泄痢。一般人只知道贪食美味，却不知道还有元气可以吞纳。圣人知道五味的偏性，所以不贪食；知道元气可以服用，因此常闭口以存气，这样就会使精气滋生。唾液不吞下去，气海就得不到滋润，气海不滋润津液就减少了。这就是保存元气、咽津液，是延年之本的原因。”

【原文】

《明医论》云：“疾之所起，自生五劳；五劳既用，二脏先损；心肾受邪，腑脏俱病。五劳者，一曰志劳，二曰思劳，三曰心劳，四曰忧劳，五曰疲劳。五劳则生六极，一曰气极，二曰血极，三曰筋极，四曰骨极，五曰精极，六曰髓极。六极即为七伤，七伤变为七痛。七痛为病，令人邪气多，正气少，忽忽喜怒，悲伤不乐，饮食不生肌肤，颜色无泽，发白枯槁。甚者令人得大风，偏枯筋缩，四时拘急挛缩，百关隔塞，羸瘦短气，腰脚疼痛。此由早娶，用精过差，血气不足，极劳之所致也。”

【白话解】

《明医论》说：“疾病的产生，都因为五劳；五劳的发生，会使心肾二脏首先受到损伤；心肾受邪气侵犯，各个脏腑都会生病。五劳，一叫志劳，二叫思劳，三叫心劳，四叫忧劳，五叫疲劳。五劳又会生成六极，一叫气极，二叫血极，三叫筋极，四叫骨极，五叫精极，六叫髓极。六极即是七伤，七伤又会变出七痛。七痛发作，会使人邪气多，正气少，忽喜忽怒，悲伤不乐，饮食不能滋养肌肤，颜面没有光泽，毛发苍白枯槁。严重的会令人得风病，导致偏瘫筋缩，拘急痉挛，气机闭塞，瘦弱气短，腰脚疼痛等症。这都是过早的婚嫁，以致耗精过度，血气不足，极度的劳伤所导致的。”

【原文】

“忧畏者，生死之门，礼教之主，存亡之由，祸福之本，吉凶之元也。”

【白话解】

“忧虑和敬畏，是生死的门户，是礼教存在的基础，是决定存亡的原因，是祸福产生的根本，是吉凶的根源。”

【原文】

“养性者，失其忧畏，则心乱而不治，形躁而不安，神散而气越，志荡而意昏。应生者死，应存者亡，应成者败，应吉者凶。其忧畏者，其犹水火不可暂忘也。”

【白话解】

“修炼的人，如果不注意忧虑和敬畏，就会心乱不安，身体躁动不宁，神气离散，意志昏聩。本应活着的人会死亡，应能存留的精气会散失，本应修炼成功的人会失败，本应吉祥的反而会遇到凶祸。忧和敬畏，就像水火一样不能有片刻遗忘。”

【原文】

“太上畏道，其次畏物，其次畏人，其次畏身。故忧于身者，不拘于人；畏于己者，不制于彼。慎于小者，不惧于大；戒于近者，不悔于远。”

【白话解】

“最应该敬畏的是道，其次是敬畏万物，其次敬畏人，再次敬畏身体。所以忧虑身体的人，就会注意而不被人欲所束缚；敬畏自己的人，不会被他人控制。谨小慎微的人，遇到大事也不会惧怕；对当前有所防备的人，在未来也不会感到后悔。”

【原文】

《九仙君论》曰："形神相托，神形相成。口受外味以亡识，身受内役以丧精。神离形以散败，形离神以去生。殊不知皮肉相应，筋骨乃成。肝合筋，其外爪；心合脉，其外色；脾合肉，其外唇；肺合皮，其外毛；肾合骨，其外发。故外无五伤，以败五体。"

【白话解】

《九仙君论》说："形体与精神互相依存，互相辅助。口尝外来五味太过就会丧失味觉，身体受内在情欲支配就会丧失真精。神离开形体就会消散，形体离开神就会失去生机。殊不知皮肉、筋骨也是这样，彼此相应，组合成形。肝与筋相合，肝的精华在外表现在指甲上；心与脉相合，心的精华在外表现在面色上；脾与肉相合，脾的精华在外表现在唇上；肺与皮毛相合，肺的精华在外表现在毛发上；肾与骨相合，肾的精华在外表现在头发上。所以说，不要受外界的五种病邪所伤，以免败坏五脏。"

【原文】

《胎脏论》曰："先除欲以养精，后禁食以存命。是知食胎气，饮灵元，为不死之道，返童还年。"

【白话解】

《胎脏论》说："先除去欲望以保养真精，然后节制食物以保存生命。由此可以知道，像胎儿那样不依赖对外呼吸，饮用天地灵气而不依赖食物，这就是保持不死的方法，炼成后可使人返老还童。"

【原文】

古云:“众方嚣然,我独渊默,中心融融,自有真乐。”是盖出乎尘垢之外,而与造物者游也。

【白话解】

古人说:“周围喧嚣热闹,我独深居静默,心中平和安详,自有真正的乐趣。”这是超脱于尘世之外,而与造物主同游的人啊。

【原文】

“轩冕不足为吾高,而尘埃在我或有所不得避。昔人谓居轩冕之间,当有山林之气,然则处尘埃之内,不可有市井之习。”

【白话解】

“官位爵禄不足以令我推崇,但世间的尘埃我有时无法回避。古人说居官场之间,当有山林的洒脱自然气,那么处于尘世之内,不可有市井的鄙陋习气。”

【原文】

“瓦盆盛酒与倾金注玉,同一醉也;蹇驴布鞯与金鞍骏马,同一游也;松床莞簟与绣衾玉枕,同一寝也;布袍蒲絮与貂裘狐貉,同一暖也;蔬食菜羹与烹龙炮凤,同一饱也。知此则贫贱富贵,可以一视矣。”

【白话解】

“用瓦盆盛酒或用金樽玉器盛装，都一样能喝醉；骑瘸驴用布鞯还是乘金鞍骏马，同样能带人出游；睡松木床垫竹席和盖绣花被枕玉枕头，都同样是睡觉；穿布衣外袍塞蒲花絮和穿貂皮大衣围狐貉毛，同样能使人暖和；蔬食菜汤与珍奇肴馔，一样能让人吃饱。知道了这些，那么贫贱富贵就能够同等看待了。”

【原文】

康仲俊年八十六，极康宁。自言少时读《千字文》有所悟，谓“心动神疲”四字也。平生遇事，未尝动心，故老而不衰。

【白话解】

康仲俊八十六岁了，仍很健康。自言年轻的时候读《千字文》有所悟，就是“心动神疲”四个字。平生遇事，从来没有心动过，所以能年龄很大了也没有衰败相。

【原文】

达磨曰：“心不缘境，住在本源；意不散流，守于内息；神不外役，免于劳伤。人知心即气之主，气即形之根，形者气之宅，神形之具，令人相因而立。若一事有失，即不合于至理，何能久立焉？”

【白话解】

达摩说：“心不随着环境而改变，只住在本源中；意念不流散，守在身体内；神不因外事而动，以避免疲劳伤神。人们需知心是气的主宰，气是形体的根本，形体又是气居留的宅舍，神形都具备了，人才能存在。如果其中的一方面有了缺失，就不符合最根本的道理，怎么能够长久存在呢？”

【原文】

又曰：“心静即神悦，神悦即福生。”

【白话解】

又说：“心保持宁静则精神愉悦，精神愉悦则福祉随之而生。”

【原文】

《真仙直指》曰：“清静二字，清谓清其心源，静谓静其气海。心源清，则外物不能挠，性定而神明；气海静，则邪欲不能作，精全而腹实。”

【白话解】

《真仙直指》说：“清静这二字，清是指使心地澄清；静是指丹田平静。心地澄清了，则外物不能干扰，人也会性定而神明；丹田安静了，邪欲就不能产生，人也就能保存真精而让身体壮实。”

【原文】

海天秋月道人曰:“守清静恬淡,所以养道;处污辱卑下,所以养德;去嗔怒,灭无明,所以养性;节饮食,薄滋味,所以养气。然后性定则情忘,形虚则神运,心死则神活,阳盛则阴衰。”

【白话解】

海天秋月道人说:“保持精神清静和淡泊,这可以修道;让自己安处于低下地位,这可以修德;消除嗔怒,不乱发火,这可以怡养性情;节制饮食,口味淡薄,这可以保养元气。这样,人就能性情平和而不受情绪困扰,身体轻灵但精神饱满,心思不多但精神活泼,阳气增长而阴气不盛。”

【原文】

《庄》注云:“众窍为风所鸣,万形为化所役。风不能鸣,则众窍虚;化不能役,则万形息。”

【白话解】

《庄子》注说:“各个孔窍是因风的作用才能发出鸣响的,万物是被造物主所化育的。如果风不能吹,那么众孔窍就会空虚无声;如果造物主不再化育,那万物就没了踪迹。”

【原文】

玄英疏曰:“藏舟船于海壑,正合其宜;隐山岳于泽中,谓之得所。然造化之力,担负而趋,变故日新,骤如逝水。昨我今我,新吾故吾,义亦然也。”[1]

【注释】

[1] 本条源自《庄子》成玄英注。所注原文见《庄子·内篇·大宗师》“夫藏舟于壑,藏山于泽,谓之固矣。然而夜半有力者负之而走,昧者不知也”。

【白话解】

成玄英《庄子疏》说:“把船只泊在海湾里,以为十分妥当;见山岳隐藏在水泽中,以为很适合。然而大自然的力量,能承载着它们离开原位,每日都在发生改变,转眼快得像流水一般。昨天的我与今天的我,新的我和过去的我,其不同也是如此。”

【原文】

《林君复集》曰:“饱藜藿者鄙膏粱,乐贫贱者鄙富贵。安义命者轻生死,远是非者忘臧否。”

【白话解】

《林君复集》说:“甘于以野草杂粮充饥的人鄙视膏粱厚味,乐于贫贱的人鄙视富贵。重仁义的人轻视生死,远离是非的人不在乎褒贬。”

【原文】

“饱肥甘，衣轻暖，不知节者损福；广积聚，骄富贵，不知止者杀身。”

【白话解】

“饱食肥美的食物，穿轻暖华贵的衣服，不知道节俭的人会损害自己福分；积聚大量财物，自恃富贵而不可一世，不知道适可而止的人会招致杀身之祸。”

【原文】

“小人诈而巧，似是而非，故人悦之者众；君子诚而拙，似迂而直，故人知之者寡。”

【白话解】

“小人欺诈又奸巧，表面上真实实际是哄骗，所以喜欢他的人较多。君子真诚而老实，貌似迂腐实为耿直，因而明白他的人很少。”

【原文】

“诚无悔，恕无怨，和无仇，忍无辱。”

【白话解】

“真诚就不会后悔，宽恕则不遭人怨恨，和气就没有仇人，多谦让就不会受到侮辱。”

【原文】

何恬《庵录》曰:“张饱帆于大江,骤骏马于平陆,天下之至快,反思则忧。处不争之地,乘独后之马,人或我嗤,乐莫大焉。”

【白话解】

何恬《庵录》说:“在大江上顺风满帆,在平地是策骏马飞驰,这是天下最快的事了,然而回头想想却有些忧患。身处与世无争的地方,骑着独自在后行走的马,人们或许会嘲笑我,然而却有莫大的快乐。”

【原文】

“口腹不节,致疾之因;念虑不正,杀身之本。骄富贵者戚戚,安贫贱者休休。故景公千驷,不如颜子一瓢。”

【白话解】

“饮食不节制,是导致生病的主要原因;想法不正当,是杀身之祸的根本。富贵自骄的人总是担心害怕,安于贫贱的人总是悠闲的样子。所以有马车千辆的齐景公,不如只用破瓢取水的颜回自在。”

【原文】

武林莲池宏公《戒杀生文》曰:世人食肉,咸谓理所应然,乃恣意杀生,广积冤债,相习成俗,不知自觉。昔人有言,可为痛哭流涕长太息者是也。计其迷执,略有七条,开列于左,余可例推云。

其一曰:生日不宜杀生。哀哀父母,生我劬劳,己身始诞之辰,父母垂亡之日也。是日正宜戒杀,广行善事,以资冥福,使先亡者早获超升,见存者增寿延福。何得顿忘母难,杀害生灵?世习不觉其非,可为痛哭流涕长太息者此也。

其二曰:生子不宜杀生。凡人无子则悲,有子则喜,子母俱安则幸。不思一切禽兽亦各有子,胡为庆我子生,令他子死母亡,于心安乎?婴孩始生,不为造福而反造业,愚亦甚矣,可为痛哭流涕长太息者此也。

其三曰:祭先不宜杀生。亡者忌辰,及春秋二祭,俱当戒杀以资冥福。虽罗列八珍于前,安能起九泉之遗骨而飨之也。无益而有伤生命,智者不为也。举世习行不以为非,可为痛哭流涕长太息者此也。

其四曰:祈禳不宜杀生。世人有疾,杀牲祀神以祈福佑。不知己之祀神以求生,反杀他命而活我命,逆天悖理,神其有灵,绝不来飨。种种淫祀亦复类此。举世习行而不觉其非,可为痛哭流涕长太息者此也。

其五曰:婚礼不宜杀生。世间婚礼,自问名纳彩,以至成婚,杀生不知其几。夫婚者,生人之始也,生之始而行杀,理即逆矣。又婚姻,吉礼也,吉日而用凶事,不亦惨乎。此举世习行而不觉其非,可为痛哭流涕长太息者此也。

其六曰:燕客不宜杀生。良辰美景,贤主嘉宾,蔬食菜羹不妨清致,何须广杀生命,穷极肥甘。笙歌燕饮于杯盘,宰割冤号于砧几。嗟乎,有人心者能不悲哉!举世习行而不以为非,可为痛哭流涕长太息者此也。

其七曰:营生不宜杀生。世人为衣食故,或畋猎,或渔捕,或屠生灵以资生计,我观不作此业者亦衣亦食,未必其冻馁而死也。杀生营生，神理所怒，以杀昌裕，百无一人。种地狱之深因，受来生之恶报，莫此为甚，何不别求生计，乃执为此？七者皆为痛哭流涕长太息者此也。

【白话解】

杭州莲池宏公《戒杀生文》说：世人认为吃肉是理所当然的事情，所以任意杀害生灵，积下了大量的冤债，已经成为习惯，他们自己却不能觉悟。古人说过，这是令人痛哭流涕，长久叹息的啊。想想他们执迷不悟的地方，大致有七条，下文列出，其余可以类推。

一是：生日不宜杀生。思念父母生我的劳苦，自己的生日正是父母遭难之时。这日正应当戒杀生，要广行善事，以积福善，使已经死亡的早获超升，使活着的人能增寿延福。怎么可以忘掉母亲生产的痛苦而去杀害生灵呢？世人不觉得这习俗是错的，的确值得痛哭流涕长叹息。

二是：生子时不宜杀生。凡人无子就会感到悲哀，有子则会感到欢喜，子母都平安就是幸运。而人却不去想一切禽兽都有孩子，怎么能为庆贺自己生子，而叫别的生命子死母亡，这于心能安吗？婴孩出生，不去造福，却反而造孽，这确实愚蠢过分了，的确值得痛哭流涕长叹息啊。

三是：祭祀祖先不宜杀生。死者的忌辰，及春秋二季祭祀，都应当戒杀生，以此为死去的先人积福。即使罗列八珍佳肴在灵位之前，也不可能让九泉之下的遗骨来享受啊。这是无益于先灵却又伤害其他生命，聪明的人绝不会这样做。然而整个世间都这样做却不以为是错的，确实值得人痛哭流涕长叹息啊。

四是：祈祷神灵时不宜杀生。世人有疾病的时候就杀牲以祀神，用以祈祷获得保佑。却不知道你自己祀神为了求生，反而杀害其他生命来求自己活命，这是逆天而又违背常理的事，神如果有灵，绝不会来享受。其他种种泛滥的祭祀，也都是这样。世人都习惯这样而不觉得不对，的确值得痛哭流涕长叹息啊。

五是：举行婚礼时不宜杀生。人间的婚礼，从问名提亲、纳彩礼以至成亲结婚，杀生不知有多少。婚姻的事，是生育下一代的开始，在生育的开头却杀生，就已是违背道理了。再说，婚姻是吉庆的礼仪，吉日反行此凶残之事，不也是很悲惨吗？世人都遵循这一习俗却不觉得不对，的确值得痛哭流涕长叹息啊。

六是：宴请客人不宜杀生。良辰美景之时，主人和朋友相聚，吃蔬菜素羹，也不影响兴致，何必多方杀害生命，吃尽各种肥甘呢。这边在唱歌饮酒快乐，那边动物却哀号冤死在砧板上。唉，有良心的人会不觉得悲哀吗？然而世人却不以为不对，的确要痛哭流涕长叹息啊。

七是：为求生计不宜杀生。世人为了衣食的缘故，或打猎，或捕鱼，或宰杀生灵，以这些作为生活的来源，我看不做这些行业也能穿衣吃饭，未必就会冻死饿死。杀生谋生，神理必怒，凭借杀生而荣华富贵的，百人当中还没有一个。堕入地狱的主要原因，受来生的恶果报应，没有比杀生更首要的，为什么不另求生计，硬要固执于这种行为呢？这七种情况都是要为之痛哭流涕长叹息的啊。

【原文】

“处事不以聪明为先，而以尽心为急；不以集事为急，而以方便为上。”

【白话解】

“做事不要倚仗聪明，而应以尽心尽力为急务；不要以集中办事为急，而要以方便为上。”

【原文】

“人当自信自守，虽称誉之，承奉之，亦不为之加喜；虽毁谤之，侮慢之，亦不为之加怒。”

【白话解】

“人应当相信自己，保持操守，即使得到他人的称誉和奉承，也不要因此而沾沾自喜；即使有人毁谤，甚至侮辱，也不要因此而发怒。”

【原文】

“不可乘喜而多言，不可乘快而易事。”

【白话解】

“不可以趁着自己高兴而多话，不可以因为快乐而改变既定的事情。”

【原文】

“胆欲大，见义勇为；心欲小，文理密察；智欲圆，应物无滞；行欲方，截然有执。”

【白话解】

“胆应该大，要见义勇为；心思要缜密，遇事要仔细观察；考虑问题要圆活机变，应对事情就不会有障碍；行为要正直端方，果断有主见。”

【原文】

“静能制动，沉能制浮，宽能制褊，缓能制急。”

【白话解】

“安静能制约妄动，沉稳能制约浮躁，宽容能制约狭隘，从容能制约急躁。”

【原文】

偶读医书，有曰：“洗心曰斋，防患曰戒。”深有可取。

【白话解】

偶然读到医书，有句话说：“洗濯内心就是斋，防备疾患叫作戒。”这种说法很可取。

【原文】

枚乘曰：“欲人无闻，莫若勿言；欲人无知，莫若勿为。”

【白话解】

枚乘说：“想要人听不见，不如自己不说；如要人不知道，不如自己不去做。”

【原文】

“轻言戏谑最害事，盖言不妄发，则言出而人信之。苟常轻言戏谑，遇有正事诚实之言，人亦不信。”

【白话解】

“轻浮戏谑的言论往往最坏事，平时不要乱说话，那么一旦说话别人就会相信。如果经常说话不慎重，如遇正事而说出诚实的话，他人也不会相信了。”

【原文】

无梦子时教化村落中，手持木牌，牌上书二诗云：

“身为车兮心为轼，车动轼随无计息。交梨火枣[1]是谁无？自是不除荆与棘。”

“身为客兮心为主，主人平和客安处。若还主客不康宁，精神管定辞君去。”

是为知道妙者。

【注释】

[1] 交梨火枣：传说中仙界的水果，吃了可以养生增寿。

【白话解】

无梦子曾经在村中进行教化，手持木牌，木牌上写的两首诗说：

“身是车，心是车把，车子动，车把也会一直跟随。交梨、火枣这样的成仙果实谁身中没有呢？只是没有去掉遮掩它们的荆棘。”

“身体是客人，心是主人，主人平和，客人就能安处。如果主人、客人之间不康宁，精神一定会离你而去。”

这是一个知晓妙道的人。

【原文】

高尚先生曰:“形者,生之舍也;气者,生之元也;神者,生之制也。形以气充,气耗形病;神依气位,气合神存。修真之士,法于阴阳,和于术数,持满御神,专气抱一。以神为车,以气为马,神气相合,可以长生。”

【白话解】

高尚先生说:“身体,是生命的宅舍;气,是生命的本元;神明,是调控生命的。人的形体依靠气来充实,气耗泄了形体就会生病;神依赖气的作用才能安位,神和气相合了,神才会存在。修道的人,效法阴阳,按方术进行修炼,保持精气充满,控制好心神,使气机专注、内心专一。这样以神明作为车,以气机作为马,神明和气机两者相合,就可以长生了。”

【原文】

又曰:“全生之术,形气贵乎安,安则有伦而不乱;精神贵乎保,保则有要而不耗。故保养之道,初不离于形气精神。”

【白话解】

又说:“保全生命的方法,最重要的是形气安定,只有安定才能有秩序而不会混乱;精神最重要在于保养,保养得当才有节制而不致耗散。所以保养之道,都离不开形气和精神。”

【原文】

又曰:“心为君主之官,得所养,则血脉之气,旺而不衰,生之本无得而摇也,神之变无得而测也。肾为作强之官,得所养,则骨髓之气荣而不枯,脏之本无得而倾也,精之聚无得而夺也。”

【白话解】

又说:“心是像君主一样的器官,如能得到很好的保养,那气血就会旺盛而不衰弱,生命的根本也就不会动摇,神的变化不可估量。肾是使形体强壮的器官,如果能得到良好的保养,那么骨髓之气就荣盛而不枯竭,脏腑的根基就不会动摇,身体积聚的精也不会丧失。”

【原文】

《梓童宝章》曰:“饶一著,添子孙之福寿;退一步,免驹隙之易过;忍一言,免驷马之难追;息一怒,养身心之精和。”

【白话解】

《梓童宝章》说:“饶人一回,便会添子孙的福寿;退让一步,可避免一闪念的过失;容忍少说一句,免去驷马难追的悔恨;平息一点怒气,就有助于调养身心。”

【原文】

“言行拟之古人则德进，功名付之天命则心闲，报应念及子孙则事平，受享虑及疾病则用俭。”

【白话解】

“言行以先圣为准则，那么德行就会增进；将功名交由命中注定，那么内心自然会闲适；想到因果报应将延及子孙，那么很多事就会平息；享乐时考虑到会引起疾病，那么就会有所节制。”

【原文】

“好辩以招尤，不若讱默以怡性；广交以延誉，不若索居以自全；厚费以多营，不若省事以守俭；逞能以诲妒，不若韬精以示拙。”

【白话解】

“好辩论的人必然招致他人的怨恨，不如保持沉默以怡养性情；广交朋友以增加声誉，不如深居简出以自我保全；花销巨大因而四处谋生赚钱，不如节省用度而安于俭约；逞能好胜遭到嫉妒，不如掩饰才华而以平凡示人。”

【原文】

《华严经》云：人从第一欢喜地，入第二离垢地，始能行此十善道：

一曰性自远离一切杀生。不蓄刀杖，不怀怨恨，有惭有愧，仁恕具足。于一切众生有命之者，常生利益之心，是菩萨尚不恶心恼诸众生，何况于他？起众生想，故以重意而行杀害。

二曰性不偷盗。于自资财，常知止足。于他慈恕，不欲侵损。若物属他，起他物想，终不于此而生盗心，乃至一草一叶，不与不取，何况其余资生之具？

三曰性不邪淫。于自妻知足，不求他妻。于他妻妾、他所护女、亲族媒定，及为法所护，尚不生贪染之心，何况从事于非道？

四曰性不妄语。常作实语真语时语，乃至梦中亦不忍作覆藏之语，无心欲作，何况故犯？

五曰性不两舌。于众生无离间心，无恼害心。不将此语为破彼故，而向彼说，不将彼语为破此故，而向此说。未破者不令破，已破者不增长。不喜离间，不乐离间，不作离间，不说离间语、若实若不实语。

六曰性不恶口。所谓毒害语、粗犷语、苦他语、令他嗔恨语、现前语、不现前语、鄙恶语、庸贱语、不可乐闻语、闻者不悦语、嗔忿语、如火烧心语、怨结语、热恼语、不可爱语、不可乐语、能坏自身他身语，如是等语，皆悉舍离。常作润泽语、柔软语、悦意语、可乐闻语、闻者喜悦语、善入人心语、风雅典则语、多人受乐语、大小悦乐语、身心踊悦语。

七曰性不绮语。常作思审语、时语、法语、顺道理语、巧调伏语、随时筹量决定语。乃至戏笑，尚恒思审，何况故出散乱之言？

八曰性不贪欲。于他财物，他所资用，不生贪心，不愿不求。

九曰性离瞋恚。于一切众生，恒起慈心，利益心，哀悯心，欢喜心，和润心，摄受心。永舍嗔恨怨害热恼，常思顺行仁慈佑益。

十曰性离邪见，住于正道。不行占卜，不取恶戒。心见正直，无诳无谄，于佛法僧，起决定信。

【白话解】

《华严经》说：人从修菩萨道的第一步欢喜地，进入到第二步离垢地，才能开始行下面的十种善道：

一是说心性必须远离一切杀念。不藏刀杖等杀生凶器，不怀怨恨，有惭愧之心，仁心与宽恕兼备。对一切生物，常生同情的善心，菩萨尚不厌恶和恼怒众多生命，何况于人？常替众多的生命设想，所以不要杀生。

二是不偷盗。自己创造财富时，应知道满足。对于他人的财物不产生非分的想法，更不去侵夺损害。假如是他人的物品，就想清楚是他人的，便不会起盗窃的心了，即使一草一木，别人不给你，你也不要去妄取，又何况是别人赖以生存的东西呢？

三是不邪淫。自己有妻子就应感到满足，不去纠缠别人的妻子。对于别人的妻子，有家长保护的女子，或亲戚族人中已凭媒文定的闺女，或为家族法律所保护的少女，他都不会生出贪染的思想，更何况那些不合道德的行为。

四是不乱说。无论何时何地都要说实话，说真话，说符合现实的话，甚至在梦中也不要乱说，根本没有说谎的念头，更不会还去明知故犯。

五是不搬弄是非。对于众生，不要有离间的心思，不要有恼怒和害人之心。不要将甲攻讦乙的话去对乙说，也不将乙攻讦甲的话去对甲说。没有攻讦时不让发生，已经发生了不添枝加叶。不喜听离间的话，不乐见离间的事，不去做离间的事，不说离间他人的话及似是而非的话。

六是不说脏话。各种恶毒的话、粗鲁的话、挖苦他人的话、令人生怨恨的话、当面指责的话、背后指责的话、鄙陋的话、庸俗的话、不动听的话、让听者不适的话、生气的话、让人火气攻心的话、会结怨的话、上火气急的话、不可爱的话、让人不快乐的话、既坏自身又坏他人的话，像这样的话语，统统舍去。要经常说温润的话、柔和的话、悦耳的话、别人爱听的话、听了让人喜欢的话、善于打动人心的话、典雅得体的话、很多人愿意接受的话、大人小孩都喜欢听的话、身心愉悦的话。

七是不花言巧语。常说审慎的话、符合时令的话、合情合理的话、顺应道理的话，不要说暗藏隐晦的话，要审时度势后说有主见的话。就算是寻常开玩笑也要先想想，何况还是说话呢？

八是不贪婪。他人的财物，由他人支配使用，不生贪心，不去想，不去贪求。

九是不发怒。对于众生，要有一颗慈善的心，与人方便的心，怜悯的心，喜欢的心，和润的心，教化普度众生的心。永远不要有嗔怒、怨恨、热恼的心，常常心怀仁慈及有益他人。

十是远离邪见，要立于正道。不去搞占卜，不去做恶行犯戒之事。心要正直，不欺诳，

不谄媚，这对于佛法修行也起着决定性的作用。

【原文】

《清静经》曰："人神好清而心扰之，心好静而欲牵之。常能遣其欲而心自静，澄其心而神自清。"

【白话解】

《清静经》说："精神喜欢清明而心志却扰乱它，心志好宁静然而欲念却又牵动它。只有经常排遣欲念，心志才能宁静，澄澈心志则精神才能清明。"

【原文】

又曰："众生所以不得真道者，为有妄心。既有妄心，即惊其神。既惊其神，即着万物。既着万物，即生贪求。既生贪求，即是烦恼。烦恼妄想，忧苦身心，便遭浊辱，流浪生死。"

【白话解】

又说："众生之所以不能得大智慧，是因为有妄想之心。有妄想之心后，就会惊动神明。惊动了神明，就会受外物的影响。受外物的影响之后，就会产生贪心。产生了贪心，就会有烦恼。烦恼妄想，使身心忧苦，遭受浊世侮辱，在生死的轮回中受苦。"

【原文】

《玉枢经》曰："道者以诚而入，以默而守，以柔而用。用诚似愚，用默似讷，用柔似拙。夫如是则可以忘形，可以忘我，可以忘忘。入道者知止，守道者知谨，用道者知微。能知微则慧光生，能知谨则圣智全，能知止则泰定安。泰定安则圣智全，圣智全则慧光生，慧光生则与道为一，是名真忘。惟其忘而不忘，忘无可忘，无可忘者即是至道。"

【白话解】

《玉枢经》说："修道要以诚心开始，以沉静来坚守，以柔顺来运用。诚心看似是痴愚，沉静看似是木讷，柔顺看似是笨拙。但只有这样，才可以忘记形体，忘记自我，忘记忘记本身。开始进入修道境界的人懂得适可而止，坚守道术的人知道谨小慎微，善于用道的人能够见微知著。能够见微知著就会拥有高明智慧，能谨小慎微就达到道德智慧双全，懂得适可而止就能泰然自处内心安定。内心泰然就会道德智慧双全，道德智慧双全就会达到高明的智慧，然后与道合一，这才叫真正忘记。只有该忘记的全忘记，最后忘记到没有什么可再忘记。再没有什么可以忘怀的，这就是最高明的大道。"

【原文】

《金笥箓》曰："心不留事，一静可期，此便是觅静底路。"

【白话解】

《金笥箓》说："心中不留事，就可以完全达到静的状态，这就是寻觅清静的路。"

【原文】

又曰："目不乱视，神返于心。神返于心，乃静之本。"

【白话解】

又说："眼睛不乱看，让神返回到心中。神返回到心中，才是静的根本。"

【原文】

《正法眼藏》曰："汝之本性，犹如虚空，返观自性，了无一物可见，是名正见；了无一物可知，是名真知。无有青黄长短，但见本源清净，觉体圆明，即名见性成佛，亦名如来知见。"

【白话解】

《正法眼藏》说："你的本性，就如一片虚空境地，反观自己的本性，空虚不见任何事物，这叫作正见；空虚没有什么知识，这叫真知。没有青黄长短的不同，只是见到内心本源的清静，觉得身体圆融明净，这就叫见性成佛，也叫如来佛祖的智慧。”

【原文】

陈茂卿《夙兴夜寐箴》为吾人一日修行矩度，当熟读之。《箴》曰：“鸡鸣而寤，思虑渐驰，盍于其间，澹以整之。或省旧愆，或细新得，次第条理，了然默识。本既立矣，昧爽乃兴，盥栉衣冠，端坐敛形。提掇此心，皎如出日，严肃整齐，虚明静一。乃启方策，对越圣贤，夫子在坐，颜曾后先。圣师所言，亲切敬听，弟子问辩，反复参订。事至斯应，则验于为，明命赫然，常目在之。事去既已，我则如故，方寸湛然，凝神息虑。动静循环，惟心是监，静存动察，勿贰勿叁。读书之余，间以游咏，发舒精神，休养情性。日暮人倦，昏气易乘，斋庄恭敬，振拔精明。夜久斯寝，齐手敛足，不作思惟，心神归宿。养以夜气，贞则复元。念兹在兹，日夕乾乾。”

【白话解】

陈茂卿《夙兴夜寐箴》是我们一日修行的规矩制度，应当熟读。该《箴》说：“鸡鸣时人刚刚睡醒，思想便开始活跃，将它放在心间，慢慢加以整理。或者反省过去的错误，或者有所心得，逐条整理，便会心中明晰，然后默记于心。考虑的问题已成熟，觉醒后顿觉神清气爽，然后穿衣洗漱，端坐敛形。收敛住驰骋的思想，便觉心中明亮，好像初升的太阳，严肃整齐，虚明静一。这时开始学习，好像孔夫子在座，颜回、曾参依次站在旁边。对圣人教诲的话语洗耳恭听，对弟子间的问答辩论反复思考订正。事情来时自然会有解决的办法，需要在实际行为中得到验证，把握清楚命运，一切就都好似在眼前一样明了。事情过去后，依然如故，让心境宁静，收敛神志平息思虑。动和静循环出现，只有用心来监管，静时专心，动时督察，不三心二意。读书的空闲时间，间或游走吟咏，抒发精神，休养性情。天晚人倦怠了，这时邪气容易侵入，因此要斋戒恭敬，振作精神。夜深了就睡觉，齐手敛足，不再思前想后，让心神归宿。在夜间好好养气，使真气复原。注意啊注意，早晚定要坚持不懈。”

【原文】

《崔子玉座右铭》曰：“毋道人之短，毋说己之长。施人慎勿念，受施慎勿忘。世誉不足慕，惟仁为纪纲。隐心而后动，谤议庸何伤？毋使名过实，守愚圣所臧。在涅贵不缁，暧暧内含光。柔弱生之徒，老氏戒刚强。行行鄙夫志，悠悠故难量。慎言节饮食，知足胜不祥。行之苟有恒，久久自芬芳。”

【白话解】

《崔子玉座右铭》说：“不要去揭别人的短处，也不要炫耀自己的长处。对人施舍不要老是放在心上，受人施舍却一定不要忘怀。人世间的名誉地位不足以羡慕，只有仁心是言行的准则。心里要仔细考虑清楚后才去做事，旁人的诽谤非议又怕什么呢？不要使自己虚名超过实际，守拙是圣人所赞赏的。洁白的品质，即使遇到黑色的浸染也不改变颜色，才是宝贵的。表面上暗淡无光，而内在的东西蕴含着光芒。老子曾经告诫过：柔弱是有生命力的表现，而刚强容易走向死亡。庸鄙的人有刚强之志，时间久远，他的祸更重。君子要慎言，节饮食，知足，所以能祛除不祥。如果持久地遵行，久而久之德行自会芳香四溢。”

【原文】

范尧夫《布衾铭》曰:“藜藿之甘,绨布之温,名教之乐,德义之尊,求之孔易,享之常安。锦绣之奢,膏粱之珍,权宠之盛,利欲之繁,苦难其得,危辱旋臻。舍难取易,去危就安,至愚且知,士宁不然?颜乐箪瓢[1],百世师模。纣居琼台,死为独夫。君子以俭为德,小人以奢丧躯。然则斯衾之陋,其可忽诸?”

【注释】

[1]箪瓢:即箪食瓢饮。在《论语》中,孔子赞美弟子颜回节操高尚,安于清贫的生活。“一箪食,一瓢饮,在陋巷,人不堪其忧,回也不改其乐”。

【白话解】

范尧夫《布衾铭》说:“粗茶淡饭的甘美,粗布麻衫的温暖,伦理品德学习的乐趣,道德仁义的尊贵,这些都容易得到,常常安于此就能平平安安。奢侈的衣服,昂贵的食物,盛大的权力,繁复的欲望,都很难得到,即使得到了,危险和耻辱也会随之而来。舍去难以获得的,选择容易得到的,远离危险,靠近安全,极蠢的人尚且知道这个道理,更何况聪明人呢?颜回乐于清贫,成为后世的师表和楷模。商纣居住在华丽的楼台,死后成为独夫。君子以节俭为美德,小人因奢侈而丧生。虽然这些话简单,但是不可忽略呀。”

【原文】

东坡云:“释如白璧,道如黄金,儒如五谷。”则近之矣。盖圣不徒生,生则必有所为,释迦、孔、老,易地则皆然也。

【白话解】

苏东坡说:"佛教如美玉,道教如黄金,儒教如五谷。"这话说得太对了。大凡圣人不会白白地虚耗光阴,他们一生必然有所作为,释迦牟尼、孔子、老子,虽然处的时代不同,即使交换一下也都会有这样成就的。

【原文】

龙舒居士云:"佛以杀生、偷盗、邪淫为身三业,而孔子言胜残、去杀。诗人言文王德及鸟兽昆虫,是岂不戒杀哉? 盗固不在所言矣。孔子言'吾未见好德如好色者',诗人多贪淫乱,是岂不戒邪淫哉? 佛以妄言,绮语,两舌,恶口为口业。孔子谓'人而无信,不知其可',岂不戒妄言也? 谓'巧言令色,鲜矣仁',岂不戒绮语也?《书》称'尔无面从,退有后言',岂不戒两舌也? 荀子谓'伤人之言,深于矛戟',是未尝不戒恶口也。佛以贪、嗔、痴为意三业,孔子言'见得思义',则戒贪矣;言'不念旧恶',则戒嗔矣;言'困而不学,民斯为下',则戒痴矣。由此言之,儒释未尝不同也,其不同者,惟儒止于世间法,释氏又有出世间法,此其不同耳。"

【白话解】

龙舒居士说:"佛家把杀生、偷盗、邪淫认为是人生的三大罪孽,正如孔子说的克制残暴、去除杀念。诗人说文王的仁德惠及鸟兽昆虫,这难道不是戒杀吗? 偷盗就更不用说了。孔子说'我没见过有爱好德性胜过爱好美色的人',诗人也多批评贪且淫乱,这难道不是要人们戒除邪淫吗? 佛家以妄言、阿谀奉承、挑拨离间、诅骂为口的罪孽,孔子说'人没有信用,是不可以的',这不是要人戒妄言吗? 又说'善于取悦奉承的人是很少有仁德的',这难道不是戒花言巧语吗?《尚书》说'你们不要当面顺从我,背后却又议论',这难道不是戒挑拨离间吗? 荀子认为'说狠话,比刀剑伤人还厉害',这不是戒恶口又是什么呢? 佛家以贪、嗔、痴为情感的三罪孽，孔子说‘见所得要考虑是否合乎道义’，这就是戒贪了。又说‘不要计较过去的仇怨’，这就是戒嗔。又说‘身处困境还不知道学习，这样的人是最下等的’，这就是戒痴。由此看来，儒家和佛家并没有什么不同的。只不过是儒家仅限于世间的法则，佛家又有出世的方法，只有这点不同罢了。”

【原文】

客有问曰：“有生即有死，若能无生，即能无死。然则主于治生与长生者，得无死乎？”答曰：“明德者，心之神明，虚灵不昧，能明此而止于至善，与炼神还虚者，同一圆觉之性，皆不囿于形矣。夫有形则有生死，不囿于形，何生死之有？”问曰：“然则三教圣人皆不得死乎？”答曰：“儒云：‘生，寄也；死、归也。’道曰：‘劳我以生，逸我以死。’释曰：‘生如着衫，死如脱袴，’皆离形而超脱耳，非真死也。”问曰：“三教学人亦能超脱乎？”答曰：“止至善，与炼神禅定功夫，极难下手，惟上智利根，可由顿渐而入，若下愚钝根，则未易至也。”

【白话解】

有客人问道：“有生就有死，若能无生，即能无死。那么致力于养生和长生的人，能够不死吗？”回答说：“有崇高品德的人，心神明澈，天资聪慧，能明白这个道理从而达到最完美的境界，这与炼神还虚的人，都具有圆觉之性，都是不再局限于形体。有形就有生死，既然不受形体的限制，那还有什么生死可言呢？”又问道：“既然这样，那么三教圣人都能不死吗？”答道：“儒家说：‘生是短暂的旅行，死是必然的回归。’道家说：‘生使我劳累，死让我安逸。’佛家说：‘生如穿衣，死如脱裤。’他们都是摆脱形体的束缚罢了，不是真死。”又问道：“三教圣人都能超脱凡尘吗？”答道：“达到至善境界跟炼神禅定功夫一样，都很难做到，或许那些有大智、有慧根的人，可以慢慢下功夫达到，那些天资愚钝的人，就不容易做到了。”

【原文】

龙舒居士曰:“人生时,父母妻子,屋宅田园,牛羊车马,以至微细等物,不问大小,或祖传于己,或自己营为,或子孙或他人为己积累而得,色色无非己物。且如窗纸虽微,被人扯破,犹有怒心;一针虽小,被人将去,犹有吝意。仓库既盈,心犹不足,举眼动步,无非着爱。一宿在外,已念其家,一仆未归,已忧其失。种种事物,无不挂怀。一日大限到来,尽皆抛去,虽我此身亦弃物也,况身外者乎?静言思之,恍如一梦。庄子云:‘有大觉者,然后知此其大梦也。’”

【白话解】

龙舒居士说:“人活着的时候,有父母妻子,住宅田园,牛羊车马,以及其他杂物,不论大小,或是祖辈传下,或是自己经营所得,或是子孙或是他人为自己积累所得,各种各样没有不是自己的。例如,窗纸虽微不足道,但如果被人扯破,同样会发怒;一根针虽然微小,如果被人拿去,同样会吝惜。仓库已满,心却不满足,一举一动,都牵挂在心。在外一夜,就开始挂念自己的家。一个仆人未归,就担忧是否走失。种种事物,没有不记挂的。一旦死期来临,所有都得抛弃,即使自己的身体,也是弃物了,又何况身外的事物呢。静静思考,恍如一梦。《庄子》说:‘能大彻悟的人,才知道人生原来是一场大梦。’”

【原文】

了明长老曰:“身为死物,其内活泼泼地者为活物。莫于死物上作活计,宜于活物上作活计。”予深爱此语。

【白话解】

了明长老说："身体是个死物，身体内的活泼的精神才是活物。不要在死物上费功夫，应该在活物上深修。"我非常喜欢这话。

【原文】

《梵网戒》云："常须自知我是未成之佛，诸佛是已成之佛。汝心佛者，未成佛也；弥陀佛者，已成佛也。未成佛者，久沉欲海，具足烦恼，杳无出期；已成佛者，久证菩提，具足威神，能为物护。故诸佛劝令众生念佛，是以我未成之佛，求他已成之佛为救护耳。是故众生若不念佛，圣凡永离，父子乖离，长处轮回，去佛远矣。"

【白话解】

《梵网经菩萨戒》说："常常需要提醒自己还未成佛，而诸佛已然成佛。你心中虽有佛性，还未成佛，而弥陀佛则已经成佛。未成佛的众生在欲望的苦海沉沦，有各种各样的烦恼，不知何时才能超脱；已成佛的，早已觉悟，具有足够的威严，能成为众生的保护神。所以佛祖规劝众生念佛，其实是让尚未成佛的众生，获得已经成佛的诸佛保佑。因此众生如果不念佛，那就永远没有超凡成圣的可能了，父亲和儿子也终将分离，一直遭受轮回之苦，离成佛也就远了。"

【原文】

朱陶父曰："欲脱轮回，立德为本；凡修净业，济物为先。忠君孝亲，固臣子之大节；恭兄友弟，实长幼之当然。夫妇别，朋友信，人伦乃正；道德亲，善良近，学行斯全。勿以善小而不为，莫以欲微而不窒。骨肉贫贱，虽有过而不疏；他人富显，纵无嫌而莫厚。婚丧冻馁，知不给而量力阴周；病老艰危，见有难而推诚急助。施恩于不报之地，防患于未然之前。毒害勿兴于心，谗言莫出诸口。瞒心者，自坏其心；昧己者，自残乎己。当爱物不可害物，宁誉人无宁毁人。谦受益，满则必损；惠迪吉，从逆必凶。经乘妙理，依宿德以参求；观念净因，访高人而精进。往生一念，莫更贪生；持念一心，休萌杂念。直下打并，勿令缠绵；奴仆卑幼，切戒欺凌；鹅鸭猪羊，慎毋畜养。埋暴露之枯骨，祭无主之孤魂。桥梁井道，随心修补；钱财饮食，量力惠施。怜饥寒之乞子，悯残废之苍生。常存利济，曲尽慈悲。或禽兽之罹于槛阱，系足倒悬；或鱼鸟之挂于网罗，穿腮反翼。虽知万死，尚冀一生。彼顾盼而哀鸣以求救，我施财而赎命以放生。既随物而广施利益，更逢人而普劝净因。谨三归，持五戒[1]，悉庄严乎净土；扫六尘[2]，修十善[3]，皆回向于阿弥。凡若此，不止于下生；信如斯，必生于上品。”

【注释】

[1] 五戒：不杀生、不偷盗、不邪淫、不妄语、不饮酒食肉。

[2] 六尘：佛教语。即色、声、香、味、触、法。

[3] 十善：不杀生、不偷盗、不邪淫、不恶口、不两舌、不妄语、不绮语、不贪、不嗔、不痴。

【白话解】

朱陶父说：“想要摆脱生死的轮回，便要以建立德行为根本；凡要修清净善业，要把周济万物放在首位。忠于君主，孝敬父母，是为人臣子必须要遵守的节操；恭敬兄长，友爱幼弟，实在是长幼之间应遵守的伦理。夫妇有别，朋友间彼此信任，伦理道德才正；亲善良和有道德的人，学问和品行才会健全。不要因为善小而不去做，不要因为恶念小而不制止。贫穷的亲朋，虽有过失也不应刻意疏远；别人富贵显达，纵然没有嫌隙也不要过分奉承。婚丧饥寒，知道人家有困难要适当救济；老病困急，见人有难就应竭诚帮助。施恩要不求回报，在祸患没有发生之前就采取措施。不要生毒害别人的心，不要说诋毁别人的话。自欺的人败坏心性，终将伤害自己。应当爱物，不可伤物，宁可称赞人绝不毁谤人。谦虚使人受益，自满必会导致损害；仁爱会带来吉祥，做坏事的人必遭凶险。经卷的妙理，只有凭借自己积蓄的德行才能理解；真理因果，通过寻访高人才能获得精进。向往生的念头要有，但不要贪生；保持心地清净，不要生出杂念。当机立断，不要缠绵犹豫；千万不要欺凌奴婢、仆人、地位卑下的人和年幼的人；不要蓄养鹅鸭猪羊等生灵。埋葬暴露的尸体枯骨，祭典无主人的孤魂。桥梁井道，要留心修补；钱财饮食，根据自己的能力进行施舍。怜悯饱受饥寒的乞丐，同情残疾人。应当经常帮助他人，慈悲为怀。禽兽被困于陷阱，被系着脚倒挂着；鱼鸟被捕于罗网，被穿破腮，反绑着翅膀，虽然知道它们必死无疑，但还是希望它们能活下来。它们左右顾盼并发出哀鸣，好似在求救，我用钱买回将它们放生。既然碰上了就广施好处，逢人更要劝勉多行善。谨记依佛、依法、依僧三归，坚持五戒，使净土世界庄严；清扫六尘的沾染，虔修十种善行，其功德就能往生阿弥陀佛极乐国土。凡是能够如此，就何止不需担忧来世；如果能做到这些，一定具有上等的智慧。”

【原文】

“尘生便扫，莫论是否，百年偶聚，何苦烦恼。太虚之内，无物不有，万事从宽，其福自厚。”（右除忿怒）

【白话解】

“尘土产生了便清扫，不要辩其是非对错，人生不过百年，能有缘相聚，何苦生出烦恼呢？天地之间，无所不有，万事都宽容对待，福报自然多。”（上述是说要消除愤怒。）

【原文】

“染性触物，黏于饴胶；淫爱贼人，毒于戈矛。片时意适，永劫灵消；一丝未断，尘网难超。”（右断嗜欲）

【白话解】

“被沾染的本性执着于外物，就比饴胶黏物更难于解脱；淫欲、爱欲害人，比戈矛还狠毒。一刻的快意舒适，会令人永远失去了灵性；一丝的嗜欲心未断，就难以超脱尘世的罗网。”（上述是说要断绝嗜欲。）

【原文】

“不扣自鸣，钟鼓为妖，宁口之羞，斯气之浮。恂恂呐呐，立诚寡尤。如瓶是守，括囊无咎。”（右戒多言）

【白话解】

“钟鼓未被叩击却自己响了，这是反常的情况，宁可遇事沉默寡言，不要让心气浮躁。谨慎从事少说话，立心真诚则少会犯错。守口如瓶，像武器收藏在囊中，能够躲开是非。”（上述是说要戒除多言。）

【原文】

“夜结于梦，昼驰于想，起灭万端，尽属虚妄。要拔前根，须除后障。一剑当空，群魔消丧。”（右澄妄想）

【白话解】

“夜晚纠结于梦境，白天精神驰散于胡思乱想之中，念头的发起和消失其实都是虚妄。要拔除以前引起念头的根源，也要消除以后的因由。用智慧的利剑当空劈下，令妄想消失。”（上述是说要澄清妄想。）

【原文】

弇州山人《养心歌》：“得岁月，延岁月，得欢悦，且欢悦。万事乘除总在天，何必愁肠千万结？放心宽，莫胆窄，古今兴废言可彻。金谷繁华眼里尘，淮阴事业锋头血。陶潜篱畔菊花黄，范蠡湖边芦花白。临潼会上胆气雄，丹阳县里箫声绝。时来顽铁有光辉，运去良金无艳色。逍遥且学圣贤心，到此方知滋味别。粗衣淡饭足家常，养得一生一世拙。”

【白话解】

弇州山人《养心歌》说：“能够活着，就尽量延长活着的时间；能够欢悦，就尽情享受。万事的得失都是天定的，何必愁肠满怀呢？把心放宽，胆子放大，自古成败兴亡一言说清不过如此。金谷园的繁华只如眼中尘埃，淮阴侯韩信一生功业却还是被杀。陶渊明隐居的院子菊花正黄，范蠡泛舟的湖边芦花洁白。临潼会上伍子胥曾胆识过人，终归还是落得个自刎的下场，曾在丹阳吹箫行乞的往事也湮没了。时运一来，即使顽铁都会泛出光辉，时运若去了，连金子都失去色泽。且把学习圣贤的心态放轻松逍遥吧，到时才知道滋味不同。粗茶淡饭满足家常就够了，养得一辈子拙朴平实。”

第二章

四时调摄

春卷

【原文】

高子曰：时之义大矣！天下之事，未有外时以成者也。故圣人与四时合其序，而《月令》一书尤养生家之不可少者。余录四时阴阳运用之机，而配以五脏寒温顺逆之义，因时系以方药导引之功，该日载以合宜合忌之事。不务博而信怪诞不经之条，若服商陆见地藏之宝，掘富家土而禳，贫者得富，此类悉删去而不存。不尚简而弃御灾防患之术，如《玉经八方》、祛瘟符录、坐功图像，类此并增入而不置。随时叙以逸事幽赏之条，和其性灵，悦其心志。人能顺时调摄，神药频餐。勤以导引之功，慎以宜忌之要，无竞无营，与时消息，则疾病可远，寿命可延，诚日用不可去身，岂曰小补云耳？录成笺曰《四时调摄》。

【白话解】

高子说：时令的意义是很重要的。天下的事情，没有离开时令能办成的。所以圣人养生都按四季时令的规律，而《月令》这本书更是养生家必须具备的。我记录下四时阴阳运用的方法，并配合五脏寒温顺逆的内容，按时令并结合药物配方及导引，把一日中做什么是适宜的，做什么是忌讳的事一并收录。但是，也不因贪多而把怪诞不经的都收进去，例如传说吃了商陆这种药物就能看见地下的宝物，挖掘富人家的泥土能驱除灾殃，使贫穷的人变得富有，这类无稽之谈的说法一律删去。也不因求简而放弃御灾防患的方法，例如《玉经八方》、祛瘟符录、坐功图像等这类内容，均都增列入来而不弃置。也根据时令的不同而相应叙述一些逸事幽赏的内容，以调和其性灵而愉悦人的心志。人们若能顺应时令加以调摄，坚持服用养生的药物，勤练气功导引，慎守适宜和忌讳的要义，同时无欲无求，按照时令规律作息，那么就可以远离疾病，延长寿命，如果坚持而不放弃，难道说这只是小小的补益吗？把这些编写成笺，命名为“四时调摄”。

春三月调摄总类

【原文】

《尚书大传》曰："东方为春，春者，出也，万物之所出也。"《淮南子》曰："春为规，规者，所以圜万物也。规度不失，万物乃理。"《汉律志》曰："少阳，东也，东者，动也。阳气动物，于时为春。"故君子当审时气，节宜调摄，以卫其生。

【白话解】

《尚书大传》说："春的方位是东方，春就是出的意思，是万物生长的时令。"《淮南子》说："春有规的意思，规，可以画圆包罗万物。也正是有了这样的法度，万物才得以有序发展。"《汉书·律历志》说："少阳属东，东就是动。阳气发动万物，在时令上就是春。"所以君子应审度时令节气，以节制或宣发的方式来进行调摄，以护卫自己的生命。

【原文】

正月立春，木相；春分，木旺；立夏，木休；夏至，木废；立秋，木死；立冬，木殁；冬至，木胎，言木孕于水之中矣。

【白话解】

正月立春，木行处于上升位置；到了春分，木行处于旺盛位置；立夏时节，木行处于受抑制状态；夏至时节，木行处于受克伐状态；到了立秋时节，木行开始死亡；立冬时节，木行枯朽；冬至时节，木行又开始重新孕育，说明木行是孕育于冬天水行当令之时。

【原文】

岁时变常，灾害之萌也，余特录其变应于疾病者，分列于四时，使遵生者惧害，预防者慎自保，毋困时变。其他水旱凶荒，兵革流移，余未之信也，不敢录。

【白话解】

年月时气不正常，灾害就会产生。我把这些时气变化与疾病的对应关系，按四季的不同而列出，让养生的人知道它的利害，早做预防并谨慎自保，以免在这些变化面前束手无策。至于其他天灾人祸，兵荒马乱，我没有确切地考证，也就不敢收录在此。

【原文】

正月朔，忌北风，主人民多病；忌大雾，主多瘟灾；忌雨雹，主多疮疥之疾。忌月内发电，主人民多殃。七日，忌风雨，主民灾。忌行秋令，令主多疫。

二月，忌东北雷，主病，西北多疫。春分忌晴，主病。

三月朔，忌风雨，主多病。忌行夏令，主多疫。

【白话解】

正月初一，忌刮北风，容易使人生病；忌出现大雾，会多生瘟疫；忌下雨雹，会引起疮疥之疾。正月内忌雷鸣闪电，会导致人们遭殃。初七这一日不宜有风雨，使人民容易受灾，这一日若像秋天，就容易产生瘟疫。

二月份，忌东北方向打雷，因为这样容易发生疾病，西北方打雷则容易发生瘟疫。春分这一日如果天气晴朗，也容易使人生病。

三月初一，忌风雨，容易生病，也不宜像夏天的气候一样，这样容易发生瘟疫。

脏腑配经络图

【原文】

一脏一腑为表里，一经一络应阴阳。

肺手太阴	大肠手阳明	小肠手太阳
心手少阴	三焦手少阳	包络手厥阴
脾足太阴	胃足阳明	肾足少阴
肝足厥阴	膀胱足太阳	胆足少阳

人身脉运于中，血气周流不已。三阳三阴之中，有阳明者，为两阳合明；厥阴者，为两阴交尽也。

【白话解】

脏腑互为表里，一经一络分别与阴阳相应。

肺为手太阴经	大肠为手阳明经	小肠为手太阳经
心为手少阴经	三焦为手少阳经	包络为手厥阴经
脾为足太阴经	胃为足阳明经	肾为足少阴经
肝为足厥阴经	膀胱为足太阳经	胆为足少阳经

脉络在身体中运行，血气周流不停。三阳三阴之中，有称为

阳明的，是太阳、少阳相交处；有称为厥阴的，是太阴、少阴相交的尽头。

经络配四时图

【原文】

天时十二月，人身十二经，地支十二位。手经络应天，足经络应地。

季	主	经络	季	主	经络
春	主生	寅手少阳三焦	夏	主长	巳手厥阴心
		卯手阳明大肠			午手少阴心
		辰手太阳小肠			未手太阴肺
秋	主杀	申足少阳胆	冬	主藏	亥足厥阴肝
		酉足阳明胃			子足少阴肾
		戌足太阳膀胱			丑足太阴脾

【白话解】

天时有十二月，人身有十二经，地支有十二位。手的经络应天，足的经络应地。

春季主生发，配属寅（手少阳三焦）、卯（手阳明大肠）、辰（手太阳小肠）。

夏季主成长，配属巳（手厥阴心）、午（手少阴心）、未（手太阴肺）。

秋季主肃杀，配属申（足少阳胆）、酉（足阳明胃）、戌（足太阳膀胱）。

冬季主敛藏，配属亥（足厥阴肝）、子（足少阴肾）、丑（足太阴脾）。

肝脏春旺论（胆附肝下）

【原文】

肝属木，为青帝，卦属震，神形青龙，象如悬匏。肝者，干也，状如枝干，居在下，少近心，左三叶，右四叶，色如缟映绀。肝为心母，为肾子。肝有三神，名曰爽灵、胎光、幽精也。夜卧及平旦，叩齿三十六通，呼肝神名，使神清气爽。

目为之宫，左目为甲，右目为乙。男子至六十，肝气衰，肝叶薄，胆渐减，目即昏昏然。在形为筋，肝脉合于木，魂之藏也。于液为泪，肾邪入肝，故多泪。六府，胆为肝之府，胆与肝合也。故肝气通，则分五色，肝实则目黄赤。肝合于脉，其荣爪也，肝之合也。筋缓脉而不自持者，肝先死也。日为甲乙，辰为寅卯，音属角，味酸，其臭臊膻，心邪入肝则恶膻。

肝之外应东岳，上通岁星之精，春三月常存岁星，青气入于肝。故肝虚者，筋急也；皮枯者，肝热也；肌肉斑点者，肝风也；人之色青者，肝盛也；人好食酸味者；肝不足也；人之发枯者，肝伤也；人之手足多汗者，肝方无病。肺邪入肝则多笑。治肝病当用嘘为泻，吸为补。

其气仁，好行仁惠伤悯之情，故闻悲则泪出也。故春三月木旺，天地气生，欲安其神者，当泽及群刍，恩沾庶类。无竭川泽，毋漉陂塘，毋伤萌芽，好生勿杀，以合太清，以合天地生育之气。夜卧早起，以合乎道。若逆之，则毛骨不荣，金木相克，而诸病生矣。

【白话解】

肝属木，配属青帝，在卦象中属震卦。形体如青龙，像个悬挂的水瓢。

肝，就是干的意思，形状像枝干，位置稍下，有点靠近心脏。左三叶，右四叶，颜色像白色的薄绸掩映在深赤色的帛上。肝是心之母，是肾之子。肝中有三神，分别叫爽灵、胎光、幽精。晚上睡觉和早上起床时，叩齿三十六遍，呼唤肝神的名字“龙烟”，就会使自己神清气爽。

肝以目为宫室，左目为甲，右目为乙。男性到了六十岁，肝气开始衰弱，肝叶也变薄了，胆汁渐渐减少，视力也就开始下降，眼睛就会变得昏昏然。肝在形体中表现于筋，肝脉属木，是魂的居所。表现在体液上就是泪水，肾脏的疾病往往影响到肝，所以表现为多泪。六腑中，胆为肝的腑，肝胆相合就会肝气畅通，眼睛就能分辨五色，肝有邪气眼就会发黄变红。肝与脉相合，指甲就有光泽，是得到肝脏荣养的原因。筋脉弛缓，不能收持，说明肝功能已经衰弱。肝在天为甲乙，在时辰中为寅卯。在五音属角，味道属酸，在五种气味中属腥膻，心的邪气侵入肝，就会令人对腥膻味感到恶心。

肝在外与东岳泰山相应，在天与木星相通。春季三个月，木星在头上，青气入肝。所以肝虚的人，筋脉会拘急；皮肤枯燥的人，往往是肝热所致；肝中了风邪，肌肉就会出现斑点；人的气色发青，说明肝气旺盛；喜欢吃酸味的人，往往肝气不足；人的须发枯槁，是因为肝受了损伤；春天时人的手足多汗，说明肝没有病。肺邪入肝就多笑。治疗肝病应当用发“嘘”音祛肝邪，同时用吸气来补偿。

肝气属“仁”，好施仁爱同情怜悯之情，所以听到悲伤的事情容易掉眼泪。春季三个月木气最旺，因天地的气处于生发之中；人们要想使自己的神安，一定要广泛地培植草木，怜爱动物，不要随意破坏生态，要保持水土，不要让水土流失，不要伤害植物的幼芽，不要乱杀生灵，要爱护生物，这样才能与天地创造生命、孕育生命的气氛相和合，以符合春天的自然规律。可以晚睡早起，以符合自然规律。若反其道而行之，头发、筋骨就会枯槁，造成金木相克，各种疾病就会由此而生。

春月气数主属图

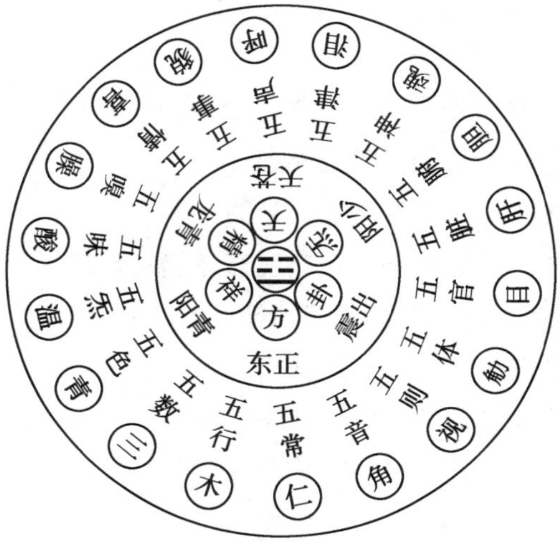

【原文】

春曰青阳、芳春、青春、阳春、九春。

天曰苍天。

风曰阳风、喧风、柔风、惠风。

景曰媚景、和景、韶景。

时曰良时、佳时、芳时。

节曰华节、芳节、良节,韶节、淑节。

辰曰良辰、嘉辰、芳辰。

草曰弱草、芳草、芳卉。

木曰华木、华树、芳树、阳树。

鸟曰阳鸟、时鸟、好鸟、候鸟。

禽曰阳禽、时禽、好禽。

【白话解】

春天又叫青阳、芳春、青春、阳春、九春。

春天的“天”又叫苍天。

春天的“风”又叫阳风、暄风、柔风、惠风。

春天的“景”又叫媚景、和景、韶景。

春天的“时刻”又叫良时、佳时、芳时。

春天的“节气”又叫华节、芳节、良节、韶节、淑节。

春天的“时辰”又叫良辰、嘉辰、芳辰。

春天的“草”又叫弱草、芳草、芳卉。

春天的“木”又叫华木、华树、芳树、阳树。

春天的“鸟”又叫阳鸟、时鸟、好鸟、候鸟。

春天的“禽”又叫阳禽、时禽、好禽。

肝神图

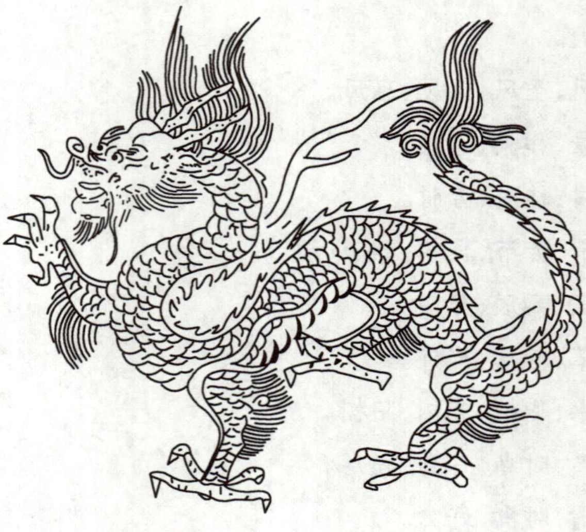

【原文】

神名龙烟，字含明。肝之状为龙，主藏魂。象如悬匏，色如缟映绀。生心下，少近后。右四叶，左三叶。脉出于大敦。大敦，左大指端三毛之中也。

【白话解】

肝神的名叫“龙烟”，字“含明”。肝的形状像条龙，主藏魂。肝像个悬着的水瓢，颜色为紫赤色，位于心脏下方偏后，右边四叶，左边三叶，脉出于大敦穴。大敦穴的位置在左大踇趾的毛际。

相肝脏病法

【原文】

肝热者，左颊赤。肝病者，目夺而胁下痛引小腹，令人喜怒。肝虚则恐，如人将捕之。实则怒，虚则寒，寒则阴气壮，梦见山林。肝气逆，则头痛胁痛，耳聋颊肿。肝病欲散，急食辛以散，用酸以补之。当避风，肝恶风也。肝病，脐左有动气，按之牢若痛，支满淋溲，大小便难，好转筋。肝有病，则昏昏好睡，眼生膜，视物不明，飞蝇上下，胬肉扳睛，或生晕映，冷泪，两角赤痒，当服升麻散。（方见《玉经八方》后。）

【白话解】

肝有热的人，左边脸颊发红。肝有病的人，目光无神，肋下疼痛并牵引小腹，容易发怒。肝虚的人则容易产生恐惧感，好像有人要来抓捕他一样。肝实的人容易发怒，肝虚的表现是寒怯，寒则阴气盛，往往梦见山和树木。肝气不顺，就会头痛、胁肋痛、耳聋和两颊肿胀。肝病应用疏散的办法，吃辛味的食物帮助疏散，再用酸味去补。还应当避风，因为肝很厌恶风。肝有病，在肚脐的左边，就会有跳动的感觉，按重一点会疼痛，并可能表现出胀满，小便淋沥，大便困难，而且容易肌肉痉挛。肝有病，人会昏昏然喜欢睡觉，眼中也会生一层翳膜，看不清东西，好像有飞蚊飞舞；眼结膜增生突起的肉状物，并遮住角膜；或者长一层晕膜，遇冷流泪，两个眼角发红发痒，这时就应该服用升麻散。（方剂附在《玉经八方》后。）

修养肝脏法

【原文】

以春三月朔旦，东面平坐，叩齿三通，闭气九息，吸震宫青气入口，九吞之，以补肝虚受损，以享青龙之荣。

【白话解】

在春季三个月初一的早晨，面向东方安静地坐好，叩齿三次，闭气九次，向着震宫即东方吸青气入口，分九次吞下，用来补肝虚而修复肝脏损害，使肝像青龙那样灵动。

六气治肝法

【原文】

《秘诀》曰:“嘘以治肝,要两目睁开为之,口吐鼻取,不使耳闻。”

治肝脏用嘘法,以鼻渐渐引长气,以口嘘之。肝病用大嘘三十遍,以目睁起,以出肝邪气,去肝家邪热,亦去四肢壮热、眼昏胬肉、赤红风痒等症。数嘘之,绵绵相次不绝为妙。疾平即止,不可过多为之,则损肝气。病止又恐肝虚,当以嘘字作吸气之声以补之,使肝不虚,而他脏之邪不得以入也。大凡六字之诀不可太重,恐损真气。人能常令心志内守,不为怒动,而生喜悦,则肝病不生。故春三月木旺,天地气生,万物荣茂。欲安其神者,当止杀伤,则合乎太清,以顺天地发生之气。夜卧早起,以合养生之道。

【白话解】

《秘诀》说:“发‘嘘’音来调肝,但要将两眼睁开进行,用口呼鼻吸,发出的声音应细微得自己都听不见。”

治疗肝脏上的病用发嘘音的方法进行吐纳,用鼻子缓慢悠长地吸气,用口发出“嘘”音呼气。得了肝病用这种方法反复做三十遍,眼睛要睁开,以便让肝的邪气排出,并能祛除肝脏的邪热,也能解除四肢的壮热和眼球角膜增生的肉状物,也可治疗眼角发红发痒等病症。“嘘”音吐纳,要缓慢地连续不断地做效果才好。病情有了好转就要停止,不能多做,多了会损伤肝气。病好了后恐怕还会肝虚,应当以“嘘”音作为吸气的声音进行呼吸吐纳以补肝,使肝不虚,并且其他内脏的邪气也不会进入肝脏。总的来说,行六字诀时声音都不大,不然会损伤体内的真气。人们只要能常使自己的心胸开阔,虚怀若谷,收敛欲望,克制情绪而少动怒,多些乐观的心情,那么肝病就可以避免。所以春天三月木旺,因天地充满了生气,万物繁荣茂盛。人们要想安神，应当制止杀生的念头，跟时令的规律相合，顺应天地孕育万物的本意，还应该晚睡早起才符合养生之道。

黄帝制春季所服奇方

【原文】

黄帝曰："春三月服何药？"岐伯曰："男子有患五劳[1]七伤[2]，阴囊消缩，囊下生疮，腰背疼痛，不得俯仰，筋脉痹冷，或时热痒，或时浮肿，难以步行，因风泪出，远视茫然，咳逆上冲，身体痿黄，气胀脐痛，膀胱挛急，小便出血，茎管阴子疼痛，或淋漓赤黄污衣，或梦寐多惊，口干舌强，皆犯七伤，此药主之。"

茯苓五钱（食不消加一钱） 菖蒲五钱（患耳加一钱） 栝蒌四钱（热渴加五钱） 牛膝五钱（腰疼加一钱） 山茱萸五钱（身痒加一钱） 菟丝子五钱（阴痿加一钱） 巴戟天四钱（阴痿加五分） 细辛四钱（视茫加五分） 续断五钱（有疮加一钱） 防风五钱（风邪加一钱） 山药五钱（阴湿痒加一钱） 天雄三钱（风痒加五分） 蛇床子四钱（气促加五分） 柏子仁五钱（气力不足加一钱） 远志五钱（惊悸加一钱） 石斛五钱（身皮痛加一钱） 杜仲五钱（腰痛加一钱） 苁蓉四钱（阴痿加一钱）

上一十八味，各依法制度，捣为细末，炼蜜为丸，如蚕豆大。每服三丸，加至五七丸，三餐食前服之。服至一月，百病消灭，体气平复，神妙无比。

【注释】

[1] 五劳：为五脏劳损，即心劳、肝劳、肺劳、脾劳、肾劳。

[2] 七伤：为食伤、忧伤、饮伤、房室伤、饥伤、劳伤、经络营卫气伤。

【白话解】

黄帝问："春季三个月应当服用什么药？"岐伯答道："男性患病，五劳七伤，阴囊消缩、囊下生疮，腰背疼痛、不能俯仰；筋脉痹阻发冷，或阵阵发热瘙痒，或有浮肿，行走艰难，迎风流泪，远视模糊不清，咳嗽气逆上冲，身体枯瘦萎黄，肚子胀气脐间发痛，膀胱痉挛尿急，小便出血，阴茎疼痛，或者淋证流出红黄色分泌物、污染衣裤，或者做噩梦而惊骇不已，口干燥、舌强硬，这都属于七伤，用下面这个处方治疗。"

茯苓五钱（饮食不消化加一钱） 菖蒲五钱（耳朵患病加一钱） 栝蒌四钱（烦热口渴加五钱） 牛膝五钱（腰疼加一钱） 山茱萸五钱（身痒加一钱） 菟丝子五钱（患阴痿加一钱） 巴戟天四钱（阴痿加五分） 细辛四钱（视物不清加五分） 续断五钱（有疮加一钱） 防风五钱（有风邪加一钱） 山药五钱（阴部潮湿发痒加一钱） 天雄三钱（有风邪发痒加五分） 蛇床子四钱（气促加五分） 柏子仁五钱（气力不足加一钱） 远志五钱（惊悸加一钱） 石斛五钱（身上皮肤疼痛加一钱） 杜仲五钱（腰痛加一钱） 苁蓉四钱（有阴痿加一钱）

上列一十八味药，各依法炮制，捣为细末。用蜂蜜制成丸子，像蚕豆那么大。每次服三丸，逐渐增加到每次五至七丸，三餐前服用。服到一个月，百病消除，体气平复，神妙无比。

肝脏导引法（正二月三月行之）

【原文】

治肝以两手相重，按肩上，徐徐缓捩身，左右各三遍。又可正坐，两手相叉，翻覆向胸三五遍。此能去肝家积聚风邪毒气，不令病作。一春早暮，须念念为之，不可懈惰，使一曝十寒，方有成效。

【白话解】

治肝以两手交叠，按肩上，缓缓地扭转身子，左右各三遍。又可以坐正，两手交叉，反复向胸伸缩三至五遍。能除去肝脏各种积聚、风邪、毒气，避免肝病发生。春天的每日早晚两个时间段，必须念念不忘、坚持施行，不能懈怠懒惰，不能没有恒心以至半途而废，这样才会有成效。

春季摄生消息论

【原文】

春三月，此谓发陈，天地俱生，万物以荣。夜卧早起，广步于庭，披发缓行，以使志生。生而勿杀，与而勿夺，赏而勿罚，此春气之应，养生之道也。逆之则伤肝。

肝木味酸，木能胜土，土属脾主甘，当春之时，食味宜减酸益甘，以养脾气。春阳初生，万物发萌，正二月间，乍寒乍热，高年之人，多有宿疾，春气所攻，则精神昏倦，宿病发动。又兼去冬以来，拥炉熏衣，啖炙炊煿，成积至春，因而发泄，致体热头昏，壅隔涎嗽，四肢倦怠，腰脚无力，皆冬所蓄之疾。常当体候，若稍觉发动，不可便行疏利之药，恐伤脏腑，别生余疾。惟用消风和气，凉膈化痰之剂，或选食治方中性稍凉利，饮食调停以治，自然通畅。若无疾状，不可吃药。

春日融和，当眺园林亭阁虚敞之处，用摅滞怀，以畅生气，不可兀坐以生他郁。饮酒不可过多。人家自造米面团饼，多伤脾胃，最难消化，老人切不可以饥腹多食，以快一时之口，致生不测。天气寒暄不一，不可顿去绵衣。老人气弱，骨疏体怯，风冷易伤腠理，时备夹衣，遇暖易之。一重渐减一重，不可暴去。

【白话解】

春季这三个月，叫作"发陈"，此时天地都苏醒成长，万物也开始繁荣。人应晚睡早起，在庭园散步，让头发自然披散，缓缓地行走，这样使心志舒畅旷达。要注意保护生灵，不能引动杀机，多施予，少夺取；多奖赏，少惩罚，这样才能与春气相应，这也就是养生之道了。如果违背，就会伤肝。

肝木味酸，木能克土，脾属土，主甘味，所以春季里，应减少酸味，增加甘味，才能起到养脾补气的作用。春初，万物开始苏醒萌发。一二月间往往忽冷忽热，岁数大的人，一般都有老毛病，容易被春天的气候诱发，导致精神不振，旧病就会发作。又加上冬天整日抱着火炉取暖烘烤，吃烧烤火锅，积累的邪热到春天也会发泄，所以容易发热头昏、痰液堵塞、咳嗽、四肢疲软、腰脚无力，这些都是冬天所积蓄的疾病。要常常注意身体的各种反映，若上述症状刚刚出现，不要马上用疏导泻利的药物，恐怕会损伤脏腑，引出其他疾病来。只有用消风和气、凉膈化痰的药，或用饮食调理的方法来达到治疗的目的。但食性应稍凉利，这样自然也就通畅了。假若没有疾病的症状，就不要乱吃药。

春天的气候融和，人们应当登高望远，或常到园林亭阁开阔的地方游玩，抒发胸中的抑郁之气，使心情愉快、气血畅通。不要长时间地呆坐，这样会使身体沉闷抑郁，也不要过多饮酒。日常的米、面等食品，吃多了伤脾胃，很难消化，尤其是老年人千万不要在空腹时过多食用，一时的畅快，很可能导致疾病发生。天气变化寒热不定，不要一下就把棉衣脱去。老年人气弱、骨质疏松、身体衰弱，风冷容易损伤腠理，应随时准备夹衣，热的时候就更换，逐渐减少，不能突然都脱去。

【原文】

刘处士云:"春来之病,多自冬至后夜半一阳生,阳气吐,阴气纳,心膈宿热,与阳气相冲,两虎相逢,狭道必斗矣。至于春夏之交,遂致伤寒虚热时行之患,良由冬月焙火食炙,心膈宿痰流入四肢之故也。当服祛痰之药以导之,使不为疾。不可令背寒,寒即伤肺,令鼻塞咳嗽。身觉热甚,少去上衣,稍冷莫强忍,即便加服。肺俞五脏之表,胃俞经络之长,二处不可失寒热之节。谚云'避风如避箭,避色如避乱。加减逐时衣,少餐申后饭'是也。"

【白话解】

刘处士说:"春天生的病,一般都在冬至这一日的后半夜一阳生发之时,阳气长,阴气消,心膈间积聚的宿热与阳气互相冲撞,犹如两只猛虎相遇于狭路上,必然相斗。到了春夏相交的时候,就患上伤寒虚热这类的时令病,这些都是冬季人们饮食起居多烤火吃肉,使心胸宿痰流入四肢所引起的。应当用祛痰的药物去引导,使它不致成为病根。不可让背部受寒,不然就会伤肺,表现为鼻子堵塞和咳嗽。即使身体感觉很热,也只能稍微脱去点上衣,感觉有点冷,就要马上加衣服。肺俞穴是五脏之表,胃俞穴是经络之长,这两个地方不可寒热失调。民谚说:'慎避风寒如同避箭,谨避色欲如同避灾乱,根据时令增添衣服,申时之后不要进餐'就是个意思。"

【原文】

春三月,六气十八候皆正发生之令,毋覆巢杀母破卵,毋伐林木。

【白话解】

春季三个月中的六个节气共十八候，都是生命萌生之时：不要去掏鸟巢杀鸟，不要破坏鸟蛋，不要去砍伐树木。

【原文】

《千金方》云："春七十二日，省酸增甘，以养脾气。"

【白话解】

《千金方》说："春季七十二日，少食酸味，多食甜味，来调养脾脏。"

【原文】

《金匮要略》云："春不可食肝。为肝旺时，以死气入肝伤魂也。"

【白话解】

《金匮要略》说："春季不能吃肝脏。春天是肝旺盛的时候，死肝之气进入肝脏就会损伤所藏之魂。"

【原文】

《养生论》曰："春三月，每朝梳头一二百下。至夜卧时，用热汤下盐一撮，洗膝下至足，方卧，以泄风毒脚气，勿令壅塞。"

【白话解】

《养生论》说:"春季三个月,每日早晨应该梳头一两百次。夜晚睡觉时,用热水,里面放一撮盐,洗膝以下的部位,然后再睡,这样可以泄掉风毒脚气,以免其壅塞体内。"

【原文】

《云笈七签》曰:"春正二月,宜夜卧早起,三月宜早卧早起。"

【白话解】

《云笈七签》说:"春季的正月二月,应该晚睡早起,三月应早睡早起。"

【原文】

又曰:"春三月,卧宜头向东方,乘生气也。"

【白话解】

又说:"春三月,睡觉的时候头应向东方,迎着东方的生气。"

【原文】

"春气温,宜食麦以凉之,不可一于温也。禁吃热物,并焙衣服。"

【白话解】

“春天气候温暖，应该食用麦类来凉身，不可一味地吃温热食物。禁止吃滚烫以及热性的食物，禁止穿烘烤过的衣服。”

【原文】

《参赞书》曰：“春伤于风，夏必飧泄。”

【白话解】

《三元参赞延寿书》说：“春天被风邪所伤，夏天就会生泻痢之病。”

【原文】

《千金翼方》曰：“春甲乙日，忌夫妇容止。”

【白话解】

《千金翼方》说：“春天逢甲乙日，禁止夫妻生活。”

【原文】

又曰：“春夏之交，阴雨卑湿，或饮汤水过多，令患风湿，自汗体重，转侧不能，小便不利。作他治必不救，惟服五苓散效甚。”

【白话解】

又说："春天和夏天交接的时候，阴雨潮湿，如果过多地喝汤水，会使人患风湿病，出现自汗、身体沉重，动作转侧不便，小便不利。其他治疗方法不会有效果，只有服五苓散才有很好的效果。"

【原文】

"春三二月，勿食小蒜、百草心芽。肝病宜食麻子。"

【白话解】

"春天的二三月，不要吃小蒜、百草的嫩芽。肝病适合吃麻子类食物。"

三春合用药方

细辛散

【原文】

老人春时多昏倦，当服。明目和脾，除风气，去痰涎。（男女通用。）

细辛一钱（去土）　川芎一钱　甘草（炙）五分

作一服，水煎六分，热呷。可常服。

【白话解】

老年人在春天容易昏倦，应当服用此方。可以明目和脾，除风气，去痰涎。（男女均可应用。）

细辛一钱（去净泥土） 川芎一钱 甘草（炙）五分

以上分量作为一剂，水煎成六分，趁热服。可以经常服用。

菊花散

【原文】

老人春时，热毒风气上攻，颈项头痛，面肿及风热眼涩宜服。

甘菊花 前胡 旋覆花 芍药 玄参 防风各一两

共为末，临睡酒调二三钱送下。不能酒，以米汤饮下。

【白话解】

老人春季热毒风气上攻，颈项头痛，面肿及风热眼干涩适合服用。

甘菊花 前胡 旋覆花 芍药 玄参 防风各一两

合在一起磨成粉末，临睡前用酒调两三钱服下。不能喝酒的用米汤喝下也可以。

惺惺散

【原文】

春时，头目不利，昏昏如醉，壮热，头疼，腰痛，有似伤寒，宜服惺惺散。

桔梗一两　细辛五钱　人参五钱　茯苓一两　瓜蒌仁五钱　白术（土炒）一两

共为末，炼蜜为丸，如弹子大。每服一丸，温汤化下。

【白话解】

春季头目不利，头脑昏昏沉沉像是喝醉了，发高热，头疼，腰痛，像得了伤寒证，应服用惺惺散。

桔梗一两　细辛五钱　人参五钱　茯苓一两　瓜蒌仁五钱　白术（土炒）一两

以上药物一起研磨成粉末，加蜂蜜炼制成弹子大小的丸子。每次服用一丸，用温开水化开服下。

神效散

【原文】

老人春时，多偏正头风。

旋覆花一两（焙）　白僵蚕（微炒去丝）六钱　石膏五分

用葱捣，同药末杵为丸，桐子大。每用葱茶汤下二丸即效。

【白话解】

老年人在春季容易患偏头疼或头疼病时服。

旋覆花一两（焙）　白僵蚕（微炒去丝）六钱　石膏五分

以上三味加葱一起捣，将药末做成桐子大小的丸子。每次用葱茶汤送服二丸，即可生效。

坠痰饮子

【原文】

治老人春时胸膈不利，或时烦闷。

半夏（山东出者，用白汤洗淋十余次为末） 生姜一大块（如指二节） 枣子七枚

用半夏末二钱，入姜、枣，用水二盅，煎至七分，临卧，去姜、枣服。

【白话解】

治疗老人春天胸膈不利，或时而烦闷。

半夏（山东出产的，用白开水洗淋十余次，制成药末） 生姜一大块（像手指二节左右） 枣子七枚

用半夏末二钱，加入姜、枣，用二盅水，煎至七分，睡前，去掉姜、枣后服用。

延年散

【原文】

老人春时宜服，进食顺气。

广陈皮四两（浸洗去里白衣） 甘草二两（为末） 盐二两半（炒燥）

上三味，先用热汤洗去苦水五六遍，微焙。次将甘草末并盐蘸上，两面焙干，细嚼三二片，以通滞气。

【白话解】

老年人春季宜服用，增加食量理顺气机。

广陈皮四两（浸洗去除里面的白衣） 甘草二两（制成药末） 盐二两半（炒干燥）

以上三味，先用热水洗去苦水五六遍，微微烘焙。然后将甘草末和盐蘸在陈皮上，两面焙干。每次细嚼两三片，可以通行滞气。

黄芪散

【原文】

治老人春时诸般眼疾发动，兼治口鼻生疮。

黄芪一两 川芎一两 防风一两 甘草五钱 白蒺藜一钱（炒，去刺尖） 甘菊花五分

共为末，每服二钱，空心早服，米汤饮下，日午临睡三时服之。暴赤风毒，昏涩痛痒，并皆治之。外障久服方退。忌房室火毒之物。患眼切忌针烙出血，大损眼目。

【白话解】

治疗老人春天各种眼疾发作，兼治口鼻生疮。

黄芪一两 川芎一两 防风一两 甘草五钱 白蒺藜一钱（炒，去除刺尖） 甘菊花五分

一起研末，每次服用二钱，空腹早上服用，用米汤送服，白天早晚及临睡前服用三次。爆发的红眼病风毒，昏涩痛痒都可以治疗。眼睛生翳膜需要长时间服用才可以消退。忌夫妻生活，忌热性盛的东西。患眼病的人不要用火针放血治疗，这非常损害眼睛。

黍粘汤

【原文】

治老人春时胸膈不快，痰涌气噎，咽喉诸疾。

黍粘子三两（炒香为末） 甘草半两（炙）

共为细末，每服一钱，食后、临卧服。

【白话解】

治疗老年人春天胸膈不舒畅，痰涌气堵，咽喉各种疾病。

黍粘子三两（炒香为末） 甘草半两（炙）

一同研为细末，每次服用一钱，饭后、临睡前服用。

摄生图方

【原文】

肝有病，即目赤，眼中生胬肉晕膜，视物不明，宜服升麻子散。

升麻 黄芪各八分 山栀七分 黄连七分 决明子 车前子各一钱 干姜七分 龙胆草 充蔚子各五分

共为末，空心服二三钱，白汤下。

一方加苦瓠五分，去黄连、龙胆草。

【白话解】

肝脏有病，就会使眼睛发红；眼结膜增生而突起肉状物，使视线模糊，看不清楚物体。这时，宜服用升麻子散。

升麻　黄芪各八分　山栀七分　黄连七分　决明子　车前子各一钱　干姜七分　龙胆草　茺蔚子各五分

一同研末，空腹服两三钱，白开水送服。

另一方加苦瓠五分，去黄连、龙胆草。

正月修养法

【原文】

孟春之月，天地俱生，谓之发阳。天地资始，万物化生，生而勿杀，与而勿夺。君子固密，毋泄真气。卦值泰，生气在子，坐卧当向北方。

【白话解】

春季的第一个月，天地万物都在生长，称之为阳气发动。天气周而复始，万物正在萌发，要助长而不要去杀害，要多给予而不要去剥夺。君子应该固守精气，不要妄自泄漏真气。在八卦中，正值泰卦，生旺之气在子位，坐和睡觉的方向都应当朝向北方。

【原文】

孙真人《摄生论》曰:“正月肾气受病,肺脏气微,宜减咸酸,增辛辣味,助肾补肺,安养胃气。勿冒冰冻,勿太温暖。早起夜卧,以缓形神。”

【白话解】

孙真人《摄生论》说:“正月肾气受病,肺气处于微弱状态,适宜少吃咸味和酸味食物,增加吃辛辣的食物,这样可以助肾补肺,安养胃气。不要去冒寒冷,也不要太温暖。应早起晚睡,以舒缓自己的形体和精神。”

【原文】

《内丹秘要》曰:“阳出于地,喻身中三阳上升,当急驾河车,搬回鼎内。”

【白话解】

《内丹秘要》说:“春日阳气从地下发出,说明人身体中的三阳开始上升,应当赶紧趁着这个时候炼丹,将阳气搬回身体这个炉鼎之内。”

【原文】

《活人心书》曰:“肝主龙兮位号心,病来自觉好酸辛。眼中赤色时多泪,嘘之病去效如神。”

【白话解】

《活人心书》说："肝神这条龙，位置在心的旁边，如果得病就会好食酸辛。眼中发红经常流泪，用嘘字吐气法去治疗效如神。"

《灵剑子》导引法

【原文】

孟春月一势：以两手掩口，取热气津润摩面，上下三五十遍，令极热。食后为之，令人华彩光泽不皱。行之三年，色如少艾，兼明目，散诸故疾。从肝脏中肩背行后，须引吸震方生气，以补肝脏，行入下元。凡行导引之法，皆闭气为之，勿得开口，以招外邪，入于肝脏。

【白话解】

孟春月的一个动作：用两手掩住口，取口中的热气润泽摩擦脸面，上下三十至五十遍，使脸上感到很热为止。在饭后做，可以使脸上有光泽而不生皱。坚持三年，容颜会变得像少女一样。同时还可以明目，驱散各种老毛病。从肝脏中向肩背后引导，要吸取东方的生气去补养肝脏，然后将气引向下腹。凡是运行这种呼吸引导法，都应屏住呼吸，不得张口，以免招致外邪进入肝脏。

陈希夷孟春二气导引坐功图势

立春正月节坐功图

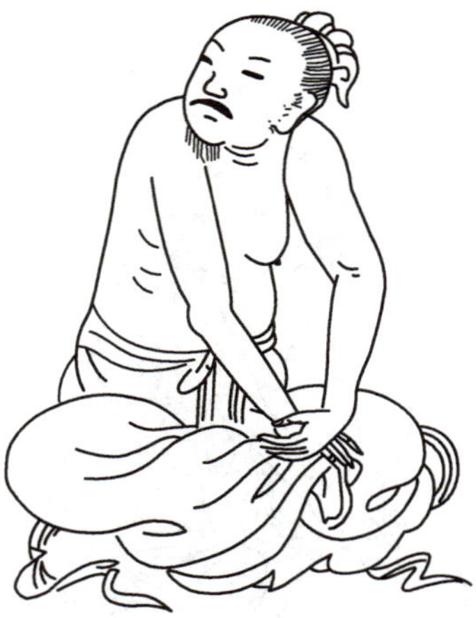

【原文】

运：主厥阴初气。

时：配手少阳三焦相火。

坐功：宜每日子、丑时，叠手按髀，转身拗颈，左右耸引各三五度，叩齿，吐纳漱咽三次。

治病：风气积滞，顶痛、耳后痛、肩臑痛、背痛、肘臂痛，诸痛悉治。

【白话解】

五运六气：属厥阴风木的初之气。

时令：配属手少阳三焦经的相火之气。

坐功：每日的子时、丑时，双手重叠按着大腿，转身扭颈，左右扭转牵引各三至五次，然后叩齿、调整呼吸、唾液漱口咽下各三次。

治病：可以治疗各种风邪导致的积滞，头顶疼痛、耳后疼痛、肩臂疼痛、后背疼痛、肘臂疼痛等各种疾病。

雨水正月中坐功图

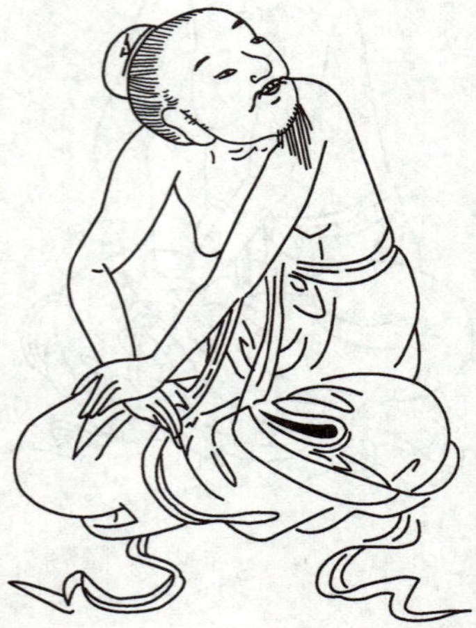

【原文】

运：主厥阴初气。

时：配三焦子少阳相火。

坐功：每日子、丑时，叠手按髀，拗颈转身，左右偏引各三五度，叩齿，吐纳漱咽。

治病：三焦经络留滞邪毒，嗌干及肿，哕、喉痹、耳聋、汗出、目锐眦痛、颊痛，诸疾悉治。

【白话解】

五运六气：属厥阴风木的初之气。

时令：配属手少阳三焦经的相火之气。

坐功：每日的子时、丑时，双手重叠按着大腿，扭颈转身，左右两侧各牵引三至五次，然后叩齿、调整呼吸、唾液漱口咽下。

治病：三焦经络中邪毒停留，导致的咽喉干及肿大、呕吐、喉咙疼痛，耳聋、出汗、内眼角疼痛、面颊疼痛。以上各种病都可治疗。

二月修养法

【原文】

仲春之月，号厌[1]于日。当和其志，平其心，勿极寒，勿太热，安静神气，以法生成。卦大壮，言阳壮过中也。生气在丑，卧养宜向东北。

【注释】

[1] 号厌：号通“何”，清代王引之《经传释词》载“号，何也……一声之转也”，疑问词。厌，即“魇”，梦中惊叫。

【白话解】

在春季的二月里，哪里能睡到被阳光惊醒？应该让神志调和，内心平静，不要太冷，也不要太热，让精神气机安静不乱，以效法自然界万物生成的规律。二月属于“大壮”卦，是说阳气已经过半并强壮起来。其生旺之气在丑位，睡卧休息宜向东北方向。

【原文】

孙真人《摄养论》曰:“二月肾气微,肝正旺,宜戒酸增辛,助肾补肝。宜静膈去痰水,小泄皮肤微汗,以散玄冬蕴伏之气。”

【白话解】

孙思邈真人《摄养论》说:“在二月里肾水之气微弱,肝木之气正旺,适宜戒酸味以免水生木损耗过多,增加辛味让金来生水兼克木,这样可以助肾补肝。宜除去胸膈痰液,轻度发散使皮肤微汗,以驱散冬天蓄积潜伏在人体里的邪气。”

【原文】

《内丹秘要》曰:“仲春之月,阴佐阳气,聚物而出,喻身中阳火方半,气候匀停。”

【白话解】

《内丹秘要》说:“春季的第二个月,阴气辅佐阳气,万物聚集出长,比喻到身体中,应让阳火也刚好上升一半,气机和火候均匀适度。”

【原文】

《法天生意》云:“二月初时,宜灸脚三里、绝骨,对穴各七壮,以泄毒气,夏来无脚气冲心之病。”

【白话解】

《法天生意》说："二月刚开始的时候，适宜灸足三里、绝骨两穴，两边各七壮，以排泄毒气，可避免夏天犯脚气冲心的病。"

【原文】

"春分宜采云母石炼之，用矾石或百草上露水，或五月茅屋滴下檐水，俱可炼，久服延年。"

【白话解】

"春分的时候，适宜采云母炼丹药。用矾石或百草上的露水，或五月茅屋滴下的屋檐水，都可以用来炼制。久服可以延年益寿。"

【原文】

《济世仁术》云："庚子、辛丑日，采石胆，治风痰最快。"

【白话解】

《济世仁术》说："逢庚子、辛丑的日子，采集石胆，用来治风痰见效最快。"

《灵剑子》导引法

【原文】

二月坐功一势：正坐，两手相叉，争力为之，治肝中风。以叉手掩项后，使面仰视，使项与手争力，去热毒肩痛，目视不明，积风不散。元和心气，焚之令出散，调冲和之气。补肝，下气海添内珠尔。

【白话解】

二月坐功的一套动作：端正而坐，两手交叉，对抗用力，可以治疗肝中风。以相叉的手掩在颈项后面，使脸面仰视上方，让颈项与手对抗，可以去热毒和治疗肩痛、目视不明、风气积聚不散。保持心平气和，如果气息乱了就将其呼出，再调理成平缓的呼吸。这样可以补肝，向下引到气海，可以添内丹功力。

【原文】

又一势：以两手相重，按髀拔去，左右极力，去腰肾风毒之气及胸膈，兼能明目。

【白话解】

又有一套动作：将两手相叠，按着大腿转动，往左或右尽量用力。这可以去除腰肾间的风毒之气及胸膈结气，并且可以明目。

陈希夷仲春二气导引坐功图势

惊蛰二月节坐功图

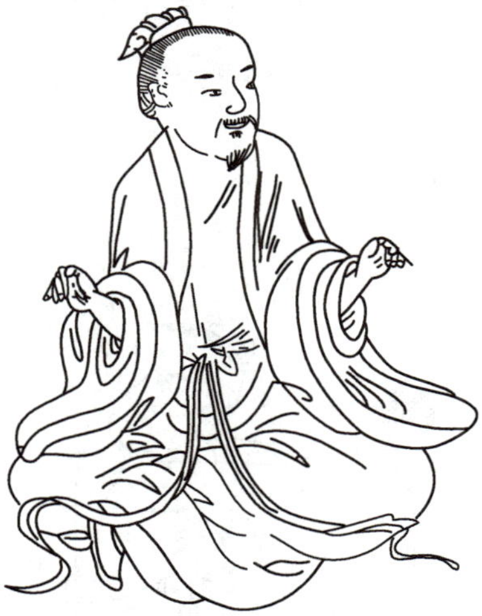

【原文】

运：主厥阴初气。

时：配手阳明大肠燥金。

坐功：每日丑、寅时，握固转颈，反肘后向头掣五六度，叩齿六六，吐纳漱咽三三。

治病：腰膂肺胃蕴积邪毒，目黄、口干、鼽衄、喉痹、面肿、暴哑、头风、牙宣、目暗羞明、鼻不闻臭、遍身疙瘩悉治。

【白话解】

五运六气：属厥阴风木的初之气。

时令：配属手阳明大肠经燥金之气。

坐功：每日的丑时、寅时，两手相握，并转头，肘臂向反方向，伸展五至六次，然后叩齿三十六次，调整呼吸和唾液漱口咽下九次。

治病：可以治疗腰骶不适和肺胃蕴积邪气热毒，像眼睛黄、口干渴、鼻炎和鼻衄、喉咙肿痛、面上红肿、突发声哑、头痛、牙龈肿疼、眼睛昏暗且怕光、鼻不通气、周身疙瘩等都可以治疗。

春分二月中坐功图

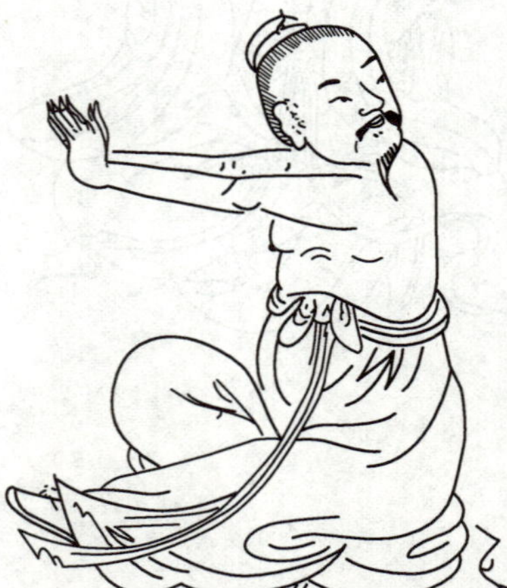

【原文】

运：主少阴二气。

时：配手阳明大肠燥金。

坐功：每日丑、寅时，伸手回头，左右挽引各六七度，叩齿六六，吐纳漱咽三三。

治病：胸臆、肩背、经络虚劳邪毒，齿痛，头肿，寒栗，热肿，耳聋耳鸣，耳后、肩臑、肘臂外背痛，气满，皮肤殼殼然坚而不痛，瘙痒。

【白话解】

五运六气：属少阴君火的二之气。

时令：配属手阳明大肠经的燥金之气。

坐功：每日的丑时、寅时，伸手回头，左右牵引各六至七次，叩齿三十六次，调整呼吸和唾液漱口咽下九次。

治病：可以治疗胸前、肩背和经络的虚劳和邪气热毒，症状包括牙齿疼痛，头面红肿，发冷颤抖，发热肿痛，耳聋耳鸣，耳后、肩背和肘臂外侧疼痛，腹中气胀，皮肤坚硬麻木而不痛，瘙痒。

三月修养法

【原文】

季春之月，万物发陈，天地俱生，阳炽阴伏，宜卧早起早，以养脏气。时肝脏气伏，心当向旺，宜益肝补肾，以顺其时。卦值夬，夬者，阳决阴也，决而能和之意。生气在寅，坐卧宜向东北方。

【白话解】

春季的最后一个月，万物生长，天地充满生气，阳气炽盛阴气潜伏，适宜早睡早起，以保养脏气。这时肝脏的气机潜伏，心脏则旺盛，应益肝补肾，以顺应时令。在八卦中属于夬卦，夬卦，有五个阳爻来来解决一个阴爻，虽然解决但能够和谐。生旺之气在寅位，坐卧都适宜朝向东北。

【原文】

孙真人曰："肾气以息，心气渐临，木气正旺，宜减甘增辛，补精益气。慎避西风，宜懒散形骸，便宜安泰，以顺天时。"

【白话解】

孙真人说："肾气已经潜藏，心气开始渐渐降临主导，木气正处在旺盛时，饮食适宜少甜味多辛味，可以补精益气。要避免吹西风，身体应该自在放松，随意安然，以顺应天时。"

《灵剑子》导引法

【原文】

补脾坐功一势：左右作开弓势，去胸胁膈结聚风气、脾脏诸气，去来用力为之，凡一十四遍，闭口，使心随气到以散之。

【白话解】

补脾的一套坐功动作：左右手作拉弓的架势，可以除去胸部、两胁和膈间结聚的风气及脾脏各种邪气。左右反复用力去做，各十四遍。做的时候要把口闭上，让心随气到，然后呼气。

陈希夷季春二气导引坐功图势

清明三月节坐功图

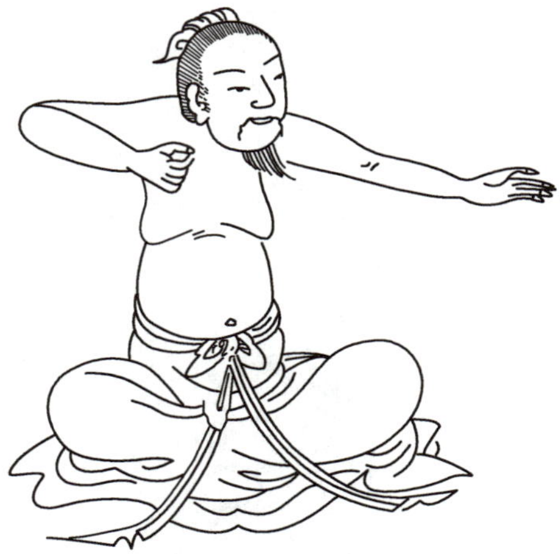

【原文】

运：主少阴二气。

时：配手太阳小肠寒水。

坐功：每日丑、寅时，正坐定，换手左右，如引硬弓各七八度，叩齿，纳清吐浊咽液各三。

治病：腰肾肠胃虚邪积滞，耳前热、苦寒、耳聋、嗌痛、颈痛不可回顾、肩拔臑折、腰软及肘臂诸痛。

【白话解】

五运六气：属少阴君火的二之气。

时令：配属手太阳小肠经的寒水之气。

坐功：每日的丑时、寅时，正坐定神，换手左右如拉硬弓，各七至八次，叩齿，纳清吐浊，吞咽津液各三次。

治病：可以治疗腰肾、肠胃的虚邪和积滞，耳前发热、畏寒，耳聋，咽喉疼痛，颈痛不能回头，肩关节疼痛，腰和肘臂的各种疼痛。

谷雨三月中坐功图

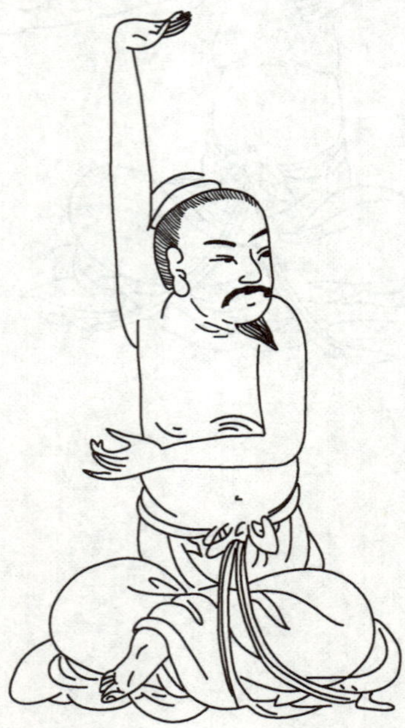

【原文】

运：主少阴二气。

时：手太阳小肠寒水。

坐功：每日丑、寅时，平坐，换手左右举托，移臂左右掩乳各五七度，叩齿，吐纳，漱咽。

治病：脾胃结瘕瘀血，目黄、鼻鼽衄、颊肿、颔肿、肘臂外后廉肿痛、臂外痛、掌中热。

【白话解】

五运六气：属少阴君火的二之气。

时令：配属手太阳小肠经的寒水之气。

坐功：每日的丑时、寅时，平稳坐好，左右手轮换向上托举，换手时分别在胸乳前，各五至七次，然后叩齿、调整呼吸和唾液漱口咽下。

治病：可以治疗脾胃的肿块、瘀血，目黄、鼻炎和鼻衄、两颊肿痛、下颌肿痛、肘臂外后侧部肿痛、臂外侧痛、掌心发热。

胆神图

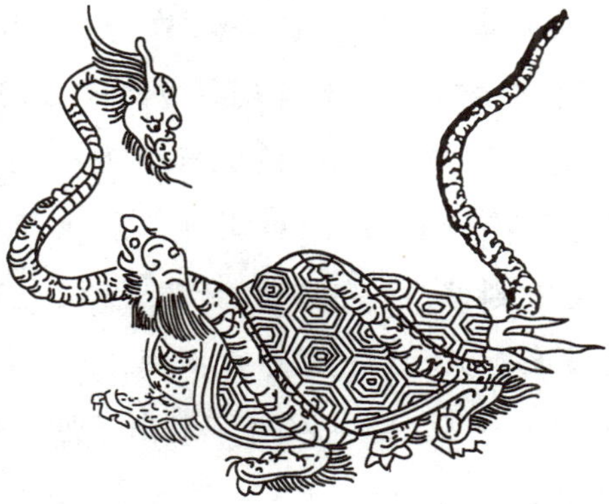

【原文】

《经》曰：胆附于肝。故图列于春后。

神名龙耀，字威明。胆之状如龟蛇混形，其象如悬匏，色青紫，附于肝中。

【白话解】

《经》中说:“胆依附于肝。”所以将它的图列在春季后。

胆神名叫龙曜,字威明。胆神外貌像龟蛇混合形状。胆的形状如一个悬挂着的葫芦,青紫色,附在肝上。

胆腑附肝总论

【原文】

胆者,金之精,水之气,其色青,附肝短叶下。胆者,敢也,言人果敢。重三两三铢,为肝之腑。若据胆,当不在五脏之数,归于六腑。因胆亦受水气,与坎同道,又不可同六腑,故别立胆脏。人之勇敢,发于胆也。合于膀胱,亦主毛发。《黄庭经》曰:“主诸气力摄虎兵,外应眼瞳鼻柱间,脑发相扶与俱鲜。”故胆部与五脏相类也。且胆寄于坎宫,使人慕善知邪,绝奸止佞,敢行直道。胆主于金,金主杀,故多动杀之气。然而见杀则悲,故人悲者,金生于水,是以目有泪也。心主火,胆主水,火得水而灭,故胆大者心不惊;水盛火煎,故胆小者心常惧。阴阳交争,水胜于火,目有泪也。泪出于胆,发于肝,胆水主目瞳,受肝木之精二合。男子五十,目暗,肾气衰,胆水少耳,可补肾,长于肝。欲安其神,当息纷争,行仁义道德,以全其生也。胆合于膀胱,主于毛发。发枯者,胆竭也;爪干者,胆亏也;发燥毛焦者,有风也;好食苦味者,胆不足也;颜色光白者兼青色者,胆无病也。

【白话解】

胆,受五行中金的精华和水的气化而生,颜色对应青色,位置依附在肝的较短的一叶下面。胆,是勇敢的意思,指人的行为果断。它重量为三两三铢，是与肝脏相应的腑。按分类它不在五脏之列，应归六腑。但胆也受水气，与坎卦的机理一样，因此可以不同于六腑，所以将它独立称为胆脏。人的勇气从胆中发出。它与膀胱相合，也主管毛发的生长。《黄庭经》说："胆主宰各种气力，足以威慑猛虎和士兵，在外面它与眼中瞳神和鼻柱的中间相呼应，又可营养脑部头发使之润泽光亮。"所以胆与五脏相类似。加上胆寄存于坎卦这一位置，它能让人向往善良和知道邪恶，杜绝奸邪，禁止妄为，敢于正直行道。胆又属金，金主杀，所以胆也多动杀气。然而见杀又会生悲，所在会令人产生悲伤。在五行中，金生水，所以眼中有泪。心主火，胆主水，火遇到水就熄灭，所以胆大的人，心不容易受惊；水能被火煎干，所以胆小的人心中经常感到惧怕。阴阳相互争斗，水胜火，眼中就有泪。泪出于胆，发生于肝。胆水也主管着眼中的瞳仁，受肝木精华而合成。男子到五十岁目光变暗，是因为肾气衰弱，胆水减少，所以通过补肾来补肝更好。要想安神，应该平息不必要的纷争，多行仁道之事来保全肝胆的生机。胆与膀胱相配合，主管毛发。毛发枯燥的人，是因为胆枯竭了；指甲干枯的人，是因为胆有亏损，发燥毛焦的人，是胆有风邪；喜欢食苦味的人，胆不足；脸上气色光洁白皙又兼有青色的人，说明胆没有病。

修养胆腑法

【原文】

当以冬三月，端居静思，北吸玄宫之黑气入口，三吞之，以补嘻之损，用益胆之津。

【白话解】

冬季的三个月，应认真静居打坐，朝北方吸玄宫的黑气入口，分三次吞下，来补充"嘻"字吐纳法损失的气，并补充胆的津液。

相胆病法

【原文】

胆之有病，大率口苦，吐酸涎，心中惊恐，若人捕之者。胆实，精神不守，卧起无定。虚则伤寒，寒则畏恐，头眩虚弱，爪发皆枯，目中出泪，膀胱连腰小腹作痛。胆与肝合道，胆有药，治与肝脏同方。

【白话解】

胆如果有病，大多表现为口苦、吐酸涎、心中常感到惊恐，好像随时有人要逮捕一样。胆实的表现是精神不能专注，起卧不定。胆虚是因为伤寒，有寒就表现为畏惧、惊恐、头眩虚弱、指甲和头发干枯、眼中多泪，膀胱连着腰部、小腹疼痛。胆与肝是相通的，治疗胆的药方与治肝脏的药方相同。

胆腑导引法

【原文】

可正坐，合两脚掌，昂头，以两手挽脚腕起，摇动，为之三五度。亦可大坐，以两手拓地，举身努力腰脊三五度，能出胆家风毒邪气。

【白话解】

可以端正坐好，两个脚掌相合，昂着头，用两手把脚腕挽起，摇动，做三至五次。也可以盘腿坐好，以两手撑地，把身体举起来，使腰脊用力，三至五次，这样能除去胆脏里的风毒邪气。

六气治胆法

【原文】

胆病以嘻出、以吸补之法：当侧卧，以鼻渐引长气嘻之，即以嘻字作微声，同气出之也。去胆病，除阴脏一切阴干盗汗，面无颜色，小肠膨胀，脐下冷痛，口干舌涩，数嘻之，乃愈。

【白话解】

治胆病，用“嘻”字的发音出气，用吸气的方法加以补养：先侧身卧好，用鼻子缓慢地呼出悠长气息，同时发出“嘻”的微弱声音，跟气一起呼出。这种方法可以治疗胆病，消除阴性内脏各种阴虚盗汗、面色无华、小肠胀气、脐下冷痛、口干舌涩。反复做几次“嘻”字诀，就能治好。

夏卷

夏三月调摄总类

【原文】

《礼记》曰:"南方曰夏,夏之为言假也,养之长之,假之仁也。"《太元经》曰:"夏者,物之修长也。"董仲舒曰:"阳长居大夏,以生育万物。"《淮南子》曰:"夏为衡,衡以平物,使之均也。"《汉律志》曰:"南者,任也,阳气于时任养万物。故君子当因时节宣调摄,以卫其生。"

【白话解】

《礼记》说:"南方配属夏季,夏字音近假,有借助的意思,万物的生长和繁盛,是借助了大自然仁德。"《太元经》说:"夏季,万物养育成长之时。"董仲舒说:"阳气长久地停留在夏季,主宰万物成长。"《淮南子》说:"夏季就像秤杆一样,秤杆秤物要水平,才平衡、均匀。"《汉书·律历志》说:"南,读音近似妊,阳气在这个时令里孕育万物。所以君子应当根据时令来调养、摄取,使生命得到养护。"

【原文】

立夏,火相;夏至,火旺;立秋,火休;秋分,火废;立冬,火囚;冬至,火死;立春,火殁;春分,火胎,言火孕于木之中矣。

【白话解】

立夏，火行较旺；夏至，火行旺盛；立秋，火行减退；秋分，火行衰弱；立冬，火行被困；冬至，火行失去作用；立春，火行完全消失；春分，火行重新孕育。这说明火是孕育于木之中的。

《臞仙月占》主疾

【原文】

四月立夏日，忌北风，主疾。

五月夏至，忌东风，主病。行秋令，主多疫。

六月行秋令，主多女疾。

【白话解】

四月立夏日这日，忌讳起北风，否则这一年疾病多。

五月夏至，忌讳起东风，否则这一年疾病多。如果这一日天气像秋天，该年将会流行瘟疫。

六月的天气如果像秋天，则该年女子多病。

夏月气数主属图

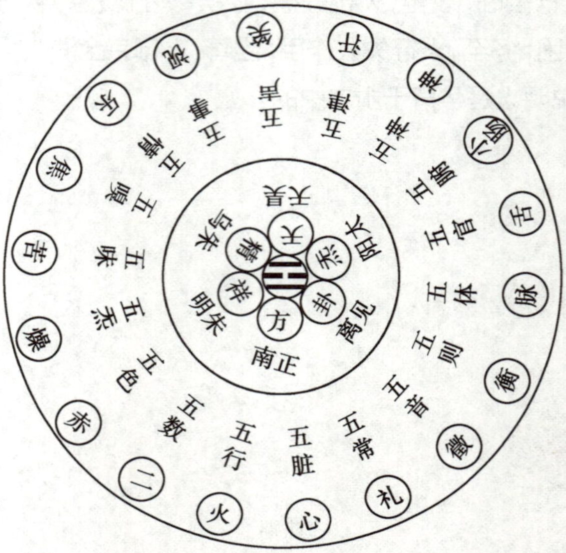

【原文】

夏曰朱明（气赤而光明也）、长嬴、朱夏、炎夏、三夏、九夏、緸夏。

天曰昊天。

风曰炎风。

节曰炎节。

草曰茂草、杂草。

木曰蔚林、茂林、密树、茂树。

【白话解】

夏天又叫朱明（是说夏季气赤而光明）、长嬴、朱夏、炎夏、三夏、九夏、緸夏。

夏天的“天”又叫昊天。

夏天的“风”又叫炎风。

夏天的“节气”又叫炎节。

夏天的“草”又叫茂草、杂草。

夏天的“木”又叫蔚林、茂林、密树、茂树。

心神图

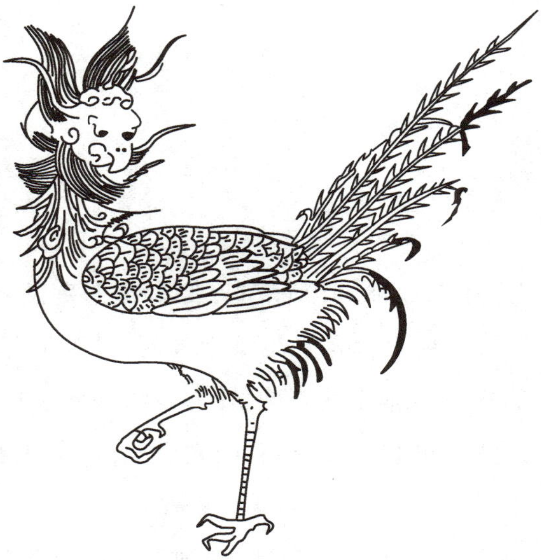

【原文】

神名丹元，字守灵。心之状如朱雀，主藏神。象如莲花下垂，色如缟映绛。生居肺中肝上对鸠尾下一寸，心脉出于中冲。（中冲，左手指端去甲二分许陷者之中。）

【白话解】

心神名叫丹元，字守灵，它的形状像朱雀，主藏神。心脏的形象如下垂的莲花，颜色如一层薄薄的丝绸映出的绛红色。居于两肺之中，肝的左上方，在肝脏鸠尾下一寸处。心脉出自中冲穴。（中冲穴，在左手中指末端离指甲边缘二分左右的凹陷之中。）

心脏夏旺论

【原文】

心属南方火，为赤帝神，形如朱雀，像如倒悬莲蕊。心者，纤也，所纳纤微，无不贯注，变水为血也。重十二两，居肺下肝上，对鸠尾下一寸。（注曰：胸中心口掩下鸠尾也。）色如缟映绛，中有七孔、三毛。上智之人，心孔通明；中智之人，五孔心穴通气；下智无孔，气明不通，无智，狡诈。

心为肝子，为脾母。舌为之宫阙，窍通耳。左耳为丙，右耳为丁。液为汗，肾邪入心则汗溢，其味苦。小肠为心之腑，与心合。《黄庭经》曰："心部之宅莲含花，下有童子丹元家，主适寒热荣卫和，丹锦绯囊披玉罗。"其声徵，其臭焦，故人有不畅事，心即焦躁。心气通则知五味，心病则舌焦卷而短，不知五味也。

其性礼，其情乐。人年六十，心气衰弱，言多错忘。心脉出于中冲，生之本，神之处也，主明运用。心合于脉，其荣色也。血脉虚少，不能于脏腑者，心先死也。心合辰之巳午，外应南岳，上通荧惑之精。故心风者，舌缩不能言也。血壅者，心惊也；舌无味者，心虚也；善忘者，心神离也；重语者，心乱也；多悲者，心伤也；好食苦者，心不足也；面青黑者，心气冷也；容色鲜好，红活有光，心无病也。肺邪入心则多言。心通微，心有疾，当用呵，呵者，出心之邪气也。故夏三月，欲安其神者，则含忠履孝，辅义安仁，定息火炽，澄和心神，外绝声色，内薄滋味，可以居高朗，远眺望，早卧早起，无厌于日，顺于正阳，以消暑气。逆之则肾心相争，水火相克，火病由此而作矣。

【白话解】

在五行中，心属火，在方位上属南方，其主神名为赤帝，形貌像朱雀，心脏形状似倒悬着的莲蕊。心，读音近“纤”，能够容纳纤细事物，心气贯注于身体一切地方，并能把液体变为血。心的重量为十二两，位置在肺的下面，肝的上面，正对着鸠尾穴下一寸。（注解：胸口心窝掩盖的软骨下就是鸠尾。）它颜色有如一层薄薄的丝绸盖在深红色上透出的样子，里面中有七个孔窍、三根毛。具有上等智力的人，心孔都通畅神志清明；中等智力的人，只有五孔心穴通畅行气；而下等智力的人，没有心孔开通，神气虽明但不通畅，缺乏智力，只有狡诈的心机。

心为肝之子，为脾之母。舌是心之宫室，窍通耳，左耳为丙，右耳为丁。汗是心的液，肾邪侵入到心就表现为汗多。在五味中，心配属苦。在五脏类别上，小肠为心之腑，与心相合。《黄庭经》说：“心脏的外表像一朵含苞未开的莲花，下面有个童子在此炼丹。心主管调适寒热营卫，像一个红色锦帛做的袋子，外面裹着薄薄的玉纱。”在五声中属徵，在五臭中，它属于焦。所以人遇上不顺畅的事情，就会表现出焦躁。心气通畅就能辨别五味，心有病，舌就焦卷而变短，分不出五味来。

心之性属礼，心之情属于乐。人到了六十岁，心气开始衰弱，说话容易错乱和健忘。心脉从中冲穴发生。心是生命之根本，是神所在的地方，主管人的聪明才智。心主管血脉，其功能表现于人的脸色。血脉虚少，不能供应脏腑者，则是心已先衰弱了。在时辰上，心与巳、午两个时辰对应。

它与大自然的南岳相对，与天上的荧惑星相通。所以心有风邪的人，舌收缩而不能言语。血堵塞的就表现为心惊。舌头无味的人是因为心气已经虚弱。健忘的人，是因为心神已经相离了。言语重复的人，心气已经乱了。容易伤感的人，心有损伤。喜欢吃苦味的人，是因为心虚不足。脸色青黑的人，是因为心气已经虚寒。脸色鲜艳红润、灵活而有光泽，说明心没有病。肺的病邪侵入心，就表现为话多。心是很精细的脏器，心有病，应当用发“呵”字音来吐纳治疗。通过发“呵”音，就能把心上的病邪排出去。所以在夏季三个月，要想使精神安宁，就应该有秉持忠孝，履行仁义，平息内心焦虑，澄清心神，远离外界的声色之乐，饮食上也要少肥甘厚味。可以住到高处，眺望远方，早睡早起，增加日照，顺应太阳作息，来消除暑气。如果反其道而行之，其结果是肾和心相对抗，水火相克，心病就会由此而产生。

相心脏病法

【原文】

心热者，色赤而脉溢，口中生疮，腐烂作臭，胸、膈、肩、背、两胁、两臂皆痛。心虚则心腹相引而痛，或梦刀杖火焰、赤衣红色之物，炉冶之事，以恍怖人。心病欲濡，急食咸以濡之，用苦以补之，甘以泻之。禁湿衣热食，心恶热及水。心病，当脐上有动脉，按之牢若痛，更苦烦煎，手足心热，口干舌强，咽喉痛，咽不下，忘前失后，宜服五参丸。

秦艽七钱　人参七钱　丹参七钱　玄参一两　干姜三钱　沙参四钱　酸枣仁七钱

上为末，蜜丸，空心，人参汤服三四十丸，日再服。

【白话解】

心有热症的人，面色发红且脉象满溢，口中生疮，发出腐烂臭味，胸、膈、肩、背、两胁和两臂都会感觉疼痛。心脏功能不足，表现为胸腹相连疼痛，或者梦中常出现刀枪火焰之类的事物，红色的衣服和物品，以金冶炼金属的炉火等，使人恍惚恐惧。心病宜用濡润的方法治疗，应该尽快食用咸味去濡润，并用苦味来补心，用甘味去泻邪。禁止穿润湿的衣服和吃太烫的食物，因为心是厌恶热和水的。心病发作时，脐上能感觉到脉在跳动，按重一点会觉得痛，更加觉得心烦焦灼、手足心发热、口干舌强、咽喉痛、吞咽不下、忘前失后等，宜服五参丸。

秦艽七钱　人参七钱　丹参七钱　玄参一两　干姜三钱　沙参四钱　酸枣仁七钱

以上药物一起捣成药末，用蜂蜜制成蜜丸，空腹时用人参汤服三四十丸，每日服两次。

修养心脏法

【原文】

当以四月五月弦朔清旦，面南端坐，叩齿九通，漱玉泉三次，静思注想，吸离宫赤气入口，三吞之，闭气三十息，以补呵气之损。

【白话解】

应当在四月、五月的初一和十五的清晨，面向南方正坐，叩齿九遍，漱唾液三次，平静思想，精神专注，向离卦方位吸入南方赤色之气，分三次吞入，然后憋气三十次，以用来补偿“呵”气法的损耗。

六气治心法

【原文】

治心脏用呵，以鼻渐长引气，以口呵之，皆调气如上，勿令自耳闻之。若心有病，大呵三遍。呵时，以手交叉，乘起顶上为之。去心家劳热，一切烦闷。疾愈即止，过度即损，亦须以“呼”字吸旺气以补之。

【白话解】

治疗心脏用呵字法，用鼻子慢慢地吸入长气，用口发“呵”字音慢慢地呼出去，气息调匀，发出的声音应小得不能让自己听见。如果心有病，应大声“呵”三遍。呵的时候以手交叉，同时往上项。本法可以祛除心脏的一切劳热，一切烦闷。疾病痊愈就要停止，做多了反而会造成损害。如果造成了损害，亦须要以“呼”字吸入旺气来补益。

黄帝制夏季所服奇方

【原文】

黄帝曰：“夏三月服何药？”岐伯曰：“以补肾茯苓丸，能治男子内虚，不能饮食，健忘，悲忧不乐，喜怒无常，四肢浮肿，小便赤黄，精浊淋漓，绞痛，膀胱冷痛，阴囊湿痒，口渴饮水腹胀，皆犯五劳七伤，宜服此方。”

茯苓五钱（食不消加一钱） 杜仲五钱（腰痛加一钱） 山茱萸四钱（湿痒加五分） 附子二钱（有风加五分） 牡丹皮四钱（腹中游风加一钱） 泽泻三钱（水气加五分） 桂三钱（颜色不荣加五分） 山药五钱（头风加一钱） 地黄四钱（秋冬加一钱） 细辛二钱（目昏加一钱） 石斛四钱（阴湿加一钱） 苁蓉三钱（痿黄加五分） 生姜二钱

上一十三味，共为末，炼蜜为丸，如桐子大。每服七丸，日再服。忌房事、生冷、猪鱼等食。

【白话解】

黄帝问：“夏季三个月应服什么药？”岐伯回答说：“用补肾茯苓丸，能治男子内脏虚弱，不思饮食，精神健忘，悲伤忧郁闷闷不乐，时喜时怒反复无常，四肢浮肿，小便颜色赤黄，精液混浊小便淋漓，小腹绞痛，膀胱冷痛，阴囊潮湿瘙痒，口渴饮水但腹胀，都是犯了五劳七伤，适宜服用此方。”

茯苓五钱（饮食不消化加一钱） 杜仲五钱（有腰痛加一钱） 山茱萸四钱（湿气瘙痒加五分） 附子二钱（有风痛加五分） 牡丹皮四钱（腹中气窜加一钱） 泽泻三钱（有水气症状加五分） 桂三钱（面色不红润加五分） 山药五钱（有头风加一钱） 地黄四钱（秋冬季节加一钱） 细辛二钱（视力不好加一钱） 石斛四钱（阴囊潮湿加一钱） 苁蓉三钱（肤色萎黄加五分） 生姜二钱

以上十三味，共研磨成粉末，加蜂蜜炼制为药丸，如同梧桐子那么大。每次服用七丸，每日服两次。此期间应忌房事，忌食生冷和猪、鱼等食物。

心脏导引法

【原文】

可正坐，两手作拳，用力左右互筑，各五六度。又以一手向上拓空，如擎石米之重，左右更手行之。又以两手交叉，以脚踏手中，各五六度，闭气为之。去心胸风邪诸疾，行之良久，闭目，三咽津，叩齿三通而止。

【白话解】

端正坐好，两手握拳，用力左右互相交错击打，各五至六次。又以一只手向上托空举起，如同托举重重的一石米，左右手交替进行。又将两手交叉，用脚踩手上，各五至六次，做的时候要闭气。这样可以祛心胸风邪引起的各种疾病。做得时间长了，闭上眼吞咽三次津液，叩齿三遍就可以停止了。

夏季摄生消息论

【原文】

夏三月属火，主于长养。心气火旺，味属苦。火能克金，金属肺，肺主辛，当夏饮食之味，宜减苦增辛以养肺。心气当呵以疏之，嘘以顺之。

三伏内，腹中常冷，特忌下利，恐泄阴气，故不宜针灸，惟宜发汗。夏至后，夜半一阴生，宜服热物，兼服补肾汤药。夏季心旺肾衰，虽大热不宜吃冷淘冰雪蜜水、凉粉、冷粥，饱腹受寒，必起霍乱。莫食瓜茄生菜，原腹中方受阴气，食此凝滞之物，多为癥块。若患冷气痰火之人，切宜忌之，老人尤当慎护。

平居檐下、过廊、巷堂、破窗皆不可纳凉，此等所在虽凉，贼风中人最暴。惟宜虚堂净室，水亭木阴，洁净空敞之处，自然清凉。更宜调息净心，常如冰雪在心，炎热亦于吾心少减。不可以热为热，更生热矣。每日宜进温补平顺丸散。饮食温暖，不令大饱，常常进之。宜桂汤、豆蔻熟水，其于肥腻当戒。

不得于星月下露卧兼便，睡着使人扇风取凉，一时虽快，风入腠里，其患最深。贪凉兼汗身当风而卧，多风痹，手足不仁，语言謇涩，四肢瘫痪。虽不人人如此，亦有当时中者，亦有不便中者，其说何也？逢年岁方壮，遇月之满，得时之和，即幸而免，至后还发。若遇年力衰迈，值月之空，失时之和，无不中者。头为诸阳之总，尤不可风，卧处宜密防小隙微孔，以伤其脑户。夏三月，每日梳头一二百下，不得梳着头皮，当在无风处梳之，自然去风明目矣。

【白话解】

夏季三个月，在五行上属火，主万物成长。心气属火正当旺盛之时，在五味上配属苦味。在五行上，火能克金，金属肺，而肺又主辛味。所以在夏季饮食宜减少苦味增加辛味，这样可以达到养肺的目的。心气应用“呵”字呼吸法来疏导，用“嘘”字法来顺应。

三伏天腹内常冷，特别忌讳下利，这样会使阴气泄漏，人体失去平衡，所以不宜针灸，只适宜发汗。夏至后的夜半，阴气开始回升，应该吃热食，兼服补肾的汤药。夏季的特点是心旺肾衰，即使很热时也不宜吃冷浸甚至冰镇的蜜糖水、凉粉、冷粥，如果饱腹受寒，必然会引起霍乱吐泻。不要食瓜茄生菜，因为腹中正受自然界阴气影响，吃了这些凝滞之物，容易导致积聚。如果是原本就有冷气痰火的人，更要忌这些。老年人也应当谨慎地护养。

在屋檐下、过道、堂屋、有破窗户的地方都不可以纳凉，这些地方虽然凉快，但睡着后吹了风，最能使人致病。只要在安静宽敞的屋子、水上的亭子、树荫之下、干净空敞的地方，自然清凉。更应该调匀气息，平静心境，常常感到冰雪在心，就会感觉不那么炎热了。不能一味觉得天气炎热，这样更加会热不可耐。每日适宜服温补平顺的丸散，饮食要温暖，不要吃得太饱，可少吃多餐。适宜喝桂汤、豆蔻熟水，尽量少吃肥腻食物。

不能在星月下露卧，或者睡着了还让人给自己打扇取凉。虽然一时凉快，但若风邪进入了腠理，危害很大。出汗时如对风纳凉，易得手足四肢疼痛麻木的病或语言不清、四肢瘫痪。虽然不是人人都会如此，有的当时就出现症状，也有当时没有表现的，这是为什么呢？年轻力壮者，恰好与时令相合，所以暂时抵抗住了，得以幸免，但以后还会发作。而年迈体衰者，又与时令不和，就没有不发病的。头是各条阳经的总汇处，尤其不可被风侵袭，卧室一定要严密，防止小缝隙、小孔的微风吹伤头部。夏天三个月，每日应梳头一两百下，不要梳到头皮，并且应该在没有风的地方梳头，这样自然能祛除风邪，并能明目。

【原文】

《养生论》曰："夏谓蕃秀，天地气交，万物华实，夜卧早起，无厌于日。使志无怒，使华成实，使气得泄。此夏气之应，养长之道也。逆之则伤心，秋发痎疟，奉收者少，冬至病重。"

【白话解】

《养生论》说："夏天是事物繁盛生长的季节，天地阴阳二气相交，万物开花结果，人应该晚睡早起，沐浴朝阳。让精神平静无怒气，使花朵过后能够结果，使气机得到通泄，这就顺应了夏气，也是成长养育之道。违反这些原则就会损伤心脏，到秋天到了就会发作疟疾；如果不能敛藏，到冬至就会病情加重。”

【原文】

又曰：“夏气热，当食菽以寒之，不可一于热也。禁饮温汤，禁食过饱，禁湿地卧并穿湿衣。”

【白话解】

又说：“夏天天气炎热，适宜豆类来消暑，不能一直处在炎热之中。禁止饮温热的水，也禁止吃得过饱，禁止在湿处睡觉和穿潮湿未干的衣服。”

【原文】

“夏三月，丁巳、戊申、己巳、丑未辰日宜炼丹药。”

【白话解】

“夏季的三个月里，丁巳、戊申、己巳、丑未辰日都适宜炼丹药。”

【原文】

“夏三月，头卧宜向南，大吉。”

【白话解】

“夏季的三个月里，睡觉的时候头宜向南，大吉。”

【原文】

“夏三月，六气十八候皆正长养之令，勿起土、伐大树。”

【白话解】

“夏季三个月的六个节气和十八候，都正是生长养育的时令，不要挖土和砍伐大树。”

【原文】

《千金方》曰：“夏七十二日，省苦增辛，以养肺气。”

【白话解】

《千金方》说：“夏季七十二日，少苦味增加辛味，以养肺气。”

【原文】

《内经》曰：“夏季不可枕冷石并铁物取凉，大损人目。”

【白话解】

《内经》说："夏季不要用冷石头做枕头，也不要用铁器取凉，不然对眼睛的损害很大。"

【原文】

陶隐居曰："冰水止可浸物，使驱日晒暑气，不可作水服。入腹内，冷热相搏，成疾。若多着饴糖拌食，以解酷暑亦可。"

【白话解】

陶弘景说："冰水只能用来浸洗物体，以驱散日晒的暑气，但不可以用来当水喝。冰水一进腹内，它的冰凉与人体热量相冲，会得病。如果能多用些饴糖拌着食用，也可以解暑热。"

【原文】

书曰："夏至后，秋分前，忌食肥腻、饼臛、油酥之属，此等物与酒浆瓜果极为相妨，夏月多疾以此。"

【白话解】

书上说："夏至以后，秋分之前，应忌食肥腻食物、煎饼和油酥类的食物。这些食物与酒和瓜果一起对人体不利，夏天多病往往因此而起。"

【原文】

又曰:“夏勿露卧,令人皮肤成癣,或作面风。”

【白话解】

又说:“夏天不要露天睡卧,会使人皮肤长癣,引起面部抽搐。”

【原文】

又曰:“夏伤暑热,秋必痎疟。忽遇大寒,当急防避。人多率受,时病由此而生。”

【白话解】

又说:“夏季伤于暑热,到了秋天必定要发疟疾。如果遇上突然降温,应当立即防御。很多人都不注意而受寒,时令病往往由此而起。”

【原文】

《参赞书》曰:“日色晒热石上凳上,不可便坐,搐热生豚疮,冷生疝气。人自大日色中热处晒回,不可用冷水洗面,损目。伏热在身,勿得饮冷水及以冷物激身,能杀人。”

【白话解】

《三元参赞延寿书》说："太阳晒热的石凳，不能立即坐，积热会令臀部生疮，如果是冷凳则会引起疝气。人从大太阳底下很热的地方回来，不可以立即用冷水洗脸，这样会损伤眼睛。体内积存热气，不要喝冷水，也不要用冰冷的物体去刺激身体，这样很伤身。"

【原文】

书云："五六月深山涧中停水，多有鱼鳖精涎在内，饮之成瘕。"

【白话解】

书上说："五六月深山涧中的死水里，往往多有鱼鳖的精液、痰涎在里面，饮了容易腹内生积块。"

【原文】

《养生论》曰："夏日不宜大醉。清晨吃炒葱头酒一二杯，令人血气通畅。"

【白话解】

《养生论》说："夏天不能喝得大醉。清晨可以饮炒葱头酒一两杯，则会令人血气通畅。"

【原文】

又曰："风毒脚气因肾虚而得，人生命门属肾，夏月，精化为水，肾方衰绝，故不宜房色过度，以伤元气。"

【白话解】

又说："风毒脚气病都因肾虚而起，人的生命源自命门之精，属于肾。在夏天里精化为水，肾气正处衰弱之时，所以房事不能过度，以免伤了元气。"

【原文】

《金匮要略》曰："夏三月不可食猪心，恐死气犯我灵台耳。宜食苦荬以益心。"

【白话解】

《金匮要略》说："夏季三个月不可以食猪心，恐怕它的死气侵犯了自己的心脏。宜吃苦荬来补益心脏。"

【原文】

《千金翼方》曰："夏三月丙丁日，戒夫妇容止。"

【白话解】

《千金翼方》说:“夏季三个月逢丙丁日,忌夫妇同房。”

【原文】

《养生论》曰:“夏月宜用五枝汤洗浴,浴讫,以香粉傅身,能驱瘴毒,疏风气,滋血脉,且免汗湿阴处,使皮肤燥痒。”

【白话解】

《养生论》说:“夏季适宜用五枝汤洗浴,洗完后,用香粉扑在身上,能驱除瘴毒,疏通风气、滋养血脉,而且能避免阴处出汗潮湿,导致皮肤干燥发痒。”

五枝汤方

【原文】

桑枝　槐枝　桃枝　柳枝各一握　麻叶半斤

煎汤一桶,去渣,温洗,一日一次。

【白话解】

桑枝　槐枝　桃枝　柳枝各一把　麻叶半斤

用上面药物煮一桶水,去除药渣,趁温热洗浴,一日一次。

傅身香粉方

【原文】

用粟米作粉一斤，无粟米，以葛粉代之。加青木香　麻黄根　香附子（炒）　甘松　藿香　零陵香

以上各二两，捣罗为末，和粉拌匀，作稀绢袋盛之，浴后扑身。

【白话解】

用粟米打粉，用一斤，如果没有粟米，可以用葛粉代替。加入青木香　麻黄根　炒香附　甘松　藿香　零陵香

以上各二两，捣碎筛成粉末，与粟米粉拌匀，用稀布袋装好，浴后扑在身上。

夏三月合用药方

豆蔻散

【原文】

治夏月多冷气发动，胸膈气滞，噎塞，脾胃不和，不思饮食。

草豆蔻四两（同生姜四两炒香黄为度，去姜用）　大麦芽十两（炒黄）　神曲四两（炒黄）　甘草四两（炙）　干姜一两（炮）

上为末，每服一钱，如点茶吃，不计时服。

【白话解】

可以治疗夏季时常受凉，胸膈气滞，吞咽不下，脾胃不和，不思饮食。

草豆蔻四两（同生姜四两一起炒，至炒出香味和颜色发黄后，去除姜应用） 大麦芽十两（炒黄） 神曲四两（炒黄） 甘草四两（炙） 干姜一两（炮）

以上药物打成粉末，每次服一钱，如果用来冲茶饮，随时可服。

苁蓉丸

【原文】

平补下元，明目，妙甚。

苁蓉四两（酒洗，去心内白汁） 巴戟二两 菊花二两 枸杞二两

上炼蜜为丸，桐子大。每服二十丸，盐汤下。

【白话解】

平缓补肾，明目，效果甚好。

苁蓉四两（用酒浸洗，去除心内白汁） 巴戟天二两 菊花二两 枸杞二两

以上炼蜜为丸，梧桐子大。每次服二十丸，用盐开水送服。

诃子散

【原文】

治脾胃忽生冷气，腹胀满疼闷，泄泻不止。

诃子皮五个　大腹五个（去外皮）　甘草五钱（炙）　白术五钱　草豆蔻十四个（面包炒黄，去面用）　人参五钱

上为末，每服二钱，水一盏，入枣二个、生姜一小片，同煎至六分，温服。

【白话解】

治疗脾胃忽然受凉，腹中胀满疼闷，泄泻不止。

诃子皮五个　大腹五个（去外皮）　甘草五钱（炙）　白术五钱　草豆蔻十四个（用面粉包裹炒黄，去除面粉应用）　人参五钱

以上打成粉末，每次服用二钱，水一盏，放入枣两个、生姜一小片，一同煎至六分，温服。

棱术散

【原文】

夏日因食冷物，气积膈滞，或心腹疼痛等症，宜常服之。

用京三棱三两（湿纸裹煨热透，另捣）　莪术二两（同上制）　乌药三两（去皮）　甘草三两（炙）　陈皮二两（用厚朴亦可）

上为末，每服一钱，盐汤调下，不拘时服。

【白话解】

夏天因食用冷物，腹内气积，胸膈积滞，或者心腹疼痛等症，适宜经常服用。

用京三棱三两（湿纸包裹煨热透，单独捣碎） 莪术二两（同上制法） 乌药三两（去皮） 甘草三两（炙） 陈皮二两（用厚朴代替也可以）

以上药物一起打成粉末，每次服一钱，用盐开水调下，不定时服用。

四顺丸

【原文】

老人百疾。

神曲四两（入生姜二两，去皮，一处杵作饼子焙干） 甘草一两（炙黄） 草豆蔻一两五钱（先炮熟，去皮细剉用） 大麦芽二两（炒黄）

上为末，盐汤服一钱。

【白话解】

治疗各种老人疾病。

神曲四两（加去皮生姜二两，一起捣成饼子，烘干） 甘草一两（炙黄） 草豆蔻一两五钱（先炮熟，去皮切碎后应用） 大麦芽二两（炒黄）

以上药物打成粉末，用盐开水送服，每次一钱。

橘红散

【原文】

夏月消食和气。

广陈皮用一斤（汤浸洗五七次，布包压干，又用生姜半斤，取自然汁，将皮拌匀一宿，焙干，称一斤） 肉豆蔻一两 甘草二两

上，将甘草同白盐三四两同炒，候盐红色、草赤色为度，共橘皮为末。用茶点服，一钱一次。

【白话解】

夏季助消化，行气。

广陈皮用一斤（先用汤浸洗五至七次，用布包好压干，又用生姜半斤榨汁，将陈皮拌匀，放一晚后烘干，称取一斤） 肉豆蔻一两 甘草二两

以上各味药，先将甘草加白盐三四两同炒，直至盐变红色、甘草变赤色为止，加上橘皮打为粉末。可以冲茶服用，一钱一次。

四月修养法

【原文】

孟夏之月，天地始交，万物并秀，宜夜卧早起，以受清明之气。勿大怒大泄。夏者，火也，位南方，其声呼，其液汗，故怒与泄为伤元气

也。卦值乾，乾者，健也，阳之性，天之象也。君子以自强不息。生气在卯，坐卧行动宜向正东方。

【白话解】

夏季的第一个月，天地阴阳开始交合，万物均在成长，适宜晚睡早起，以接受天地间的清明之气。不要大怒和过度发泄。夏季，属火，对应南方，声音为呼，体液为汗，所以发怒和大泄都会伤元气。八卦属乾，乾就是强健的意思，本性阳刚，是天的象征。君子此时应该自强不息。生旺之气在卯位，人的坐卧行动都宜向着正东方。

【原文】

孙真人曰："是月肝脏已病，心脏渐壮，宜增酸减苦，以补肾助肝，调养胃气。勿受西北二方暴风，勿接阴以壮肾水，当静养以息心火。勿与淫接，以宁其神，以自强不息，天地化生之机。"

【白话解】

孙真人说："四月肝脏木气已经衰弱，心脏逐渐壮盛，适宜增食酸味减苦味，以补肾助肝，调养胃气。不要受西、北两个方向大风的侵袭。不要进行房事以使肾水保持充盛，应当静养以平息心火。不要与淫邪接触，以使神志安宁，并以自强不息的态度顺应天地造化之机。"

【原文】

《月令》曰："君子斋戒，处必掩身，毋躁，止声色，毋进御，薄滋味，毋违和，节嗜欲，定心气。"

【白话解】

《月令》说："君子应当斋戒，所处的地方一定低调，不要躁动，远离外界声色，不要进行房事，饮食清淡，情绪不要波动，节制各种嗜好和欲望，使心气平定。"

【原文】

《内丹秘要》曰："姤月[1]为一阴始生之月也。阴气方生，喻身中阴符起缩之地。灵丹养成入口中，当驯致其道，遂归丹田，不可慌忙急速。"

【注释】

[1] 姤月：即阴历五月，在十二消息卦中配属姤卦，初爻为阴，其余五爻为阳。

【白话解】

《内丹秘要》说："姤月是阴气刚开始生长的月份。阴气刚刚生起，比喻身上的阴符开始从收缩中发起。所炼成的内丹引导入口中，应当控制它的运行，使它归入丹田，不要急于求成。"

【原文】

《保生心鉴》曰："五月属火，午火大旺，则金气受伤。古人于是时独宿淡味，兢兢业业，保养生脏，正嫌火之旺耳。"

【白话解】

《保生心鉴》说："五月属火，午时火气最旺，则克伐金气使其衰弱。古人在这个时候，要独处睡卧，饮食清淡，专心静养，保养肺金所生的肾水脏气，这是因为惧怕火气正旺时节。"

《灵剑子》导引法

【原文】

补心脏坐功之法有二：一势，正坐斜身，用力偏敌如排山势，极力为之，能去腰脊风冷，宣通五脏六腑，散脚气，补心益气。左右以此一势行之。二势，以一手按髀，一手向上，极力如托石，闭气行之，左右同行。去两胁间风毒，治心脏，通和血脉。

【白话解】

补心脏坐功，方法有二式：第一式，端正坐好，侧身，用力对抗，如排山倒海一样，用最大的力气尽力去做。这样能去除腰脊部的风寒，宣通五脏六腑，消散脚气肿胀，补心益气。此式左右各做一次。第二式，以一手按住大腿，一手向上极力举起，如托举巨石，要屏住呼吸来做，左右反复。这个动作能去两胁间的风毒，治疗心脏疾病，通和血脉。

陈希夷孟夏二气导引坐功图势

立夏四月节坐功图

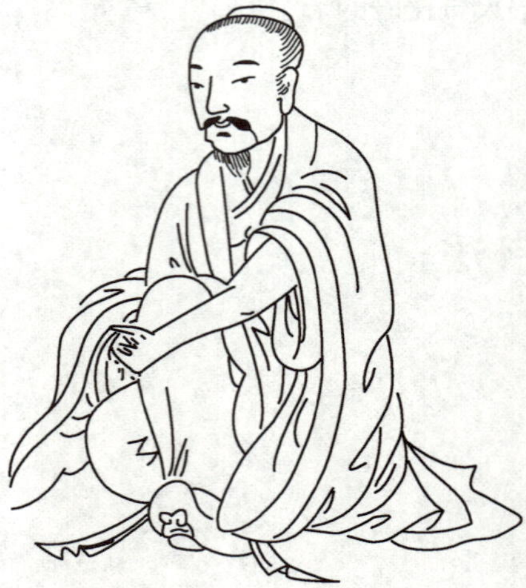

【原文】

运：主少阴二气。

时：配手厥阴心包络风木。

坐功：每日以寅、卯时，闭息瞑目，反换两手，抑掣两膝，各五七度，叩齿，吐纳，咽液。

治病：风湿留滞，经络肿痛、臂肘挛急、腋肿、手心热、喜笑不休、杂症。

【白话解】

五运六气：属少阴君火的二之气。

时令：配属手厥阴心包经的风木之气。

坐功：每日的寅时、卯时，屏住呼吸，闭目，交换两手，分别按压两边膝部各五至七次，然后叩齿、调整呼吸和吞咽津液。

治病：可以治疗风湿停留，经络肿痛，臂肘痉挛拘急，腋下肿痛，手心发热，喜笑不停，以及各种杂症。

小满四月中坐功图

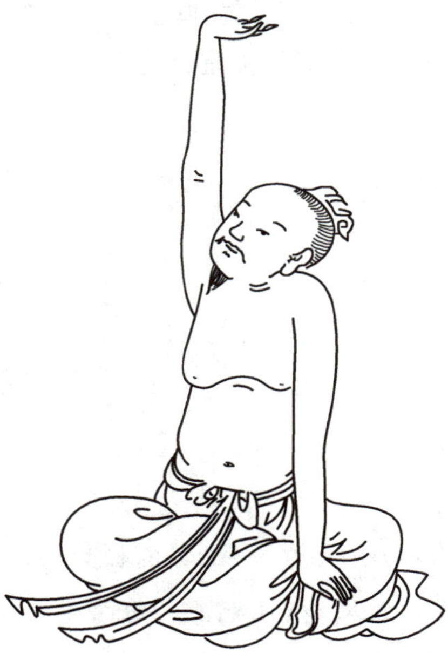

【原文】

运：主少阳三气。

时：配手厥阴心包络风木。

坐功：每日寅、卯时，正坐，一手举托，一手拄按，左右各三五度，叩齿，吐纳，咽液。

治病：肺腑蕴滞邪毒，胸胁支满、心中澹澹大动、面赤、鼻赤、目黄、心烦作痛、掌中热、诸痛。

【白话解】

五运六气：属少阳相火的三之气。

时令：配属手厥阴心包经的风木之气。

坐功：每日的寅时、卯时，端正坐好。一手向上举托，一手向下按压，左右各三至五次，然后叩齿、深呼吸、吞咽津液。

治病：可以治疗肺腑蕴滞的邪毒，胸胁胀满，心慌心跳，面红鼻赤，目黄，心烦心痛，掌心发热，以及各种痛症。

五月修养法

【原文】

仲夏之月，万物以成，天地化生，勿以极热，勿大汗，勿曝露星宿，皆成恶疾。忌冒西北之风，邪气犯人。勿杀生命。是月，肝脏已病，神气不行，火气渐壮，水力衰弱，宜补肾助肺，调理胃气，以顺其时。卦值姤，姤者，遇也，以阴遇阳，以柔遇刚之象也。生气在辰，宜坐卧向东南方。

【白话解】

夏季的第二个月，万物长大成形，天地培育生长。这时不要过于冒热，避免出大汗，也不要露宿在星月之下，这些都会导致严重疾病。要避免西北风，谨防邪气侵入人体。不要杀生。这个月，肝脏处于受制状态，神气提不起来，火行之气渐渐壮大，水行的力量衰弱，适宜补肾助肺，调理胃气，以顺应这个时令。这个月在十二消息卦上对应姤卦，姤是相遇的意思，是阴气遇到阳气、柔弱遇到刚强的象征。生旺之气在辰位，坐卧适宜朝向东南方。

【原文】

孙真人曰："是月肝脏气休，心正旺，宜减酸增苦，益肝补肾，固密精气。卧早起早，慎发泄，五日尤宜斋戒静养，以顺天时。"

【白话解】

孙真人说："这个月肝气已经衰弱，而心气正旺，食物适宜减少酸味增加苦味，益肝补肾，严密固守精气。要早睡早起，谨防精神发泄。初五这日尤其只适宜吃斋静养，以顺应天时。"

【原文】

《保生心鉴》曰："午火旺则金衰，于时当独宿，淡滋味，保养生脏。"

【白话解】

《保生心鉴》说："逢午则火旺盛，克制金令其衰弱。这时应该单独睡觉，清淡饮食，以保养脏气。"

【原文】

《养生纂》曰："此时静养毋躁，止声色，毋违天和，毋幸遇，节嗜欲，定心气。可居高明，可远眺望，可入山林，以避炎暑，可坐台榭空敞之处。"

【白话解】

《养生纂》说："这个月应当静养不要躁动，停止娱乐，不违背天时。不要过多房事，节制嗜欲，平定心气。可以到位置较高、明亮处，向远方眺望，也可以进到山林中避炎暑，也可以坐在亭台楼阁空敞的地方静养。"

《灵剑子》导引法

【原文】

常以两手合掌，向前筑去，臂腕如此七次，淘心脏风劳，散关节滞气。

【白话解】

经常用两手合掌，向前用力出击，臂和腕部这样用力反复七次，可以祛除心脏风劳，驱散关节滞气。

陈希夷仲夏二气导引坐功图势

芒种五月节坐功图

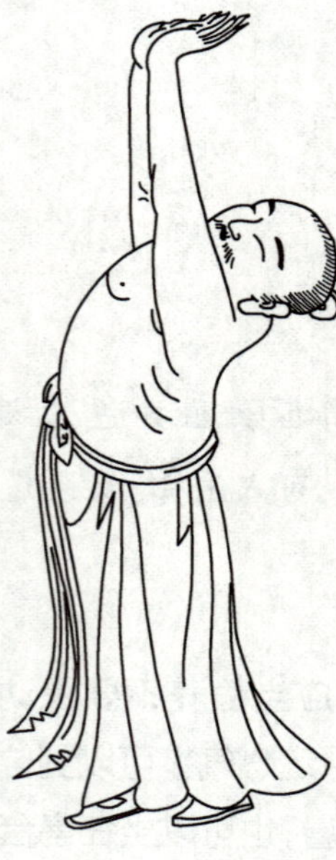

【原文】

运：主少阳三气。

时：配手少阴心君火。

坐功：每日寅、卯时，正立仰身，两手上托，左右力举各五七度，定息叩齿，吐纳咽液。

治病：腰肾蕴积虚劳，嗌干心痛欲饮、目黄胁痛、消渴、善笑、善惊善忘、上咳吐、下气泄、身热而脘痛、心悲、头项痛、面赤。

【白话解】

五运六气：属少阳相火的三之气。

时令：配属手少阴心经的君火之气。

坐功：每日的寅时、卯时，正立，仰身，两手向上托，左右用力上举各五至七次，然后平定呼吸、叩齿，调整呼吸和吞咽津液。

治病：可以治疗腰肾气机蕴积的虚劳，咽干、心痛想饮水，双目黄染，胁痛，消渴，容易或笑或惊或忘事，上部咳嗽呕吐，下部胀气泄泻，身体发热、腹痛，心情悲伤，头项疼痛，面色红赤。

夏至五月中坐功图

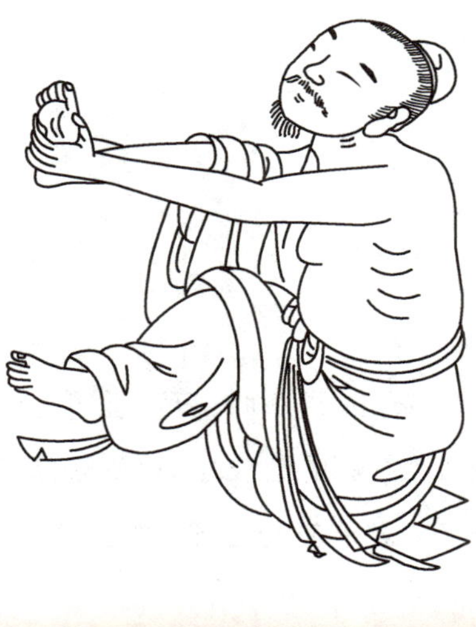

【原文】

运：主少阳三气。

时：配手少阴心君火。

坐功：每日寅、卯时，跪坐，伸手叉指屈指，脚换踏左右各五七次，叩齿，纳清吐浊，咽液。

治病：风湿积滞，腕膝痛、臑臂痛、后廉痛厥、掌中热痛、两肾内痛、腰背痛、身体重。

【白话解】

五运六气：属少阳相火的三之气。

时令：配属手少阴心经的君火之气。

坐功：每日的寅时、卯时，跪坐，两手伸开手指交叉屈指，用脚轮流左右踏踩，各五至七次，叩齿，深呼吸，然后吞咽津液。

治病：可以治疗风湿停留，腕和膝疼痛，大臂疼痛，后侧肌肉疼痛冰凉，掌心发热疼热痛，两肾部疼痛，腰背疼痛，身体沉重。

六月修养法

【原文】

季夏之月，发生重浊，主养四时，万物生荣，增咸减甘，以滋肾脏。是月肾脏气微，脾脏独旺，宜减肥浓之物，益固筋骨。卦值遁，遁者，避也，二阴浸长，阳当避也，君子庄矜自守。生气在巳，坐卧宜向南方。

【白话解】

夏季的最后一个月，生长之气厚重凝浊，主管养护四季，万物生长繁荣，饮食应该增加咸味减少甜味，以助于养肾。在这个月肾脏之气微弱，唯独脾脏气旺，在食物方面应减少一些肥腻味重的食品，注意补养强健筋骨。这个月在八卦上属“遁”卦，遁就是躲避的意思，阴气在加倍地滋长，阳气开始回避。君子在这个月令里应庄重矜持，生旺之气在巳位，人们的坐卧都宜向南方。

【原文】

孙真人曰：“是月肝气微弱，脾旺，宜节约饮食，远声色。此时阴气内伏，暑毒外蒸，纵意当风，任性食冷，故人多暴泄之患。切须饮食温软，不令太饱，时饮粟米温汤、豆蔻熟水最好。”

【白话解】

孙真人说：“这个月肝气微弱，脾土旺盛，宜节制饮食，远离声色。这个月阴气内藏，暑毒从外蒸腾，如果随意吹风，任性地食冷物，会容易得急性腹泻的病。必须饮食温热和柔软的食物，不要吃得太饱，常喝粟米温汤和豆蔻热水最好。”

【原文】

《内丹秘诀》曰：“建未之月，二阴之卦，是阴气渐长，喻身中阴符，离去午位，收敛而下降也。”

【白话解】

《内丹秘诀》说：“这个月配属未，卦象是有两个阴爻的离卦，说明阴气渐长，反应在炼丹方面，身中炼成的阴符离开了午位，开始收敛和下降了。”

《灵剑子》导引法

【原文】

端身正坐，舒手指，直上反拘。三举，前屈，前后同行。至六月半后用之。去腰脊脚膝痹风，散膀胱邪热。

【白话解】

身体端正坐好，舒展手指，手掌上举反向收拢，上举三次后，再向前弯曲，这样一前一后进行。这个运作在六月十五日以后应用。可以去除腰脊脚膝的疼痛麻木，也可散除膀胱的邪热。

陈希夷季夏二气导引坐功图势

小暑六月节坐功图

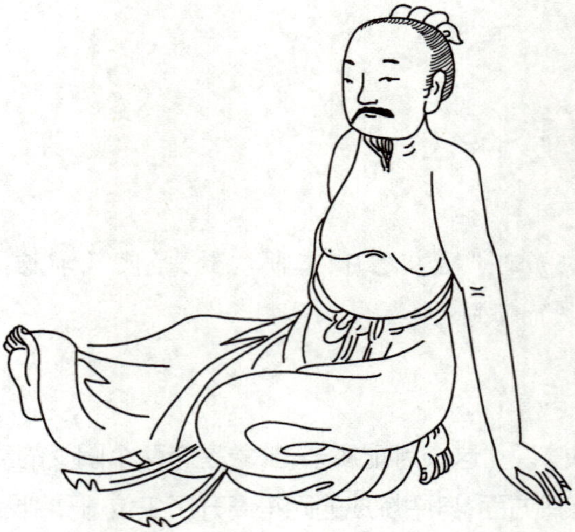

【原文】

运: 主少阳三气。

时: 配手太阴肺湿土。

坐功: 每日丑、寅时，两手踞地，屈压一足，直伸一足，用力掣三五度，叩齿，吐纳咽液。

治病: 腿膝腰髀风湿，肺胀满，嗌干，喘咳，缺盆中痛，善嚏，脐右小腹胀引腹痛，手挛急，身体重，半身不遂，偏风，健忘，哮喘，脱肛，腕无力，喜怒无常。

【白话解】

五运六气: 属少阳君火的三之气。

时令: 配属手太阴肺经的湿土之气。

坐功: 每日的丑时、寅时，两手压地面，一条腿弯曲下压，另一条腿伸直，用力牵拉三至五次。然后叩齿、调整呼吸、吞咽津液。

治病: 可以治疗腿、膝、腰、大腿的风湿，肺气胀满，咽干，喘咳，缺盆中疼痛，容易喷嚏，肚脐右侧小腹胀引腹痛，手痉挛拘急，身体沉重，半身不遂，偏头痛，健忘，哮喘，脱肛，手腕无力，喜怒无常。

大暑六月中坐功图

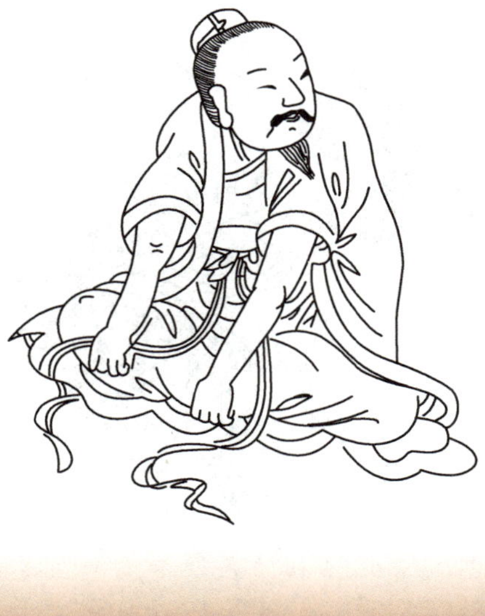

【原文】

运：主太阴四气。

时：配手太阴肺湿土。

坐功：每日丑、寅时，双拳踞地，返首向肩引作虎视，左右各三五度，叩齿，吐纳咽液。

治病：头项胸背风毒、咳嗽上气、喘渴烦心、胸膈满、臑臂痛、掌中热、脐上或肩背痛、风寒汗出、中风、小便数欠、淹泄、皮肤痛及麻、悲愁欲哭、洒淅寒热。

【白话解】

五运六气：属太阴湿土的四之气。

时令：配属手太阴肺经的湿土之气。

坐功：每日的丑时、寅时，双拳据地，回头向肩部牵引，好像老虎回看的样子，左右各做三至五次，叩齿、调整呼吸、吞咽津液。

治病：可以治疗头项胸背受风邪，咳嗽上气，气喘，口渴，心烦，胸膈胀满，大臂疼痛，手掌心热，肚脐上部或肩背部疼痛，受风寒汗出，中风，小便频数，泄泻，皮肤麻痛，情绪悲哀忧愁想哭，冷热交作。

脾神图

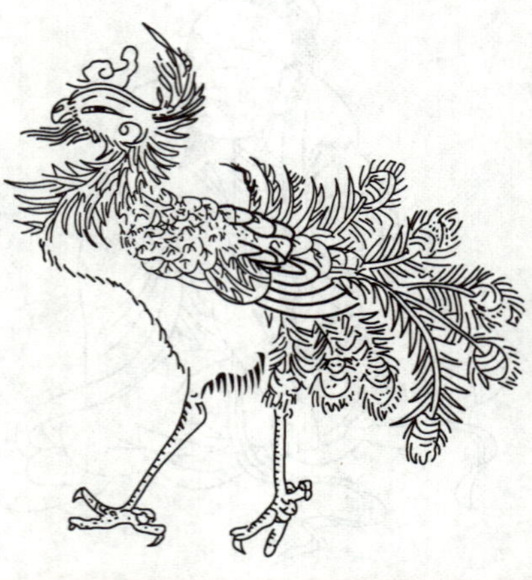

【原文】

经曰：脾旺于四季，附心下。故图列于夏后。

神名常在，字魂庭。脾之状如神凤，主藏魂，象如覆盆，色如缟映黄。正掩脐上近前，横覆于胃。脉出于隐白。（隐白，左足大指端侧，去甲角如韭叶。）

【白话解】

经文说：脾土在四季都兴旺，位置附在心下。所以将脾神图列于夏季之后。

脾神名叫常在，字魂庭。脾神的外貌像凤凰神鸟。脾主藏魂，形象如倒扣的盘子，色彩如白绸映着黄色。位置在脐上方靠前、横向被覆盖在胃后面。脾脉出于隐白穴。（隐白：左右大指端侧面，离趾甲角大约一根韭叶宽。）

脾脏四季旺论

【原文】

脾脏属中央土，旺于四季，为黄帝，神肖凤形，坤之气，土之精也。脾者，裨也，裨助胃气。居心下三寸，重一斤二两，阔三寸，长五寸。脾为心子，为肺母，外通眉阙，能制谋意辩，皆脾也。口为之宫，其神多嫉。脾无定形，主土阴也。妒亦无准，妇人多妒，乃受阴气也。食熟软热物，全身之道也。故脾为五脏之枢，开窍于口，在形为颊，脾脉出于隐白。

脾乃肉之本意处也，谷气入于脾，于液为涎，肾邪入脾则多涎。六腑，胃为脾之腑，合为五谷之腑也。口为脾之官，气通则口知五味，脾病则口不知味。脾合于肉，其荣唇也，肌肉消瘦者，脾先死也。

为中央，为季夏，日为戊己，辰为丑辰未戌，为土。其声宫，其色黄，其味甘，其嗅香，心邪入脾则恶香也。脾之外应中岳，上通镇星[1]之精。季夏并四季各十八日，存镇星黄气入脾中，连于胃上，以安脾神。

脾为消谷之腑，如转磨然，化其生而入于熟也。脾不转则食不消也，则为食患。所以脾神好乐，乐能使脾动荡也。故诸脏不调则伤脾，脾脏不调则伤质，质神俱伤，则人之病速也。人当慎食硬物，老人尤甚。不欲食者，脾中有不化食也。贪食者，脾实也；无宿食而不喜食者，脾虚也；多惑者，脾不安也；色憔悴者，脾受伤也；好食甜者，脾不足也；肌肉鲜白滑腻者，是脾无病征也。肺邪入脾则多歌，故脾有疾当用呼，呼以抽其脾之疾也。中热亦宜呼以出之。当四季月后十八日，少思屏虑，屈己济人，不为利争，不为阴贼，不与物竞，不以自强，恬和清虚，顺坤之德而后全其生也。逆之则脾肾受邪，土木相克，则病矣。

【注释】

［1］镇星：即土星。我国古代以为土星每二十八年运行一周天，好像每年坐镇二十八宿中的一宿，故名。

【白话解】

脾脏在五行中居中央属土，四季都处于旺时，配属黄帝。脾神形似凤凰，对应八卦中坤卦之气，象征土的精华。“脾”，音近裨，是说它可以助养胃气。位置在心脏下三寸处，重一斤二两，宽三寸，长五寸。按五行脾为心之子，为肺之母，上通两眉中间称为“阙”的地方，能参与谋略思考辩论，这都是脾的功能。口为脾的宫室，在精神上主嫉妒。脾没有固定的位置，它主管五行中的“土”，属阴。嫉妒也没有固定的表现形式，一般说来，女性易生妒，是阴气所至。饮食上接受熟软热的食品，这是养生的需要。脾是五脏的枢纽，开窍在口，气色表现在脸的两侧。脾脉从隐白穴发出。

脾主肌肉，水谷之气营养脾脏，脾对应的体液是口涎。如果肾邪犯脾，就会多涎液。在六腑之中，胃为脾的腑，是盛纳五谷的地方。口是脾的宫室，脾气通畅，口就能尝知五味，脾如果有病，那么口就感觉不出味道。脾也与肉相关，它的气色表现在口唇上。肌肉消瘦的人，说明脾的功能衰弱。

在位置上，脾居中央；在时令上，脾属夏季的第三个月，日辰属戊己，时辰为丑辰未戌，属土。在五声上属“宫”音；在五色上属“黄色”；在五味上属“甘”；在五臭上属“香”。如果心邪犯脾，就会表现为厌恶香气。脾与中岳相呼应，与上天土星的精气相通。在六月份和四季各后十八日，用意念引导土星的黄气进入脾中，连接于胃，使脾神安定。

脾是消化谷物的脏腑，像转动的石磨，把生的食品转化为能吸收的营养。脾不转动食物就不消化而致病。脾神喜欢快乐，精神愉快才能使脾运转。所以各个内脏的功能不调都会伤脾，脾脏不调就会伤人的体质，人的精神和形质都受到了损伤，就会生病了。人们应当谨慎少食硬而不易消化的食物，老人尤其要注意。没有食欲，说明脾中定有不消化的食物。贪吃的人，则说明脾功能亢进。如果不是积食而又不想吃，说明脾功能虚弱。多猜疑的人，脾会不安。神色憔悴的人，说明脾脏受伤。喜欢吃甜食的人，说明脾气不足。肌肤鲜白滑腻的人脾功能正常。肺邪犯脾则多喜歌唱，所以脾病应当用发“呼”音来治疗。呼可以除去脾脏中的病邪。体热也应当发“呼”音来排出热邪。每个季节的后十八日，都应少思无虑，委屈自己去帮助别人，不争名利，不做阴暗的事情，凡事不去竞争，不逞强好胜，恬静虚无，顺应坤卦的德性，才能身体健康。违背了这些脾肾就会受邪，土木相克，就会生病。

修养脾脏法

【原文】

当以夏季之月朔旦，并三季后十八日，正坐中宫，禁气五息，鸣天鼓二十四通，吸坤宫黄气入口，十二吞之，以补呼之损也。

【白话解】

应当在夏季每个月初一的早上，还有其余三个季节的后十八日，端正坐在房中，屏气五次，鸣天鼓二十四下，吸坤卦方位之气入口，做十二次吞下，以补呼气法的损耗。

相脾脏病法

【原文】

脾热者，鼻赤黄而肉臑；脾虚，则腹胀鸣，成溏痢，食不消化。脾风，则多汗恶风，体上游风习习，四肢无力，举动懈怠，不思饮食，足不能行，脚下胀痛。脾恶湿，食苦以燥之。又云：脾病欲缓，食甜以补之，苦以泻之。脾病，当脐下有动气，按之牢若痛，苦逆气，小肠急痛下泄，足重胫寒，两胁胀满，时作呕吐，气满充心，四肢浮肿，宜服诃梨勒丸。

干地黄一钱　牡丹皮一钱　薯蓣八分　泽泻八分　茯苓八分　川芎八分　山茱萸九分　干姜三分　诃梨勒皮十分　荜拨三分

上为末，炼蜜为丸，如桐子大。空心，地黄汤下二十丸。

【白话解】

脾热的人，鼻头赤黄而肉鼓起；脾虚，则有腹胀肠鸣，大便稀溏，消化不良。患脾风的人，则时常汗出和恶风，体表经常瘙痒起风团，四肢无力，举动迟缓，不思饮食，双腿无力不能久行，脚掌胀痛。脾的特性厌恶湿气，可吃苦味的食物来燥湿。又说：脾有病喜欢缓和，可以吃甘味药来补，吃苦味药来泻。脾病的人，在肚脐下感到气窜，按诊坚硬并且疼痛，经常嗳气，小肠一疼痛就要泄下，双足沉重脚胫怕寒，两胁胀满，有时呕吐，心口气胀，四肢浮肿。适宜多服诃梨勒丸。

干地黄一钱　牡丹皮一钱　薯蓣八分　泽泻八分　茯苓八分　川芎八分　山茱萸九分　干姜三分　诃梨勒皮十分　荜茇三分

将以上各药共捣成药粉末，用蜂蜜炼制成药丸，像梧桐子般大，空腹用地黄汤服下二十丸。

六气治脾法

【原文】

治脾脏吐纳用呼法，以鼻渐引长气以呼之。病脾大呼三十遍，细呼十遍。呼时须撮口出之，不可开口。能去冷气、壮热、霍乱，宿食不化，偏风麻痹，腹内结块。数数呼之，相次勿绝，疾退即止，过度则损。损则吸以补之，法具前。

【白话解】

治脾脏时，呼吸“呼”字法，用鼻缓慢地吸入长气，然后用嘴呼出气。脾脏有病就大口呼出三十遍，再小口呼出十遍。呼时，嘴唇要撮起出气，不能开口。这样做就能除去冷气、壮热，治疗霍乱、饮食不消化，偏侧风痛麻痹，腹内肿块等病。接连不断地“呼”，不要间断，病好就立即停止，过度会带来损害。如过度了就反过来用“吸”法去补偿，与前面讲的方法一样。

脾脏四季食忌

【原文】

六月勿食吴茱萸，令人患赤白痢。四季勿食脾、肝、羊血。脾病，宜食米、枣、葵，禁酸味。

【白话解】

六月不要吃吴茱萸，吃了会患红白痢疾。四季都不要食动物的脾、肝和羊血。有脾病的人适宜吃米、枣、葵，禁食酸味。

脾脏导引法（六月行之）

【原文】

可大坐，伸一脚，以两手向前反掣三五度。又跪坐，以两手据地回视，用力作虎视，各三五度，能去脾家积聚风邪毒气，又能消食。

【白话解】

坐好，伸直一脚，两手向前，屈脚掌三至五次。再跪坐，用两手撑地，头用力向后旋转回看，像老虎回头一样，左右各三至五次。这个动作能除去脾脏积聚、风邪毒气，又能促进消化。

秋卷

秋三月调摄总类

【原文】

《礼记》:“西方曰秋,秋者,愁也。愁之以时,察守义也。”《太元经》曰:“秋者,物皆成象而聚也。”《管子》曰:“秋者,阴气始下,故万物收。”《淮南子》曰:“秋为矩,矩者,所以方万物也。”《汉律志》曰:“少阴者,西方也。西者,迁也,阴气迁落,万物收敛,乃成熟也。”当审时节宜,调摄以卫其生。

【白话解】

《礼记》说:“西方属秋。秋,即是愁,意思是在这个时候忧愁,明察和遵守时令的本义。”《太元经》说:“秋天,万物成形和丰收的季节。”《管子》说:“秋,阴气开始下降,所以万物到了收获的时候。”《淮南子》说:“秋如同矩,矩是用来规直万物的。”《汉书·律历志》说:“少阴,属于西方。西,有迁移的意思。阴气迁移降落,万物开始收敛,也就成熟了。”人们应当根据时令而调节起居,加以防护来保养生命。

【原文】

立秋,金相;秋分,金旺;立冬,金休;冬至,金废;立春,金囚;春分,金死;立夏,金殁;夏至,金胎,言金孕于火土之中也。

【白话解】

立秋，金气较强；秋分，金气旺盛；立冬，金气受制；冬至，金气失去作用；立春，金气受困；春分，金气衰败；立夏，金气消失；夏至，金气又开始孕育，也就是说金是孕育于火土之中的。

《臞仙月占》主疾

【原文】

七月，甲子日忌雷，多暴疾；晦日忌风，主多痛。

八月，秋分后忌多霜，主病。

九月，忌行夏令，主多鼽嚏。

【白话解】

七月逢甲子日，忌讳打雷天，会多生暴疾；七月的最后一日，忌讳刮风，会导致疼痛。

八月，秋分之后，忌多霜，会导致疾病。

九月，忌出现夏天的气候，会导致鼻塞、打喷嚏。

秋月气数主属之图

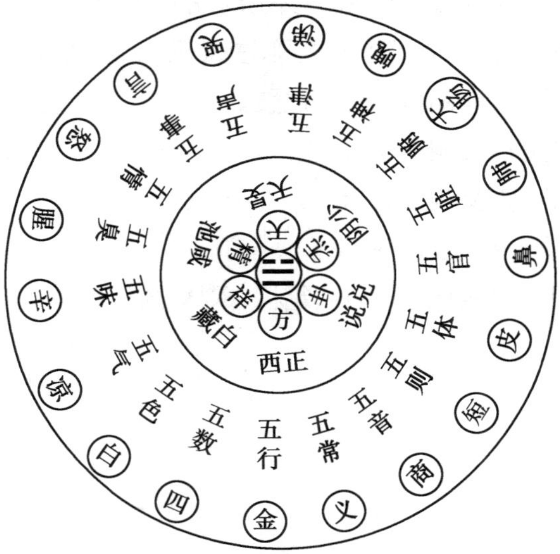

【原文】

秋曰三秋、九秋，白藏（气白而藏万物也）、素秋、素商、高商。

天曰旻天（愍物之凋零也）。

风曰商风、商飈、素风，凄风、高风、凉风、悲风、清风、激风。

景曰朗景、澄景、清景。

时曰凄辰、霜辰。

节曰素节、商节。

草曰衰草、白草。

木曰疏木、哀林、霜柯、霜林、疏林。

【白话解】

秋天又叫三秋、九秋、白藏（因为天气苍白同时万物敛藏）、素秋、素商、高商。

秋天的“天”又叫旻天（怜悯万物凋零的意思）。

秋天的“风”又叫商风、商飀、素风、凄风、高风、凉风、悲风、清风、激风。

秋天的“景”又叫朗景、澄景、清景。

秋天的“时辰”又叫凄辰、霜辰。

秋天的“节气”又叫素节、商节。

秋天的“草”又叫衰草、白草。

秋天的“木”又叫疏木、哀林、霜柯、霜林、疏林。

肺神图

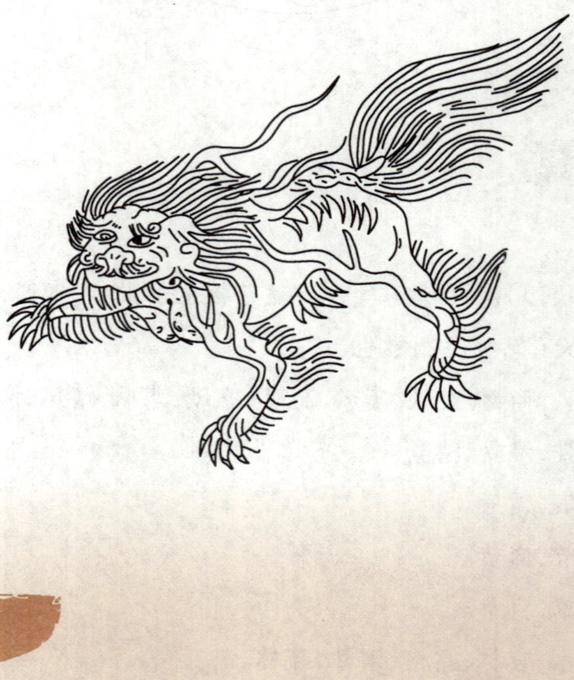

【原文】

神名皓华，字虚成。肺之状为虎，主藏魄。象如悬磬，色如缟映红。生心上，对胸。有六叶。脉出于少商。（少商，右手大指端内侧去甲二分许陷之中。）

【白话解】

肺神名叫皓华，字虚成。肺神的外貌像虎，主藏魄。肺脏形状像悬挂的磬，颜色如缟映着红色。位置在心的上面，胸部两侧成对，有六叶。肺脉出自少商穴。（少商穴在右手大指端内侧离指甲二分左右的凹陷中。）

肺脏秋旺论

【原文】

肺属西方金，为白帝神，形如白虎，象如悬磬，色如缟映红。居五脏之上，对胸，若覆盖然，故为华盖。肺者，勃也，言其气勃郁也。重三斤三两，六叶两耳，总计八叶。肺为脾子，为肾母，下有七魄，如婴儿，名尸狗、伏尸、雀阴、吞贼、非毒、阴秽、辟臭，乃七名也。夜卧及平旦时，叩齿三十六通，呼肺神及七魄名，以安五脏。

鼻为之宫，左为庚，右为辛。在气为咳，在液为涕，在形为皮毛也。上通气至脑户，下通气至脾中，是以诸气属肺，故肺为呼吸之根源，为传送之宫殿也。肺之脉出于少商，又为魄门。久卧伤气，肾邪入肺则多涕，肺生于右为喘咳。大肠为肺之腑，大肠与肺合，为传泻行导之腑。鼻为肺之官，肺气通则鼻知香臭。肺合于皮，其荣毛也，皮枯而发落者，肺先死也。

肺纳金，金受气于寅，生于巳，旺于酉，病于亥，死于午，墓于丑，为秋，日为庚辛，为申酉。其声商，其色白，其味辛，其臭腥，心邪入肺则恶腥也。

其性义，其情怒[1]。肺之外应五岳，上通太白之精，于秋之旺日，存太白之气入于肺，以助肺神。肺风者，鼻即塞也；容色枯者，肺干也；鼻痒者，肺有虫也；多恐惧者，魄离于肺也；身体黧黑者，肺气微也；多怒气者，肺盛也；不耐寒者，肺劳也，肺劳则多睡。好食辛辣者，肺不足也；肠鸣者，肺气壅也。肺邪自入者，则好哭，故人之颜色莹白者，则肺无病也。肺有疾，用呬以抽之，无故而呬，不祥也。秋三月金旺主杀，万物枯损，故安其魄而存其形者，当含仁育物，施惠敛容，藏阳分形，万物收杀，雀卧鸡起，斩伐草木，以顺杀气，长肺之刚，则邪气不侵。逆之则五脏乖而百病作矣。

【注释】

[1] 其情怒：此处原文来自道教文献《黄庭内景五脏六腑补泻图》，与中医认为肺主情志中的忧不同。

【白话解】

肺在五行中属金，在方位上是西方，配属白帝。肺神的外貌像白虎，形象如悬挂的磬，颜色如白色薄纱映出的红色。肺脏位居各脏的上面，在胸的两侧，像倒扣的盖子，所以叫“华盖”。肺，有勃发的意思，是说气在肺里浓郁勃发。重三斤三两，有六叶两耳，共计八叶。肺为肾之母，为脾之子。肺里藏有七魄，像婴儿一样，七魄分别为：尸狗、伏尸、雀阴、吞贼、非毒、除秽、辟臭。晚上睡觉前和早上起床后，各叩齿三十六遍，呼唤肺神和七魄的名字，可以让五脏安宁。

鼻为肺之宫室。左为庚，右为辛。肺在五气中为咳，在五液中为涕，皮毛是肺外合的形体。上通气至脑户，下通气至脾中，因为全身各种气归属于肺，所以肺为呼吸的根源，为传送气的中枢。肺脉出于少商，又是魄的门户。睡得过久会伤气。肾脏的病影响到肺，就会流鼻涕。肺气行于人体右侧，如不行会喘咳。大肠为肺之腑，与肺相合，是主管传泻与行导的脏腑。鼻为肺的器官，肺气通畅，鼻就能觉出香臭。肺与皮相对应，荣养身上的毛发，所以皮肤干枯、毛发枯萎是肺气衰落的表现。

肺配属金，金受气在寅时，产生于巳时，旺盛在酉时，衰弱于亥时，在午时消亡，埋葬于丑时。肺在四季对应秋，在天干中属庚辛，在地支中属申酉。在五声中属商，在五色中属于白色，在五味中属辛，在五臭中属腥。心邪侵肺就会产生腥臭难闻的味道。

肺对应于“义”，在情志中主怒。肺与五岳相呼应，与天上太白星的精气相通。在秋天金气正旺的时节，用意念存想太白星的气，进入肺内，可以帮助肺神。肺中有风邪，鼻子会堵塞。如果容色枯瘦，说明肺脏干枯。鼻子发痒的人，肺有虫。人多恐惧，则因为魄离开肺。肤色黑中带黄，说明肺气微弱。容易发怒，说明肺气过旺。怕冷，说明肺有劳伤，一般都贪睡。喜欢食辛辣味，是肺气不足的表现。肠鸣，是因为肺气壅塞。肺有病会导致好哭。面色莹白如玉的人，说明肺脏健康。肺上有病，就用“呬”字音吐纳法来祛邪，但无故用“呬”字吐纳则不好。秋季三个月，金气正旺主肃杀，万物枯萎损坏。这时想安定魂魄保养身体，就要多以仁爱之心培育事物，多施恩惠，收敛怒容。天地阳气潜藏，形态有别，万物都收敛肃杀，要像雀鸟一样天晚归巢，像鸡一样早起。及时斩伐草木以顺应金秋的杀气。养护肺气的刚强，使邪气不能侵犯。反之，则会使五脏功能异常，导致百病发作。

相肺脏病法

【原文】

肺病热，右颊赤，肺病，色白而毛槁，喘咳气逆，胸背四肢烦痛，或梦美人交合，或见花幡、衣甲、日月、云鹤、贵人相临。肺虚则气短，不能调息；肺燥则喉干；肺风则多汗畏风，咳如气喘，旦善暮甚。病气上逆，急食苦以泄之。又曰宜酸以收之，用辛以补之，苦以泻之。禁食寒，肺恶寒也。肺有病，不闻香臭，鼻生息肉，或生疮疥，皮肤燥痒，气盛咳逆，唾吐脓血，宜服排风散。

排风散（用治皮肤疮癣疥癞，气满咳嗽，涕唾稠酽）

人参三钱　丹参五分　防风三钱　天雄三钱（炮）　秦艽三钱　山茱萸三钱　沙参二钱　虎骨（酥炙）五钱　山药五钱　天麻六钱　羌活三钱

上为末，食前米饮调服三钱。为丸亦可。

【白话解】

肺中有热邪的人，右侧脸颊发红。肺有病，脸色苍白，毛发枯槁，气喘咳嗽，气逆，胸背四肢酸痛，有的做梦与美人交合，或梦见花幡、衣甲、日月、云鹤、贵人光临。肺虚的人，呼吸短促，不能很好调和气息。肺燥，会感到喉干。肺有风邪，则多汗、怕风、咳嗽和气喘，一般会早晨缓解，傍晚加重。如果肺气上逆，应立即食用苦味食物，以帮助泄邪。又有一种说法：适宜用酸味来收敛，用辛味去补益，用苦味去泻邪。不要食寒性食物，因为肺不喜欢寒凉。肺有病，如果分辨不出香臭气味，说明鼻子里面长息肉，也会导致生疮疥，皮肤燥痒，气盛咳逆，吐痰带有脓血，以上都适宜服用排风散。

排风散（可以用于治疗皮肤疮癣疥癞，气满咳嗽，涕唾浓稠。）

人参三钱　丹参五分　防风三钱　天雄三钱（炮）　秦艽三钱　山茱萸三钱　沙参二钱　虎骨（酥炙）五钱　山药五钱　天麻六钱　羌活三钱

以上药物一起打成粉末，食前用米汤调服三钱。也可以做成药丸。

修养肺脏法

【原文】

当以秋三月朔望旭旦，向西平坐，鸣天鼓七，饮玉泉[1]三，然后瞑目正心，思吸兑宫白气入口，七吞之，闭气七十息。此为调补神气，安息灵魄之要诀也，当勤行之。

【注释】

[1] 饮玉泉：即漱玉津，以舌抵上腭，等唾液满口，漱口然后咽下。

【白话解】

应当在秋季三个月的初一、十五，早晨日出的时候，面向西方平稳坐好，做鸣天鼓七次，做饮玉泉三次，然后闭目，平静心神，意念吸兑宫的白色气体入口，吞咽七次，屏息七十次。这是可以调补人体神气、安定身中灵魂的重要法诀，应当勤于练习。

六气治肺法

【原文】

吐纳用呬，以鼻微长引气，以口呬之，勿使耳闻。皆先须调气令和，然后呬之。肺病甚，大呬三十遍，细呬三十遍，去肺家劳热，气壅咳嗽，皮肤燥痒，疥癣恶疮，四肢劳烦，鼻塞，胸背疼痛。依法呬之，病去即止，过度则损。呬时用双手擎天为之，以导肺经。

【白话解】

吐纳用“呬”字法，用鼻子轻轻地长吸一口气，用口发“呬”字音呼出，声音细到不让耳朵听见。之前要先调理好呼吸，使其气和，才开始做“呬”字吐纳。如果肺病严重，可大声发“呬”字音三十遍，再小声发“呬”字音三十遍。这样可以去除肺部的劳热，治疗气壅咳嗽、皮肤燥痒、疥癣恶疮、四肢劳烦、鼻塞、胸背疼痛。按上述方法做“呬”字吐纳，病一旦好了就立即停止，过度反而有损害。做“呬”字吐纳时，应该双手托天进行，这样可以疏导肺经。

肺脏导引法（七八九月行之）

【原文】

可正坐，以两手据地，缩身曲脊，向上三举，去肺家风邪积劳。又当反拳捶背上，左右各三度，去胸臆闭气风毒。为之良久，闭目叩齿而起。

【白话解】

可以端正坐好，用两手撑地，缩身弯曲脊柱，向上挺起三次，这样可以去除肺上的风邪积劳。又反拳捶到背上，左右各三次，可以去胸部闭气风毒。做一段时间后，就闭眼、叩齿，然后起身。

黄帝制护命茯苓丸

【原文】

黄帝曰:"秋三月治病如何?"岐伯曰:"当服补肾茯苓丸,主治肾虚冷,五脏内伤,头重足浮,皮肤燥痒,腰脊疼痛,心胃咳逆,口干舌燥,痰涎流溢,恶梦遗精,尿血滴沥,小腹偏急,阴囊湿痒,喘逆上壅,转侧不得,心常惊悸,目视茫茫,饮食无味,日渐羸瘦,医不能治,此方奇效。"

茯苓一两　防风六钱　白术一两　细辛三钱　山药一两　泽泻四钱　附子(炮,便制)五钱　紫菀五钱　独活五钱　芍药一两　丹参五钱　桂五钱　干姜三钱　牛膝五钱　山茱萸(肉)五钱　黄芪一两　苦参三钱

上为末,蜜丸,如桐子大。先服每七丸,日再服。

【白话解】

黄帝问:"秋季这三个月应该怎样治病?"岐伯回答道:"应当服用补肾茯苓丸。主要治肾脏虚冷、五脏内伤、头重足轻、皮肤燥痒、腰脊疼痛,心胃咳逆,口干舌燥、痰涎流溢、噩梦遗精、尿血滴沥、小便偏急、阴囊湿痒、喘逆上壅、转侧不得、心常惊悸、视物昏花、饮食无味、日渐虚弱消瘦,多方医治不见效,用此方有奇效。"

茯苓一两　防风六钱　白术一两　细辛三钱　山药一两　泽泻四钱　附子(炮,便制)五钱　紫菀五钱　独活五钱　芍药一两　丹参五钱　桂五钱　干姜三钱　牛膝五钱　山茱萸(肉)五钱　黄芪一两　苦参三钱

以上药物先捣成药末,用蜂蜜制成药丸,大小像梧桐子大,每次饭前服七丸,每日服用两次。

秋季摄生消息论

【原文】

秋三月，主肃杀。肺气旺，味属辛。金能克木，木属肝，肝主酸。当秋之时，饮食之味宜减辛增酸以养肝气。肺盛则用呬以泄之。

立秋以后，稍宜和平将摄。但凡春秋之际，故疾发动之时，切须安养，量其自性将养。秋间不宜吐并发汗，令人消烁，以致脏腑不安，惟宜针灸，下利，进汤散以助阳气。又若患积劳、五痔、消渴等病，不宜吃干饭炙爆并自死牛肉、生鲙、鸡、猪、浊酒、陈臭咸醋、粘滑难消之物，及生菜、瓜果、鲊酱之类。若风气冷病、痃癖之人，亦不宜食。

若夏月好吃冷物过多，至秋患赤白痢疾兼疟疾者，宜以童子小便二升，并大腹槟榔五个细锉，同便煎取八合，下生姜汁一合，和收起腊雪水一盅，早朝空心，分为二服，泻出三两行。夏月所食冷物，或膀胱有宿水冷脓，悉为此药祛逐，不能为患。此汤名承气，虽老人亦可服之，不损元气，况秋痢又当其时。此药又理脚气诸气，悉可取效。丈夫泻后两三日，以韭白煮粥，加羊肾同煮，空心服之，殊胜补药。

又当清晨睡醒，闭目叩齿二十一下，咽津，以两手搓热熨眼数多，于秋三月行此，极能明目。

又曰：秋季谓之容平，天气以急，地气以明。早卧早起，与鸡俱兴，使志安宁，以缓秋刑。收敛神气，使秋气平。无外其气，使肺气清。此秋气之应，养收之道也。逆之则伤肺，冬为飧泄，奉藏者少。秋气燥，宜食麻以润其燥。禁寒饮并穿寒湿内衣。

【白话解】

秋季三个月，主肃杀，肺气旺，味属辛，金能克木，木属肝，主酸味。在秋天这个季节里，安排饮食的味道，适宜减少辛味，增加酸味，以养肝气。肺气太旺，就用“呬”字吐纳法来宣泄。

立秋以后，应该用平和方法摄养。春秋之际容易旧疾发作，一定要安静地休养，根据自己的具体情况来调理。秋天不宜使用发汗和呕吐的方法治病，不然会造成脏腑不安。只适宜针灸治疗，或用下利方法，同时用汤药补助阳气。如果患积劳、五痔、消渴等病，不宜吃干饭和烧烤肉类，也不宜吃病死的牛肉、生鱼片、鸡、猪、混浊酒类，陈旧臭腐、咸醋腌品、黏腻油滑难以消化的食物，以及生菜、瓜果、鱼酱之类。如果患受风怕冷或长肿块的人，也不适合吃这些。

如果夏天所吃生冷食物过多，导致秋天患赤白痢疾和疟疾的，可以用童子尿二升，同时拿大腹槟榔五个切细，加童便一起煎成八合，加生姜汁一合，连同事先贮存的腊雪水一盅，在早晨空腹分两次服用，服后腹泻两三次。而夏季所吃的冷食，或者膀胱素来积聚的水饮和冷脓，都能用这个药方祛除，不会形成病患。这个汤名叫“承气”，即使是老年人也可以服用，不会损伤元气，何况秋痢又正当在这个时令发生。这个药还能治疗脚气等各种气病，都可以见效。男子泻后两三日，用韭白煮粥，加羊肾一起煮，空腹服用，功效比补药还好。

还可以在清晨睡醒时候，闭目叩齿二十一下，咽吞口津，用两手搓热后熨眼睛几次，在秋季三个月做这个动作，非常有利于明目。

又说：秋季称为“容平”，天气变化急骤，地气已经澄明，早睡早起，在鸡鸣之时起来，让自己的神志安宁，来缓解秋季的刑杀之气，收敛精神，使秋季气机平和，不要过多耗散气机，使肺气保持清明。这是顺应秋季天气，以收敛来养生的方法。如违犯这些原则就会伤肺，冬季容易发生泄泻，这是脏气未得到充分奉养的缘故。秋气燥，适宜食用麻仁来润燥，应当禁止寒凉饮品和穿寒冷未干的内衣。

【原文】

《千金方》曰:“三秋服黄芪等丸一二剂,则百病不生。”

【白话解】

《千金方》说:“秋季三个月可以服用黄芪等丸药一两剂,使百病不生。”

【原文】

《金匮要略》曰:“三秋不可食肺。”

【白话解】

《金匮要略》说:“秋季三个月不可以吃动物的肺。”

【原文】

《四时纂要》曰:立秋后,宜服张仲景八味地黄丸,治男女虚弱百疾,医所不疗者。久服身轻不老。

熟地黄八两　薯蓣四两　茯苓二两　牡丹皮二两　泽泻二两　附子(童便制炮)一两　肉桂一两　山茱萸四两(汤泡五遍)

上为细末,蜜丸,如桐子大。每日空心酒下二十丸,或盐汤下。稍觉过热,用凉剂一二帖以温之。

【白话解】

《四时纂要》说：立秋后，宜服用张仲景八味地黄丸，治疗男女虚弱百疾，各种医治不好的病。久服可以身体轻健不易老。

熟地黄八两　薯蓣四两　茯苓二两　牡丹皮二两　泽泻二两　附子（用童子便浸制后炮过）一两　肉桂一两　山茱萸四两（热水泡浸五遍）

以上打为细末，做成蜜丸，如桐子大小。每日空腹用酒送服二十丸，或用盐水送服下。如果吃了稍觉上火，可以用凉剂一两帖来使它变得温和。

【原文】

《云笈七签》曰："秋宜冻足冻脑，卧以头向西，有所利益。"

【白话解】

《云笈七签》说："秋天时，脚和头可以适当冻一冻，睡觉的时候头向西，这样有好处。"

【原文】

《养生论》曰："秋初夏末，热气酷甚，不可脱衣裸体，贪取风凉。五脏俞穴皆会于背。或令人扇风，夜露手足，此中风之源也。若觉有疾，便宜服八味地黄丸，大能补理脏腑，御邪。仍忌三白，恐冲药性。"

【白话解】

《养生论》说："秋初夏末，热气还很酷烈，不可以脱去衣服，裸体当风贪图乘凉。人体五脏的俞穴都在背上。有的人让人给自己打扇，夜晚睡觉裸露手足，这些都是引起中风的根源。如果感到有病，便适宜服八味地黄丸，能大大地补养调理脏腑，抵御邪气。但是忌服葱白、薤白、韭白这‘三白’，会冲犯药性。”

【原文】

“秋三月卧时，头要向西，作事利益。”

【白话解】

“秋三月睡觉的时候，头要向西，做各种事都会有利。”

【原文】

《本草》曰：“入秋小腹多冷者，用古时砖煮汁热服之。又用热砖熨肚三五度，瘥。”

【白话解】

《本草》说：“入秋后感到小腹部常发冷的人，可以用古老的砖煮水，趁热服下。又用热砖熨肚子三至五次，即可痊愈。”

【原文】

《书》曰：“秋气燥，宜食麻以润其燥，禁寒饮食，禁早服寒衣。”

【白话解】

《书》说："秋天气燥，适宜食麻仁来润燥。禁食寒凉性的饮食，不要过早穿太多御寒衣物。"

【原文】

"秋三月，六气十八候，皆正收敛之令，人当收敛身心，勿为发扬驰逞。"

【白话解】

"秋季三个月，六个节气十八候，时令都正处于收敛，人也应当收敛身心，不能过于发散精神、劳碌奔忙。"

【原文】

《书》曰："秋伤于湿，上逆而咳，发为痿厥。"

【白话解】

《书》说："秋季如果为湿邪所伤，会气机上逆咳嗽，久之发展成为痿厥。"

【原文】

又曰："立秋日勿宜沐浴，令人皮肤粗糙，因生白屑。"

【白话解】

又说："立秋那日不宜洗澡，会令人皮肤粗糙，并且长白屑。"

【原文】

又曰："八月望后少寒，即用微火暖足，勿令下冷。"

【白话解】

又说："八月十五之后，一觉有些寒冷，立即生细火烤足，不要让下部感到寒冷。"

【原文】

《养生书》曰："秋谷初成，不宜与老人食之，多发宿疾。"

【白话解】

《养生书》说："秋天的谷物刚成熟，不宜给老年人食用，否则容易诱发旧疾。"

秋三月合用药方

七宝丹

【原文】

治久患泻痢，疗不瘥者，服之即效。老人反脾泄滑，正宜服此。

附子（童便和黄泥炮）五钱　当归一两　干姜五钱　吴茱萸　厚朴（姜汁炒）　花椒各三钱　舶上硫黄八钱（此物最少，出倭夷海舡上，作灰涂缝者佳。人不多见，俱以市硫有油者用之。舶硫色如蜜黄，中有金红处，如七月石榴皮色，打开俨若水晶，有光，全非松脆，性如石硬者真）

上七味为末，米醋和成两团，以白面和作外衣，裹药在内，如烧饼包糖一般。文武火煅面熟，去面，捣为末，蜜丸，桐子大。诸痢泻，米汤下二十丸，空心日午服。宿食气痛不消，以姜盐汤下。

【白话解】

患慢性痢疾，久治不愈的人，服了立即见效。老年人患脾虚泄泻，大便不禁，也正适宜服此丹药。

附子（加童子便浸过的黄泥炮制）五钱　当归一两　干姜五钱　吴茱萸　厚朴（用姜汁炒过）　花椒各三钱　舶上硫黄八钱（这味药很少，来自日本的海船，用来做灰涂缝的品种最好。常人难以得见，用的都是市场上卖的有油的硫黄。舶上硫黄颜色如蜂蜜一样黄，中间有的地方像金属般红色，像七月石榴皮的颜色，打开俨然像水晶一样，有光泽，一点不松脆，质地像石头一样坚硬的才是正品）

上列七味药捣为末，用米醋搅和成两团，再以白面和成外衣，裹药在里，像用烧饼包糖一样，先文火后武火煅烧，面熟后去除面粉，再捣细成药末，加蜂蜜制成像梧桐子般大的药丸。各种痢疾，用米汤送下二十丸，空腹服用，每日中午服。患积食、气痛不消的，用姜盐汤送服。

摄脾丸

【原文】

治秋来脏腑虚冷，泄泻不足。

木香　诃子（炮，去核）　厚朴（生姜汁炒）　五倍子（微炒）　白术（土炒），各等分

上为末，炊粟米饭为丸，桐子大。每服十丸，米饮送下。

【白话解】

治疗秋季脏腑虚寒，泄泻，功能不足。

木香　诃子（炮过，去核）　厚朴（生姜汁炒）　五倍子（略微炒过）　白术（用土炒过），各取同等分量

以上打成粉末，煮好粟米饭，搅烂制成药丸，如梧桐子大小。每次服用十丸，用米汤送服。

葳灵仙丸

【原文】

治老壮肺气壅滞，涎嗽间作，胃脘痰塞，痞闷不快。

龙脑薄荷一两　皂角一斤（不蛀、肥者，用河水浸洗，去黑皮，置砂器中揉擦作稠水，去渣筋熬成膏，多少取用）　葳灵仙（洗去土，焙用）四两

三味共搜为丸，桐子大。每三十丸，临卧生姜汤下。

【白话解】

治老年或壮年的肺气壅滞，痰涎咳嗽时而发作，胃脘有痰堵塞，痞闷不畅快。

龙脑薄荷一两　皂角一斤（挑选没有蛀虫、肥大的，用河水浸洗，去除黑皮，放在砂器中揉擦成为稠厚汁水，去渣和筋后熬成膏，按需要多少取用）　威灵仙（洗去土，焙干用）四两。

以上三味药，一起共研末，制成药丸，如桐子大小。每次服用三十丸，睡前用生姜汤送服。

保救丹

【原文】

治秋后发嗽，远年冷嗽，遇秋又发，并劳嗽痰壅。

蛤蚧一个（男取雄腰上一截，女用雌腰下一截）　地黄（熟烂如饴）一钱　皂角（不蛀的，酥炙，去黑皮，用二定）　杏仁二钱（童便浸一周时，去皮尖，入蜜炒黄）　半夏三钱（水煮内不见白）　五味子二钱　丁香三钱

为末，蜜丸，桐子大。食前一服五丸，姜汤下。

【白话解】

治秋季后咳嗽，多年的寒性咳嗽，遇到秋天复发，以及虚劳咳嗽、痰涎壅盛。

蛤蚧一个（男病人取雄蛤蚧腰以上一段，女病人取雌蛤蚧腰以下一段）　地黄（煮熟煮烂至像糖浆）一钱　皂角（选用不蛀的，烤酥，去除黑皮，用两根）　杏仁二钱（用童子尿浸一段时间，去除皮尖，加入蜂蜜炒黄）　半夏三钱（水煮到内心看不到白色）　五味子二钱　丁香三钱

打成粉末，做成蜜丸，如桐子大。吃饭前服用五丸，用姜汤送下。

二仁膏

【原文】

治老人膈滞，肺疾痰嗽，又名生姜汤。

杏仁四两（去皮尖） 桃仁五钱（去皮） 生姜六两（去皮切之） 甘草一钱 盐五钱

上以二仁同姜，湿纸裹包研细，入甘草与盐，瓶内收贮，用汤点服。

【白话解】

治疗老人胸膈满滞，肺病痰多咳嗽，又叫生姜汤。

杏仁四两（去除皮、尖） 桃仁五钱（去皮） 生姜六两（刮皮后切片） 甘草一钱 盐五钱

上以两种仁同姜，用湿纸裹包后研成细末，加入甘草与盐，放在瓶内存放，用时加水冲服。

七月修养法

【原文】

秋七月，审天地之气，以急正气，早起早卧，与鸡俱起，缓逸其形，收敛神气，使志安宁。卦否，否者，塞也，天地塞，阴阳不交之时也。故君子勿妄动。生气在午，坐卧宜向正南。

【白话解】

秋七月，审察天地之气变凉，能令人体气机紧张。应该早睡早起，与鸡鸣同步，让自己衣着宽松，行动舒缓，收敛精神气息，使神志安宁。这个月在十二消息卦属“否卦”，否就是堵塞的意思，天地都不通，阴阳也就不能相交。所以明理的君子不要随意活动。生旺之气在午位，坐和睡的方向都适宜向正南方。

【原文】

孙真人《养生》曰：“肝心少气，肺脏独旺，宜安静性情，增咸减辛，助气补筋，以养脾胃。毋冒极热，勿恣凉冷，毋发大汗，保全元气。”

【白话解】

孙真人《养生》说：“这个月肝和心都脏气不足，唯有肺脏旺盛，应该让性情安静，增食咸味，减食辛味，以助长气机补养筋力，以及养护脾胃。不要冒大热外出，也不要随意吃冰冻饮食，不要出大汗，注意保全元气。”

《灵剑子》导引法

【原文】

以两手抱头项，宛转回旋俯仰，去胁、肋、胸、背间风气。肺脏诸疾，宜通项脉，左右同正月法。又法：以两手相叉，头上过去，左右伸曳之，十遍。去关节中风气，治肺脏诸疾。

【白话解】

用两手抱着头项，左右旋转前后俯仰，可以去除胁、肋、胸、背间的风邪。肺脏的各种疾病，也应该疏通颈项经脉，左右两边做法同正月的方法。又一方法：以两手相交叉，从头顶上过去，左右两边牵拉，做十次，可以去除关节中的风气，治疗肺脏各种疾病。

陈希夷孟秋二气导引坐功图势

立秋七月节坐功图

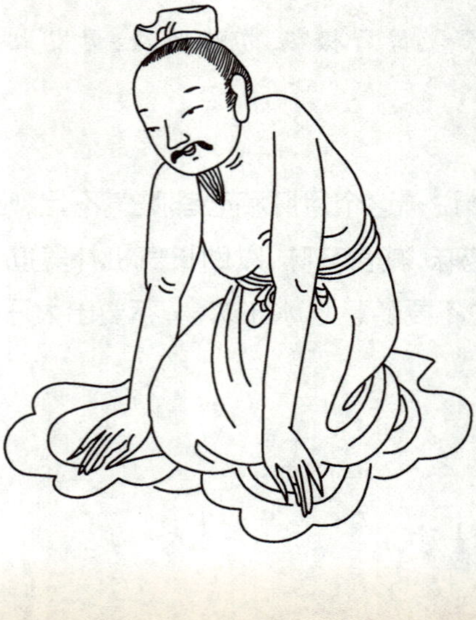

【原文】

运：主太阴四气。

时：配足少阳胆相火。

坐功：每日丑、寅时，正坐，两手托地，缩体闭息，耸身上踊，凡七八度，叩齿，吐纳咽液。

治病：补虚益损，去腰肾积气，口苦，善太息，心胁痛，不能反侧、面尘体无泽、足外热、头痛、颔痛、目锐眦痛、缺盆肿痛、腋下肿、汗出振寒。

【白话解】

五运六气：属太阴湿土的四之气。

时令：配属足少阳胆经的相火之气。

坐功：每日的丑时、寅时，端正坐好，两手托地，收缩身体，屏气，往上撑起身体，这样做七至八次，然后叩齿、吞咽津液。

治病：可以补益虚损，去除腰肾的气机积滞，可以治疗口苦，经常叹气，心胁痛，不能转动，面容如有尘垢，身体皮肤缺乏光泽，足部外侧发热，头痛、颔痛、目锐眦痛，缺盆部位肿痛，腋下有肿块，汗出寒战。

处暑七月中坐功图

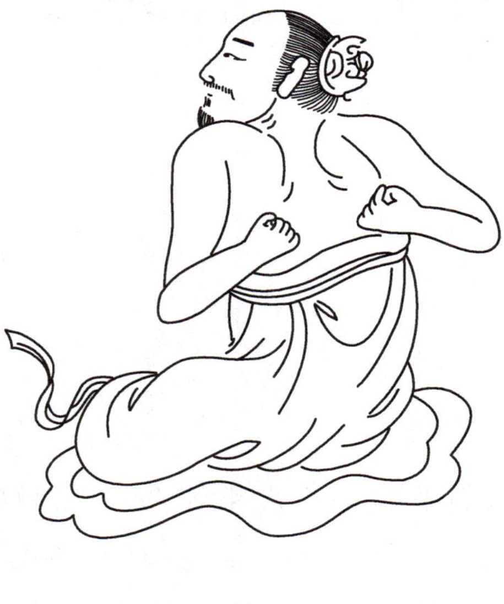

【原文】

运：主太阴四气。

时：配足少阳胆相火。

坐功：每日丑、寅时，正坐，转头左右举引，就反两手捶背各五七度，叩齿，吐纳咽液。

治病：风湿留滞，肩背痛、胸痛、脊膂痛。胁肋髀膝经络外至胫绝骨外踝前及诸节皆痛，少气、咳嗽、喘渴上气，胸背脊膂积滞之疾。

【白话解】

五运六气：属太阴湿土的四之气。

时令：配属足少阳胆经的相火之气。

坐功：每日的丑时、寅时，端正坐好，左右转头并引颈向上举起，两手反手捶背，各五至七次，然后叩齿、调整呼吸、吞咽津液。

治病：可以治疗风湿外邪停留积滞，以及其引起的肩背痛、胸痛，脊骨痛，胁肋、大腿、膝沿外侧经络直至胫骨末端外踝前及其他关节都疼痛，气短、咳嗽，气喘、口渴、气促，胸背和脊骨有积滞等疾病。

八月修养法

【原文】

仲秋之月，大利平肃，安宁志性，收敛神气，增酸养肝。勿令极饱，勿令壅塞。是月宜祈谢求福。卦观，观者，观也，风在地上，万物兴昌之时也。生气在未，坐卧宜向西南方，吉。

【白话解】

秋季第二个月，最有利的是保持平和肃然，让性情安宁，收敛神气，增食酸味来养肝。不要吃得太饱，不要令气机壅塞。这个月宜祈祷求福。八卦属观，观的意思就是观察，卦象上为风下为地，属于万物兴盛的时候。生旺之气在未位，坐和睡都适宜向西南方，则吉利。

【原文】

孙真人《摄养论》曰："是月心脏气微，肺金用事，宜减苦增辛，助筋补血，以养心肝脾胃。勿犯邪风，令人生疮，以作疫痢。十八日，乃天人兴福之时，宜斋戒存想吉事。"

【白话解】

孙真人《摄养论》说："这个月心脏的脏气逐渐微弱，肺的金气正在主令，食物适宜减苦味增辛味，有助筋力和补血，滋养心肝脾胃。不要被风邪侵犯，会令人生疮、发生疫病痢疾。十八日是天人造福的时候，适合斋戒，意念想象吉利的事情。"

【原文】

《云笈七签》曰："是月十五日，金精正旺，宜采铜铁，铸鼎剑。"

【白话解】

《云笈七签》说："这个月十五日，金气的精华正旺盛，适宜采铜铁矿，浇铸鼎和剑等金属器具。"

【原文】

《内丹秘要》曰:“观者,四阴之卦也。斗杓是月戌时指酉,以月建酉也。时焉阴佐阳功,以成万物,故物皆缩小,因时而成矣。喻身中阴符过半,降而入于丹田,吾人当固养保元,以筑丹基。”

【白话解】

《内丹秘要》说:“观卦,是四阴之卦。北斗的杓在这个月戌时指向酉的方位,因此月支配酉。这时,阴气辅佐阳气的功用,从而使万物成熟,因此万物皆缩小,因应时令而成熟。对于人的身体来说,意味身中阴气渐盛过半,元气下降入于丹田,人们应当固养元气,以便筑好炼内丹的基础。”

《灵剑子》导引法

【原文】

以两手拳脚胫下十余遍,闭气用力为之。此能开胸膊膈气,去胁中气,治肺脏诸疾。行完,叩齿三十六通以应之。

【白话解】

用两手握拳击打小腿十多遍,要屏气用力来做。这样做能疏通胸膊心膈的滞气,去除胁中气胀,治疗肺脏各种疾病。做完之后,叩齿三十六遍来收功。

陈希夷仲秋二气导引坐功图势

白露八月节坐功图

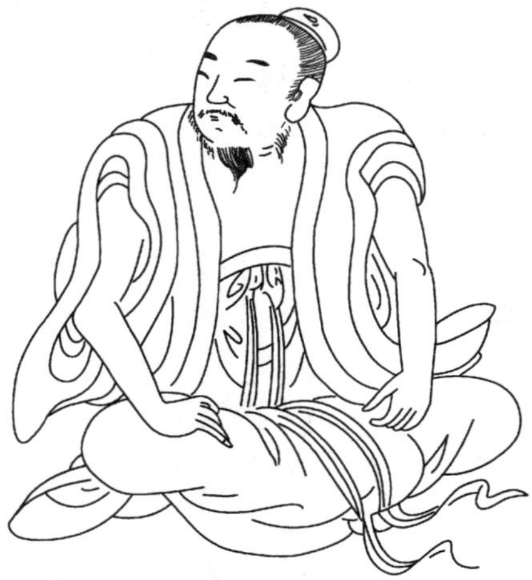

【原文】

运：主太阴四气。

时：配足阳明胃燥金。

坐功：每日丑、寅时，正坐，两手按膝，转头推引各三五度，叩齿，吐纳咽液。

治病：风气留滞腰背经络，洒洒振寒、苦伸数欠，或恶人与火、闻木声则惊，狂，疟、汗出、鼽衄、口㖞唇胗、颈肿喉痹、不能言、颜黑、呕、呵欠，狂歌上登、欲弃衣裸走。

【白话解】

五运六气：属太阴湿土的四之气。

时令：配属足阳明胃经的燥金之气。

坐功：每日的丑时、寅时，端正坐好，两手按膝盖，头部转动引颈，各三至五次，再叩齿、调整呼吸和吞咽津液。

治病：可以治疗风气滞留在腰背经络，令人怕冷寒战，常伸懒腰打呵欠，有时怕见人和火，闻木头声就惊慌、发狂，以及疟疾、汗出，流鼻血，嘴歪，嘴唇生疮，颈部喉咙肿痛，不能说话，面色发黑，呕吐，打呵欠，发狂登高而歌，常弃衣裸体奔走。

秋分八月中坐功图

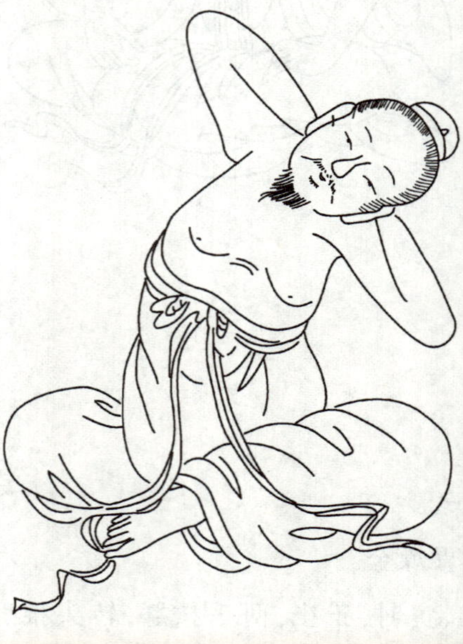

【原文】

运：主阳明五气。

时：配足阳明胃燥金。

坐功：每日丑、寅时，盘足而坐，两手掩耳，左右反侧各三五度，叩齿，吐纳，咽液。

治病：风湿积滞胁肋腰股，腹大水肿，膝膑肿痛，膺乳气冲，股、伏兔、骭外、廉、足跗诸痛，遗尿失气，奔响腹胀，髀不可转，腘以结，腨似裂，消谷善饮，胃寒喘满。

【白话解】

五运六气：属阳明燥金的五之气。

时令：配属足阳明胃经的燥金之气。

坐功：每日的丑时、寅时，盘足坐好，两手掩耳，身体左右反复侧向转动，各三至五次。然后叩齿、调整呼吸和吞咽津液。

治病：可以治疗风湿邪气积滞在胁肋、腰、大腿，腹部胀大、水肿，膝部髌骨肿痛，胸前乳部气冲，大腿、伏兔、胫骨外侧、足部蹠骨跗骨各处诸痛，遗尿、多屁，腹胀肠鸣，大腿不能转动，腘窝似有硬结，小腿肚子好似裂开，易饥饿、喜饮水，胃寒气喘胀满。

九月修养法

【原文】

季秋之月，草木零落，众物伏蛰，气清，风暴为朗，无犯朗风，节约生冷，以防疠病。二十八日，阳气未伏，阴气既衰，宜进补养之药以生气。卦剥，剥，落也。阴道将旺，阳道衰弱，当固精敛神。生气在申，坐卧宜向西南。

【白话解】

秋季的第三个月，草木凋零，各种生物蛰伏土中，气候清冷，秋风时常暴发，要注意避开。宜节制吃生冷，以免患上瘟疫。二十八日，阳气还没有潜伏，而阴气已经衰落，适宜进补养药物以助养气机。此时在卦象上属“剥卦”，剥，就是落的意思。阴气即将开始旺盛，阳气已经衰弱，应固护精气、收敛神气。此时生旺之气在申位，坐卧都适宜向西南方。

【原文】

孙真人曰："是月阳气已衰，阴气大盛，暴风时起，切忌贼邪之风以伤孔隙。勿冒风邪，无恣醉饱。宜减苦增甘，补肝益肾，助脾胃，养元和。"

【白话解】

孙真人说："这个月阳气已衰，阴气旺盛，猛烈西风阵阵吹起，应注意避免这种侵害人的风从毛孔而入。不要冒风邪，不要恣意饮酒和饱餐。适宜在饮食中减少苦味增加甜味，注意补肝益肾，补助脾胃，以养人体元气安和。"

《灵剑子》导引法

【原文】

九月十二日巳后用，补脾。以两手相叉于头上，与手争力，左右同法行之。治脾脏四肢，去胁下积滞风气，使人能食。

【白话解】

九月十二日巳时后做这个功法，可以补脾。两手交叉放在头上，头与手相争用力，左右同样操作。可以治疗脾脏、四肢的疾病，去除胁下积滞的风气，使人增加食欲。

陈希夷季秋二气导引坐功图势

寒露九月节坐功图

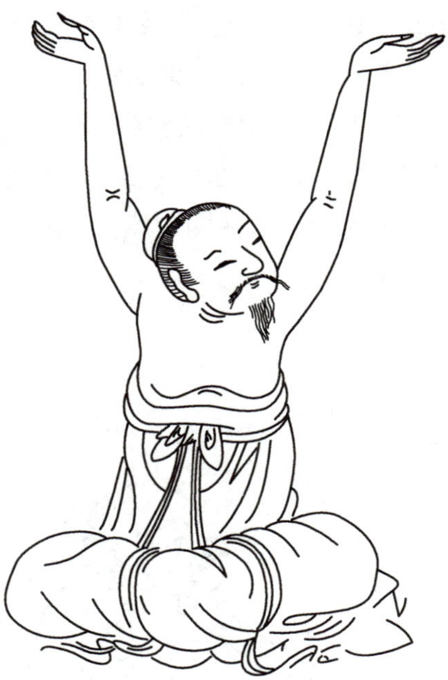

【原文】

运：主阳明五气。

时：配足太阳膀胱寒水。

坐功：每日丑、寅时，正坐，举两臂，踊身上托，左右各三五度，叩齿，吐纳咽液。

治病：诸风寒湿邪挟胁腋经络动冲，头痛、目似脱、项如拔、脊痛、腰折、痔、疟、狂颠痛、头两边痛、头囟顶痛、目黄泪出、鼽衄、疟乱诸疾。

【白话解】

五运六气：属阳明燥金的五之气。

时令：配属足太阳膀胱经的寒水之气。

坐功：每日的丑时、寅时，端正坐好，举起两臂，全身用力向上托，左右各三至五次，然后叩齿、调整呼吸、吞咽津液。

治病：可以治疗各种风、寒、湿邪沿胁部、腋部经络而上冲引起的头痛，眼睛疼痛好像脱出一样，项部好像被拔起一样，脊背痛得弯腰直不起来。还可以治疗痔疮、疟疾、癫狂，头两边痛，头顶痛，眼睛发黄、流泪，鼻子出血，霍乱等各种疾病。

霜降九月中坐功图

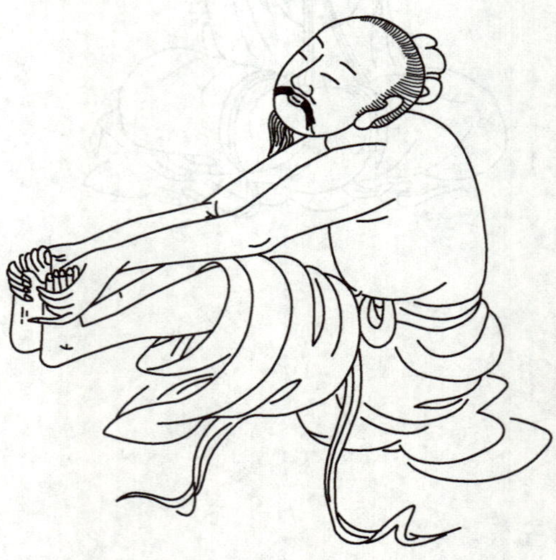

【原文】

运：主阳明五气。

时：配足太阳膀胱寒水。

坐功：每日丑、寅时，平坐，舒两手，攀两足，随用足间力纵而复收五七度，叩齿，吐纳咽液。

治病：风湿痹入腰脚，髀不可曲、腘结痛、腨裂痛、项背腰尻阴股膝髀痛、脐反出、肌肉痿、下肿、便脓血、小腹胀痛、欲小便不得、脏毒、筋寒、脚气、久痔、脱肛。

【白话解】

五运六气：属阳明燥金的五之气。

时令：配属足太阳膀胱经的寒水之气。

坐功：每日的丑时、寅时，平稳坐好，舒展双手，向下攀握两脚，随即两足间力气放松又再回收，五至七次，然后叩齿、调整呼吸、吞咽津液。

治病：可以治疗风湿侵入腰脚的痹证，大腿不能弯曲，腘部结块疼痛，小腿撕裂样疼痛，项、背、腰、尾骨、阴部、大腿、膝、股骨疼痛，脐部突出，肌肉萎缩，下部肿胀，大便脓血，小便胀痛，或小便不利，内脏结毒，筋骨寒冷，脚气，长期痔疮，脱肛。

冬卷

冬三月调摄总类

【原文】

《礼记》曰："北方为冬，冬之为言中也。中者，藏也。"《管子》曰："阴气毕下，万物乃成。"《律志》曰："北方，阴也，伏也，阳伏于下，于时为冬。"蔡邕曰："冬者，终也，万物于是终也。日穷于次，月穷于纪，星回于天，数将几终。君子当审时节宣，调摄以卫其生。"

立冬，水相；冬至，水旺；立春，水休；春分，水废；立夏，水囚；夏至，水死；立秋，水殁；秋分，水胎，言水孕于金矣。

【白话解】

《礼记》说："北方属冬，冬读音类似中，中有藏的意思。"《管子》说："阴气全部沉降，万物已经成熟。"《律志》说："北方属阴，其性潜伏，阳气伏于地下，在时令就是冬。"蔡邕说："冬，读音类似终，意味万物到此终止了。一日结束就是另一日，此月完了就开始另一月，星球回环转动在天上，也接近一个周天的终结。君子应当审度时令来调摄以护卫生命。"

立冬，水之气较兴旺；冬至，水之气最兴旺；立春，水之气衰退；春分，水之气不能发挥功能；立夏，水之气被囚禁；夏至，水之气失去作用；立秋，水之气完全消失；秋分，水之气又开始孕育，也就是说水孕育于金。

《臞仙月占》主疾

【原文】

十月，立冬日忌北风，主殃六畜。

十一月，忌行夏令，主多疥疠之疾。

十二月，朔日忌西风，主六畜疫。忌行春令，主多痼疾。

【白话解】

十月，立冬这日，忌刮北风，否则六畜要遭殃。

十一月，忌出现夏天的气候特征，否则容易产生瘟疫和疥疮。

十二月，初一忌刮西风，否则六畜易生瘟疫。这月忌出现春天的气候特征，否则容易得病难愈。

冬月气数主属图

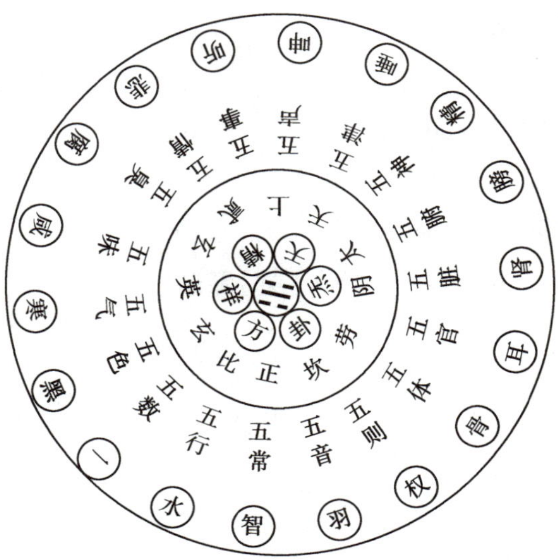

【原文】

冬曰玄英（气黑而青英）、玄冬、三冬、九冬、安宁。

天曰上天（言时无事，在上临下）。

风曰寒风、劲风、严风、朔风、衰风、阴风。

景曰玄景、寒景。

时曰寒辰。

节曰严节。

鸟曰寒鸟、寒禽。

草曰寒卉、黄草。

木曰寒木、寒柯、素木、寒条。

【白话解】

冬天又叫玄英（因为气黑而属于精华），也叫玄冬、三冬、九冬、安宁。

冬天的“天”又叫上天（是说这时休息无事，天在上降临下界）。

冬天的“风”又叫寒风、劲风、严风、朔风、衰风、阴风。

冬天的“景”又叫玄景、寒景。

冬天的“时辰”又叫寒辰。

冬天的“节气”又叫严节。

冬天的“鸟”又叫寒鸟、寒禽。

冬天的“草”又叫寒卉、黄草。

冬天的“木”又叫寒木、寒柯、素木、寒条。

肾神图

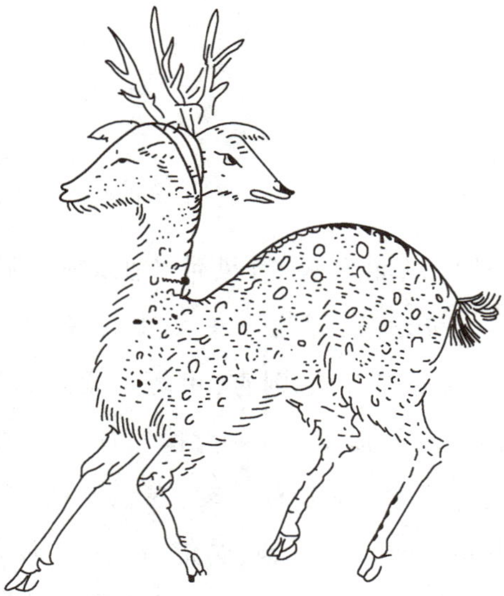

【原文】

神名玄冥，字育婴。肾之状，玄鹿两头，主藏志。象如圆石子二，色如缟映紫。生对脐，搏着腰脊。左为正肾，配五脏；右为命门，男以藏精，女以系胞。肾脉出于涌泉。（涌泉在足之中心。）

【白话解】

肾神名玄冥，字育婴。肾神外貌像一只黑色双头的鹿，肾的功能主要是收藏意志。肾脏的形状如两个圆石子，颜色如白纱映着紫色。生长的位置相当于脐部上下，搏动附着于腰脊骨。左边是正式的肾，配属于五脏。右边叫命门，男子依赖它来收藏肾精，女子依赖它来维系胞宫。肾脉从涌泉穴发出（涌泉穴在足底的中心）。

肾脏冬旺论

【原文】

《内景经》曰:“肾属北方水,为黑帝。生对脐,附腰脊,重一斤一两,色如缟映紫。主分水气,灌注一身,如树之有根。左曰肾,右名命门,生气之腑,死气之庐。守之则存,用之则竭。为肝母,为肺子,耳为之官。天之生我,流气而变谓之精,精气往来谓之神。神者,肾藏其情智。左属壬,右属癸,在辰为子亥,在气为吹,在液为唾,在形为骨。久立伤骨,为损肾也。应在齿,齿痛者,肾伤也。经于上焦,荣于中焦,卫于下焦。肾邪自入则多唾,膀胱为津液之腑,荣其发也。”

《黄庭经》曰:“肾部之宫玄阙圆,中有童子名十玄[1],主诸脏腑九液源,外应两耳百液津。”

其声羽,其味咸,其臭腐。心邪入肾则恶腐。凡丈夫六十,肾气衰,发变齿动,七十形体皆困,九十肾气焦枯,骨痿而不能起床者,肾先死也。肾病则耳聋骨痿,肾合于骨,其荣在髭。肾之外应北岳,上通辰星之精。冬三月,存辰星之黑气,入肾中存之。

人之骨疼者,肾虚也;人之齿多龃者,肾衰也;人之齿堕者,肾风也;人之耳痛者,肾气壅也;人之多欠者,肾邪也;人之腰不伸者,肾乏也;人之色黑者,肾衰也;人之容色紫而有光者,肾无病也;人之骨节鸣者,肾羸也。肺邪入肾则多呻。肾有疾,当吹以泻之,吸以补之。其气智,肾气沉滞,宜重吹则渐通也。肾虚则梦入暗处,见妇人、僧尼、龟鳖、驼马、旗枪、自身兵甲,或山行,或溪舟。故冬之三月,乾坤气闭,万物伏藏,君子戒谨,节嗜欲,止声色,以待阴阳之定。无竞阴阳,以全其生,合乎太清。

【注释】

[1] 名十玄：此处有误。按《黄庭经》原文为“中有童子冥上玄”，指肾神名为玄冥。

【白话解】

《内景经》说：“肾在五行中属北方之水，由黑帝司管。生长在肚脐的两侧，附在腰部脊柱上，重一斤一两，颜色有如薄纱掩映在紫色上面。肾主管人体水液，将其灌注全身，像树根一样。左边叫肾，右边叫命门，是生长精气的脏腑，也是死气萌生的地方。守护好它的精气就能保存，滥用的话精气就会枯竭。肾为肝之母，肺之子，耳是肾的外候。上天生育我们，气化流注人体变化成精，精与气来往运转形成神。所谓神，就是在肾里潜藏着的情感和智慧。在地支的分配上，左边属壬，右边属癸；在时辰上配属子、亥；在气对应于吹出之气；在体液配属唾液；在形体主要配属骨。过久站立会损伤骨，也使肾受损伤。肾的外应在牙齿上，牙齿痛意味肾有损伤。肾经畅通于上焦，得营血于中焦，得卫气于下焦。肾脏本身被邪侵入则导致唾液多。膀胱是传输津液的地方，肾气充盛则荣养头发。”

《黄庭经》说：“肾部像一个黑色圆形的宫室，里面有个叫玄冥的童子即肾神，主管各脏腑各类津液的源泉，在外对应两个耳朵和各种液津。”

肾在五声中对应羽声，在五味上属咸味，在五臭上属腐气，来自心脏的病邪侵入肾，就会产生恶腐气味。男性到了六十岁，肾气就衰竭了，头发变枯，牙齿也开始动摇。到了七十岁，整个形体都乏困。到九十岁，肾气衰减，外形焦枯，筋骨痿软无力而不能起床，说明肾已衰竭。肾有病则表现为耳聋、筋骨痿软。肾与骨相通，它所荣养的是毛发。肾与大自然的北岳相应，与天上二十八宿“辰”星的精华相通。冬季三个月，意念辰星的黑气进入肾中并且保存下来。

人如果骨痛，是肾虚。牙齿长得不整齐的人，肾脏衰弱。如果掉牙齿，肾上有风邪。耳痛的人，肾气壅滞。多呵欠的人，肾中有邪气。腰不能伸直的人，说明肾气缺乏。脸色发黑的人，肾已衰弱。人面色紫红有光泽的人，说明肾没有病。骨节发出弹响，是肾虚弱。肺邪侵入肾，人就会经常呻吟。肾有病，应当用“吹”字吐纳法来泻去；用“吸”来补益。肾气也主管着智慧，肾气沉滞的人，适宜加重“吹”的力量来疏通。肾虚的人常常会梦见暗处，出现妇女、和尚、尼姑、龟、鳖、驼、马、旗帜、枪之类，或自身也披挂着兵甲，或在山上行走，或在溪间泛舟等。冬季三个月，天地之气闭塞，万物均已潜藏。君子应当小心谨慎，节制嗜欲，停止声色之乐，以等待阴阳安定。不要与自然界阴阳变动相争，才能让生命得以保全，才符合自然的规律。

相肾脏病法

【原文】

肾热者，颐赤，肾有病，色黑而齿槁，腹大体重，喘咳汗出，恶风。肾虚则腰中痛。肾风之状，颈多汗，恶风，食欲下隔塞不通，腹满胀，食寒则泄，在形黑瘦。肾燥，急食辛以润之。肾病坚，急食咸以补之，用苦以泻之。无犯热食，无着暖衣。肾病，脐下有动气，按之牢若痛，苦食不消化，体重骨疼，腰膝膀胱冷痛，脚疼或痹，小便余沥，疝瘕所缠，宜服肾气丸。

肾气丸　干地黄一两　薯蓣一两　牡丹皮六钱　泽泻七钱　山茱萸七钱　茯苓六钱　桂心五钱　附子（小便炮制）四两

上捣为末，蜜丸，桐子大。空心酒下三四十丸，日再服。

【白话解】

肾有热，就腮颊赤红。肾有病，面色发黑而且牙齿枯槁，腹部肥大身体沉重，气喘咳嗽，出汗和怕风。肾虚就会出现腰痛。肾有风邪表现为颈项多汗、怕风，饮食吞下时堵塞不通，腹中感到满胀，一吃冷食就会泄泻，形体黑瘦。肾燥热，应赶快食用辛味的药来润泽除燥。肾病令身体坚硬，尽快食用咸味来补益软坚，用苦味去泻，不要吃过热的食物，不要穿得太暖和。肾如果有病，可感觉得到肚脐下有搏动之气，按压坚固而疼痛，病人苦于食物不消化，身体沉重骨头疼痛，腰、膝、膀胱冷痛，脚疼或麻木，小便余沥难尽，疝气或肿物缠身，宜服用肾气丸。

肾气丸　干地黄一两　薯蓣一两　牡丹皮六钱　泽泻七钱　山茱萸七钱　茯苓六钱　桂心五钱　附子（小便炮制）四两

以上捣为末，制成蜜丸，如桐子大。空腹用酒送下三四十丸，每日两次。

修养肾脏法

【原文】

当以冬三月，面北向，平坐，鸣金梁[1]七，饮玉泉三，更北吸玄宫之黑气入口，五吞之，以补吹之损。

【注释】

［1］鸣金梁：道家气功把叩上下牙齿称为鸣金梁。

【白话解】

在冬季三个月，面向北方平稳端坐，叩上下门牙七次，饮唾液三次，然后吸北方的生气入口，做五次吞咽，用来补偿“吹”法吐纳法的耗损。

六气治肾法

【原文】

治肾脏吐纳用吹法，以鼻渐长引气，以口吹之。肾病，用大吹三十遍，细吹十遍，能除肾家一切冷气、腰疼膝冷沉重，久立不得，阳道衰弱，耳内虫鸣及口内生疮，更有烦热，悉能去之。数数吹去，相继勿绝，疾瘥则止，过多则损。

【白话解】

治疗肾脏疾病用“吹”字吐纳法。用鼻子缓慢地长吸气，用口发“吹”字音呼出。肾有病，大声吹三十遍，小声吹十遍，能够除去肾病所致的一切寒冷腰疼、膝盖寒冷沉重、不能过久站立、阳痿、耳内好像虫鸣、口内生疮，烦躁发热，都能一起除去。接连地做吹法，不要中断，病好了就停止，做多了会造成损害。

肾脏导引法（冬三月行之）

【原文】

可正坐，以两手耸托，右引胁三五度，又将手返着膝挽肘，左右同捩身三五度，以足前后踏，左右各数十度。能去腰肾风邪积聚。

【白话解】

端正坐好，用两手向上托。向右牵拉胁部三至五次；再将手放回膝部，两手互挽肘部，左右相同地扭转身三至五次；两脚前后踏动，左右各做数十次。这样能除去腰肾所积聚的风邪。

黄帝制护命茯苓丸

【原文】

黄帝曰：冬三月宜服何药？岐伯曰：当服茯苓丸，主男子五劳七伤，两目迎风泪出，头风项强，回转不得，心腹胀满，上连胸胁，下引腰背，表里彻痛，喘息不得，饮食咳逆，面黄痿瘦，小便淋漓，阴痿不起，临炉不举，足肿腹痛，五心烦热，身背浮肿，盗汗不绝，四肢拘挛，或缓或急，梦寐惊悸，呼吸气短，口干舌燥，状如消渴，急于喜怒，呜咽悲愁，此方治之。

茯苓　山药　肉桂　山茱萸　巴戟　白术　牛膝　菟丝子各一两　干姜　细辛　防风　柏子仁　泽泻　牡丹皮各五钱　附子（童便煮三次，用一两一个的妙。）

上为细末，蜜丸，桐子大。空心盐汤服七丸，日再服。

【白话解】

黄帝问：冬季三个月适宜服用什么药？岐伯答道：应当服茯苓丸，主治男性各种虚劳伤损，两眼迎风流泪，头部受风，颈项发硬不能转头，上下腹部胀满、向上牵连到胸胁、向下牵连到腰背，里外全都疼痛。气喘不能呼吸，饮食时咳嗽气逆，面黄肌瘦，小便淋沥难尽，阳痿不举，脚肿腹痛，手足心和心口烦热。全身腰背浮肿，盗汗不断，四肢拘挛，或缓慢或拘急发作，睡梦时受惊，呼吸气短。口干舌燥，好像患了消渴，情绪易喜易怒，悲伤啼哭，可用此方医治。

茯苓　山药　肉桂　山茱萸　巴戟天　白术　牛膝　菟丝子各一两　干姜　细辛　防风　柏子仁　泽泻　牡丹皮各五钱　附子（用童子尿煮三次，用每个一两重的最好）

以上打成细末，制成蜜丸，如梧桐子大。空腹时用盐水送服七丸，一日两次。

冬季摄生消息论

【原文】

冬三月，天地闭藏，水冰地坼，无扰乎阳，早卧晚起，以待日光。去寒就温，勿泄及肤，逆之肾伤，春为痿厥，奉生者少。斯时伏阳在内，有疾宜吐，心膈多热，所忌发汗，恐泄阳气故也。宜服酒浸补药，或山药酒一二杯，以迎阳气。

寝卧之时，稍宜虚歇，宜寒极方加绵衣，以渐加厚，不得一顿便多，惟无寒即已。不得频用大火烘炙，尤为损人。手足应心，不可以火炙手，引火入心，使人烦躁。不可就火烘炙食物。冷药不治热极，热药不治冷极，水就湿，火就燥耳。饮食之味，宜减咸增苦，以养心气。冬月肾水味咸，恐水克火，心受病耳，故宜养心。

宜居处密室，温暖衣衾，调其饮食，适其寒温。不可冒触寒风，老人尤甚，恐寒邪感冒，多为嗽逆、麻痹、昏眩等疾。冬月阳气在内，阴气在外，老人多有上热下冷之患，不宜沐浴。阳气内蕴之时，若加汤火所逼，必出大汗。高年骨肉脆薄，易于感动，多生外疾，不可早出，以犯霜威。早起服醇酒一杯以御寒，晚服消痰凉膈之药，以平和心气，不令热气上涌。切忌房事，不可多食炙爆、肉面、馄饨之类。

【白话解】

冬季三个月，天地都处于闭藏状态，水结成冰，大地干裂，人的生活要避免扰动阳气，应早睡晚起，等待太阳出来才活动。避免寒冷多取暖，不要暴露皮肤，反其道而行之就会使肾受损伤，到了春天就会得痿、厥等疾病，身体难以得到奉养。这个时候阳气潜伏在体内，有疾病适宜用吐法，胸膈以上心肺有热，但忌讳用发汗法，怕会泄掉阳气。适宜喝浸泡好的补药酒，或山药酒一两杯，以兴奋阳气。

寝卧的时候，可以先半卧一会儿，觉得很冷才加棉衣，并应逐渐加厚，不要一次就加很多，加到刚好不冷就行了。不要经常用大火烤火取暖，这样尤其容易使人不适应而受损。手足都直接与心相连，不要用火烤手，会引火入心，使人烦躁。也不可直接用火烘烤食物。寒凉药治不了大热的病，温热药也治不了大寒的病，这是因为寒药属水其性趋向寒湿，热药属火其性趋向燥热。在饮食方面，适宜减少咸味，增加苦味来养护心气。冬月属肾水，味配咸，服咸味恐怕导致水克火，造成心脏生病，所以应当养心。

应当住在密闭的房间，保持衣被温暖，调理好饮食，寒热要适度。不要外出冒寒风，老年人尤其要注意，恐怕寒邪引起感冒，导致咳嗽气逆、麻痹、眩晕等病。冬季人体阳气在内，阴气在外，老年人多有上热下冷的毛病，不适宜沐浴。冬季阳气处于潜藏状态，如果用热水或烤火去逼迫，必然出大汗。老年人骨脆肉薄，容易被外邪触动，引起外感疾病，早上不要出门，以免被寒霜侵犯。早上起床后可以喝浓酒一杯来御寒，晚上服用化痰凉膈的药物来平和心气，不让热气上涌。一定要忌行房事，不要过多吃烧烤、煎炸、肉类面食、馄饨之类的食物。

【原文】

《云笈七签》云："冬月夜卧，叩齿三十六通，呼肾神名以安肾脏。晨起亦然。"

【白话解】

《云笈七签》说："冬季临睡前，叩齿三十六次，呼唤肾神的名字，这样可以安宁肾脏。早晨起床也要这样做。"

【原文】

书云："冬时，忽大热作，不可忍受，致生时患，故曰：冬伤于汗，春必温病。"

【白话解】

书上说："冬天里，如果忽然天气很热，人体会难以耐受，导致患时令性疾病。所以说：冬天如何发汗过多，到春天就必然发作温病。"

【原文】

又云："大雪中跣足做事，不可便以热汤浸洗。触寒而回，寒若未解，不可便吃热汤热食，须少顷方可。"

【白话解】

又说："在大雪中赤足做事，不可以马上用热水浸泡。在外冒严寒回到家，如果寒气未消，不能马上就饮热水、吃热食物，一定要过一会儿方才可以。"

【原文】

《金匮要略》曰:“冬夜伸足卧,则一身俱暖。”

【白话解】

《金匮要略》说:“冬夜睡觉脚伸直,就会使周身暖和。”

【原文】

《七签》曰:“冬夜卧,被盖太暖,睡觉即张目吐气,以出其积毒,则永无疾。”

【白话解】

《云笈七签》说:“冬夜睡觉,如果被盖太暖,睡醒即张开眼睛吐气,把积聚的热毒放出去,这样就可以不生病。”

【原文】

又曰:“冬卧头向北,有所利益。宜温足冻脑。”

【白话解】

又说:“冬天睡觉,头应向北方,有好处。足部要保温,不要捂头。”

【原文】

“冬夜漏长，不可多食硬物并湿软果饼。食讫，须行百步摩腹法，摇动令消，方睡。不尔，后成脚气。”

【白话解】

“冬夜时间较长，不要多吃较硬、难消化的食物，以及湿冷水果和过软的饼。吃完饭后，必须做行走百步并按摩腹部的方法，使身体得到运动以帮助消化，方才睡觉。不然的话，以后会患脚气病。”

【原文】

《本草》云：“惟十二月可食芋头，他月食之发病。”

【白话解】

《本草》说：“只有十二月才可以吃芋头，其他月份吃了会发病。”

【原文】

《千金方》曰：“冬三月宜服药酒一二杯，立春则止。终身常尔，百病不生。”

【白话解】

《千金方》说：“冬季三个月，适宜常喝药酒一两杯，立春后就停止。终身坚持，百病不生。”

【原文】

《纂要》曰:“钟乳酒方,服之补骨髓,益气力,逐寒湿。其方:用地黄八两,巨胜子一升,熬捣烂。牛膝四两,五加皮四两,地骨皮四两,桂心二两,防风二两,仙灵皮三两。钟乳粉五两,甘草汤浸三日,更以牛乳一碗,将乳石入瓷瓶浸过,于饭上蒸之。乳尽倾出,暖水淘尽碎研。右诸药为中末,用绢囊盛浸好醇酒三斗罍内,五日后可取服之。十月初一日服起,至立春日止。”

【白话解】

《纂要》说:“钟乳酒药方,服了可以补益骨髓,增加气力,驱散寒湿。处方用八两地黄,一升巨胜子,熬煮后捣烂;四两牛膝,四两五加皮,四两地骨皮,二两桂心,二两防风,三两淫羊藿,五两钟乳粉,均用甘草汤浸泡三日;再用牛奶一碗,将钟乳石加入,在瓷瓶里浸过后,放到饭面上蒸。等到牛奶蒸干后倒出,用暖水淘净,捣碎研细。再将上列各种药研为中等碎末,装入绢袋里,浸泡在装有三斗好酒的盛酒器里,五日之后就可以取出来喝。从十月初一起开始喝,直至立春这日停止。”

【原文】

“冬气寒,宜食黍,以热性治其寒,禁炙饮食并火焙衣服。”

【白话解】

“冬气寒冷,适宜食黍,以其热性治疗所受寒气。禁忌烧烤类饮食及用火烤衣服。”

【原文】

“冬三月，六气十八候皆正养脏之令，人当闭精塞神，以厚敛藏。”

【白话解】

“冬季三个月，其六个节气共十八候都正是补养内脏的时令，人们应当禁房事不泄精，减少精神耗散，以使精气敛藏增厚。”

【原文】

《琐碎录》曰：“冬月勿以梨搅热酒饮，令人头旋，不可支吾。”

【白话解】

《琐碎录》说：“冬月不要用梨搅拌热酒饮用，会使人头晕，不能支持。”

【原文】

《金匮要略》曰：“冬三月，勿食猪羊等肾。”

【白话解】

《金匮要略》说：“冬季三个月，不要吃猪羊等动物的肾。”

【原文】

《七签》曰："冬夜不宜以冷物铁石为枕，或焙暖枕之，令人目暗。"

【白话解】

《云笈七签》说："冬月不能用冰凉的东西如铁石类作枕头，或者要先用火焙暖才枕用，否则使人视力昏暗。"

【原文】

《本草》曰："冬月不可多食葱，令人发疾。"

【白话解】

《本草》说："冬月不要过多吃葱，会令人发病。"

冬三月合用药方

陈橘丸

【原文】

治大肠风燥气秘等疾。

陈橘皮（去白）一两　槟榔五钱　木香五钱　羌活五钱　青皮五钱　枳壳（麸炒）五钱　不蛀皂角两挺（去皮酥炙黄）　郁李仁（去皮尖炒黄）一两　牵牛（炒）二两

上为末，研细，蜜丸，如桐子大。每服二十丸，食前姜汤下，未利，加至三十丸，以大便通利为度。

【白话解】

治大肠有风，大便干燥、气滞秘结等疾病。

陈橘皮（去除皮内白筋）一两　槟榔五钱　木香五钱　羌活五钱　青皮五钱　枳壳（麸炒）五钱　不蛀皂角两挺（去皮，炙到酥脆变黄）　郁李仁（去皮、尖，炒至黄色）一两　牵牛（炒过）二两

以上打成粉末，研细，合蜂蜜制成药丸，像梧桐子一般大。每次服二十丸，在吃饭前用姜汤送下，如果还没有大便，可加至三十丸，以大便通利为准。

搜风顺气牵牛丸

【原文】

治热涌滞不快，大肠秘结，热毒生疮。

牵牛二两（饭蒸）　木通一两　青橘一两（去穰）　桑皮一两　赤芍一两（炒）　木香五钱

上为末，蜜丸，桐子大。酒下十五丸，至二十丸止。妇人血气，醋汤下。

【白话解】

治疗热气涌堵，体内不适，大肠秘结，热毒生疮。

牵牛二两（饭面上蒸过） 木通一两 青橘一两（去穰） 桑皮一两 赤芍一两（炒过） 木香五钱

以上打成粉末，合蜂蜜制成药丸，像梧桐子一般大。服用时用酒送服，一次十五丸，最多二十丸。如治疗妇女血气不通，则用醋汤送服。

解老人热秘方

【原文】

大附子一个，八九钱重者，烧过存性，研为末，每服一钱，热酒下。

【白话解】

大附子一个，约八九钱重，焙烧过至药性仍存，研成粉末，每次服用一钱，用热酒送服。

十月修养法

【原文】

孟冬之月，天地闭藏，水冻地坼。早卧晚起，必候天晓，使至温畅，无泄大汗，勿犯冰冻雪积，温养神气，无令邪气外入。卦坤，坤者，顺也，以服健为正，故君子当安于正以顺时也。生气在酉，坐卧宜向西方。

【白话解】

冬季的第一个月即孟冬月，天地处于闭藏状态，水冻成冰，大地干裂，人们应该早睡晚起，一定要等到天亮才起床活动。要令身体温暖舒畅，但不要大汗淋漓。不要外出冒冰冻积雪，要温和地调养神气，避免风寒等邪侵犯人体。卦象上属于“坤卦”，坤有柔顺的意思，以善于服从为正道。所以，君子应当安于正道以顺应时令。此时生旺之气在酉位，坐卧的方向都宜向西方。

【原文】

孙真人《修养法》曰：“十月心肺气弱，肾气强盛，宜减辛苦以养肾气。毋伤筋骨，勿泄皮肤，勿妄针灸，以其血涩，津液不行。十五日宜静养，获吉。”

【白话解】

孙真人《修养法》说：“十月，人的心肺气微弱，而肾气强盛，适宜减食辛味和苦味以养肾气。不要损伤筋骨，也不要暴露皮肤，不要随便用针灸，以免造成血液涩滞，津液不能正常运行。十五日这日宜静养，可获吉祥。”

【原文】

《内丹秘要》曰：“玄阴之月，万物至此归根复命，喻我身中阴符穷极，寂然不动，反本复静。此时塞兑垂帘，以神光下照于坎宫，当夜气未央，凝神聚气，端坐片时，少焉神气归根，自然无中生有，积成一点金精。盖一人之一身，元气亦有升降，子时生于肾中，此即天地一阳初动，感而遂通，乃复卦也。自此后，渐渐升至泥丸，午时自泥丸下降于心，戌亥归于腹中。此即天地六阴穷极，百虫闭关，草木归根，寂然不动，乃坤卦也。静极复动，循环无端，其至妙又在坤复之交，一动一静之间，即亥末子初之时。《阴符经》曰：'自然之道静，故天地万物生。'养生者当顺其时而行，坤、复二卦之功，正在十月之间。阳不生于复而生于坤，阴中生阳，实为产药根本。"

【白话解】

《内丹秘要》说："在阴气玄深之月，万物至此时都回归根本，完成一轮生命周期。体现在人身上是炼阴气到极点，到达寂然不动的境地，精神返回根本，处于原始安静状态。此时要是闭口不言，垂下眼帘，将精神专注于两肾之间的丹田，当夜气未尽的时候，凝神聚气，端坐片刻，不一会儿，神气就能归于根本，自然就从虚无中化生真气，积聚成了珍贵的真精。人的一身，体内元气也是有升有降的，子时真精生于肾中，就如同天阳一阳之气刚刚发动，感应到人体上，类比于复卦。从此开始，真气渐渐上升到头部，到午时从头顶泥丸穴下降到心脏，戌亥时分归入腹部。这时正是天地间的阴气走到了极点，各类生物停止活动，草木之气下降根部，万物都寂然不动，正对应于'坤卦'。静止到了极点后又将恢复运转，循环不断，最奇妙之时就在于坤卦和复卦交会的时刻，是一动一静的分界点，亦即亥时之末子时之初。《阴符经》说：'大自然的法则在于静，然后天地万物才生成。'养生的人，应当顺应时令来修炼。坤卦和复卦的功用，正好在十月。阳气不是从复卦生成，而是从纯阴的坤卦生成，在阴中生成阳，这是炼成丹药的根本。"

《灵剑子》导引法

【原文】

以两手相叉，一脚踏之，去腰脚拘束，肾气冷痹，膝中痛诸疾。

又法：正坐，伸手指缓拘脚指五七度，治脚气诸风注气，肾脏诸毒气，远行脚痛不安，并可治之，常行最妙。

【白话解】

以两手相叉，用一只脚踏上去，能去除腰脚不灵活，肾气虚寒痹痛，膝头疼痛等疾病。

又一法：先坐正，伸手指慢慢地扳住脚趾，五至七次。这样能治疗脚气，各种风湿，肾脏各种毒气，或走远路后脚痛不安，都能医治，经常做效果最好。

陈希夷孟冬二气导引坐功图势

立冬十月节坐功图

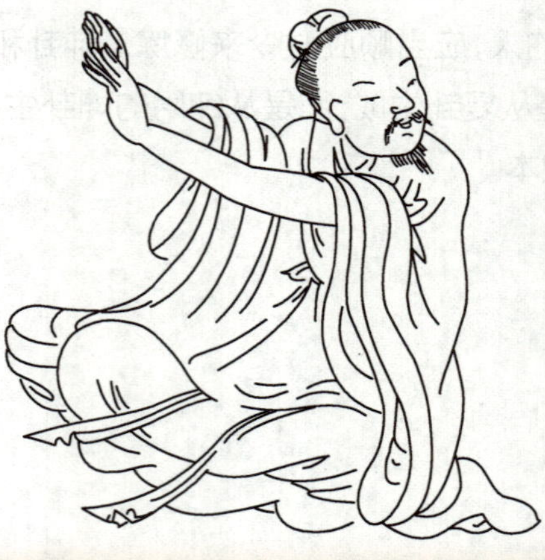

【原文】

运：主阳明五气。

时：配足厥阴肝风木。

坐功：每日丑、寅时，正坐，一手按膝，一手挽肘，左右顾，两手左右托三五度，吐纳，叩齿咽液。

治病：胸胁积滞，虚劳邪毒，腰痛不可俯仰、嗌干、面尘脱色、胸满呕逆、飧泄、头痛、耳无闻、颊肿、肝逆面青、目赤肿痛、两胁下痛引小腹、四肢满闷、眩冒、目瞳痛。

【白话解】

五运六气：属阳明燥金的五之气。

时令：配属足厥阴肝经的风木之气。

坐功：每日的丑时、寅时，端正坐好，一手按膝盖，一手扶着肘部，向左向右转身，左右两手互相托各三至五次，然后调整呼吸、叩齿、吞咽津液。

治病：可以治疗胸胁气机积滞，身体虚劳，邪毒侵犯，腰痛不能弯腰，咽干，面色好像蒙有尘土缺乏光泽，胸间满胀，呕吐上逆，泄泻，头痛，耳朵听力下降，两颊肿痛，肝气上逆面色发青，目赤肿痛，两胁下疼痛牵引到小腹，四肢胀满，头晕目眩，眼中瞳仁胀痛。

小雪十月中坐功图

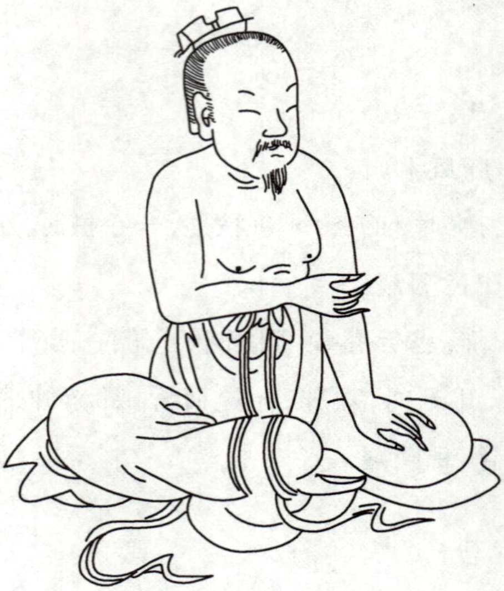

【原文】

运：主太阳终气。

时：配厥阴肝风木。

坐功：每日丑、寅时，正坐，一手按膝，一手挽肘，左右争力各三五度，吐纳，叩齿咽液。

治病：脱肘，风湿热毒、妇人小腹肿、丈夫㿗疝狐疝、遗溺、闭癃、血睾、肿睾、疝、足逆寒、胻善瘛、节时肿、转筋阴缩、两筋挛、洞泄、血生胁下、喘、善恐、胸中喘、五淋。

【白话解】

五运六气：属太阳寒水的终之气。

时令：配属足厥阴肝经的风木之气。

坐功：每日的丑时、寅时，端正坐好，用一手按膝部，另一手托着肘部，左右用力相争各三至五次，然后调整呼吸、叩齿和吞咽津液。

治病：可以治疗肘部脱位，风湿热毒，妇女下腹肿起，男子各种疝气，遗尿或小便不通，睾丸瘀血、睾丸肿胀疝气，下肢寒冷，小腿容易抽搐，关节不时肿胀，抽筋，阴囊缩紧，两侧大腿筋痉挛，泄泻不止，胁下瘀血，气喘，易惊，胸中喘息，各种小便不利。

十一月修养法

【原文】

仲冬之月，寒气方盛，勿伤冰冻，勿以炎火炙腹背，毋发蛰藏，顺天之道。卦复，复者，反也，阴动于下，以顺上行之义也。君子当静养以顺阳生。是月生气在戌，坐卧宜向西北。

【白话解】

仲冬月，寒气正盛，不要被冰冻损伤，不要用大火烤腹部和背部，不要发动蛰伏的精气，以顺应天地之道。卦象为复卦，复的意思就是返回，阴气在地下发动，来顺应阳气将要上行。君子应当用静养的办法来顺应阳气的生发。这个月生旺之气在戌位，坐卧的方位都适宜向西北。

【原文】

孙真人《修养法》:“是月肾脏正旺,心肺衰微,宜增苦味,绝咸,补理肺胃,闭关静摄,以迎初阳,使其长养,以全吾生。”

【白话解】

孙真人《修养法》说:“这个月肾脏正处于旺盛,而心肺处于衰微,适宜增食苦味,不吃咸味,补养和调理肺胃。应闭关静养摄生,以迎接初生的阳气,使它更好地生长,来保全生机。”

【原文】

是月也,一阳来复,阳气始生,喻身中阳气初动,火力方微,要不纵不拘,温温柔柔,播施于鼎中。当拨动顶门,微微挈之,须臾火力炽盛,逼出真铅。气在箕斗东南之乡,火候造端之地。

【白话解】

这个月,卦爻中一阳开始出现,阳气开始生长,对应人身上的阳气刚刚启动,火力还很微弱,练功时要采取既不放纵也不约束的态度,温温柔柔地,让它在体内生长。应当拨动阳物顶端,微微触摸它,不一会儿就火力炽盛,真精形成。元气在箕、斗两个星宿的东南方位,是火候发动的开端之地。

《灵剑子》导引法

【原文】

以一手托膝，反折一手抱头，前后左右为之，凡三五度。去骨节间风，宜通血脉，膀胱、肾脏之疾。

【白话解】

用一手托住膝部，另一手反手抱头，前后左右做，各做三至五次。可以除去骨节间的风邪，适合疏通血脉，治疗膀胱、肾脏的病。

陈希夷仲冬二气导引坐功图势

大雪十一月节坐功图

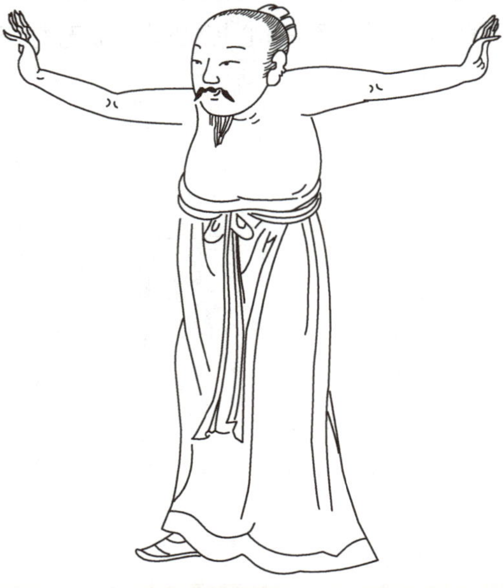

【原文】

运: 主太阳终气。

时: 配足少阴肾君火。

坐功: 每日子、丑时, 起身仰膝, 两手左右托, 两足左右踏, 各五七次, 叩齿, 咽液吐纳。

治病: 足膝风湿毒气、口热舌干、咽肿、上气、嗌干及肿、烦心心痛、黄疸肠癖、阴下湿、饥不欲食、面如漆、咳唾有血、渴喘、目无见、心悬如饥、多恐常若人捕等症。

【白话解】

五运六气: 属太阳寒水的终之气。

时令: 配属足少阴肾经的君火之气。

坐功: 每日的子时、丑时, 起身, 抬起膝部, 两手左右分别托着, 两足左右分别用力踏, 各做五至七次, 然后叩齿、调整呼吸, 吞咽津液。

治病: 可以治疗足部和膝部的风湿毒气, 口热舌干, 咽喉肿痛, 气逆喘促, 咽干肿痛, 心烦心痛, 黄疸, 大便泄泻, 阴部湿冷, 饥而不欲食, 面色黯, 咳血唾血, 口渴气喘, 视物不清, 心慌如同饥饿无力, 经常觉得有人追捕而恐慌等症。

冬至十一月中坐功图

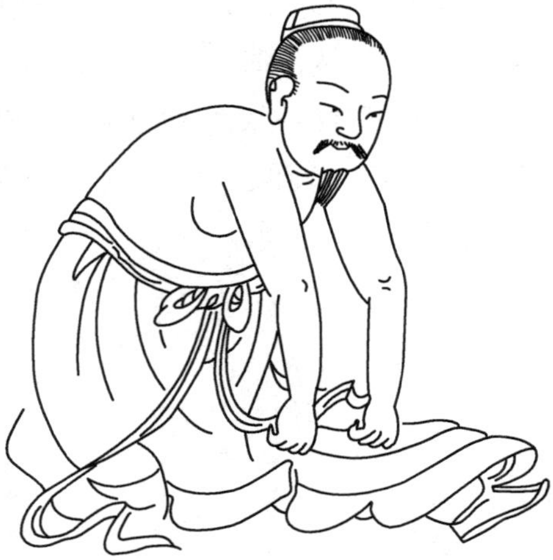

【原文】

运：主太阳终气。

时：配足少阴肾君火。

坐功：每日子、丑时，平坐，伸两足，拳两手按两膝，左右极力三五度，吐纳，叩齿咽液。

治病：手足经络寒湿，脊股内后廉痛、足痿厥、嗜卧、足下热、脐痛、左胁下背肩髀间痛、胸中满、大小腹痛、大便难、腹大颈肿、咳嗽、腰冷如冰及肿、脐下气逆、小腹急痛泄、下肿、足胻寒而逆、冻疮、下痢、善悲、四肢不收。

【白话解】

五运六气：属太阳寒水的终之气。

时令：配属足少阴肾经的君火之气。

坐功：每日的子时、丑时，平稳坐好，伸展两足，两手握拳按两膝，左右用力三至五次，然后调整呼吸、叩齿和吞咽津液。

治病：可以治疗手足经络有寒湿，脊柱、大腿内侧后部肌肉酸痛，足软无力而凉，嗜睡，脚底发热，脐周疼痛，左胁下、背、肩、大腿骨疼痛，胸中气胀，肚脐上下腹痛，大便难解，腹部胀大、颈部肿大，咳嗽，腰部寒冷如冰并肿胀，脐下气机逆乱，小腹部拘急疼痛而泄泻，下肢肿胀，小腿有寒不温，长冻疮，痢疾，情绪悲伤，四肢僵硬。

十二月修养法

【原文】

季冬之月，天地闭塞，阳潜阴施，万物伏藏。去冻就温，勿泄皮肤大汗，以助胃气。勿甚温暖，勿犯大雪。宜小宣，勿大全补。众阳俱息，勿犯风邪，勿伤筋骨。卦临，临者，大也，以刚居中，为大亨而利于贞也。生气在亥，坐卧宜向西北。

【白话解】

本月是冬季的最后一个月，天地气机闭塞，阳气潜藏阴气施行，万物都潜伏闭藏了。人们应当避免受冻，保持温暖，不要让皮肤出大汗，以助长胃气。不要过分暖和，不要冒大雪。服用药物只适宜稍为宣发，不要用大补药物。全身阳气都处于潜息的状态，不要冒犯风邪，不要伤及筋骨。这个月在卦象中属“临卦”，临是大的意思，爻象是刚直的阳爻居中，是很好的事有利于坚持。本月生旺之气在“亥”位，坐卧都宜向着西北方。

【原文】

孙真人曰:"是月土旺,水气不行,宜减甘增苦,补心助肺,调理肾脏,勿冒霜雪,勿泄津液及汗。初三日宜斋戒静居,焚香养道,吉。"

【白话解】

孙真人说:"这个月土气旺,水气不能流行,适宜减食甜味,增加苦味,补益心脏,扶助肺脏,调理肾脏。不要去触冒霜雪受寒,不要过多泄津液和发汗。初三日适宜斋戒和静居,焚香静养,吉利。"

《灵剑子》导引法

【原文】

以两手耸上,极力三五遍,去脾脏诸疾不安,依春法用之。

【白话解】

两手向上耸,用力做三至五遍,可以去除脾脏的各种疾病和不安,依照春天的方法做。

陈希夷季冬二气导引坐功图势

小寒十二月节坐功图

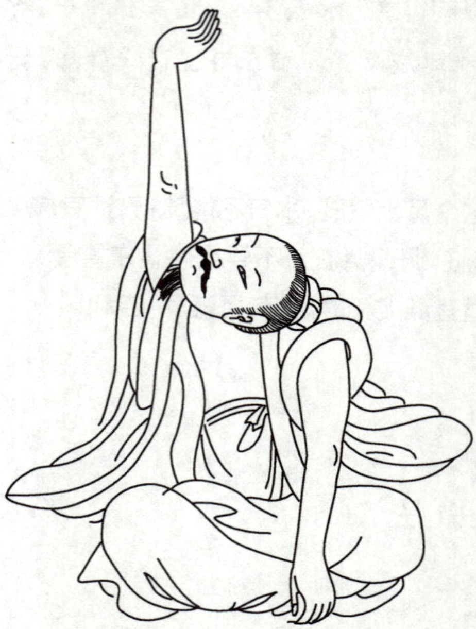

【原文】

运：主太阳终气。

时：配足太阴脾湿土。

坐功：每日子、丑时，正坐，一手按足，一手上托，挽首互换，极力三五度，吐纳，叩齿，漱咽。

治病：荣卫气蕴，食即呕、胃脘痛、腹胀、哕疟、食发中满、食减善噫、身体皆重、食不下、烦心、心下急痛、溏瘕泄、水闭黄疸、五泄注下五色、大小便不通、面黄口干、怠惰嗜卧、心下痞苦、善饥善味、不嗜食。

【白话解】

五运六气：属太阳寒水的终之气。

时令：配属足太阴脾经的湿土之气。

坐功：每日的子时、丑时，端正坐好，一手按足部，一手向上举，头部向后看，做完两手交换，尽量用力各做三至五次，再调整呼吸，叩齿、漱口和吞咽津液。

治病：可以治疗荣卫不调和，饮食则呕吐，胃脘疼痛，腹胀，哕气，疟疾，水饮病发腹中胀满，没胃口，容易嗳气，身体沉重，不能进食，心烦，心胃拘急疼痛，大便泄泻，水液闭阻黄疸，五脏泄泻大便五色，大小便不通，面黄口干，怠惰嗜卧，心慌，上腹痞闷，容易饥饿，容易有口气，不喜欢吃东西。

大寒十二月中坐功图

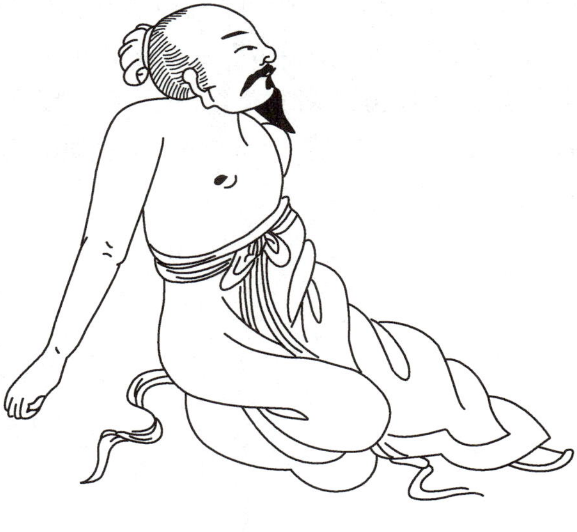

【原文】

运：主厥阴初气。

时：配足太阴脾湿土。

坐功：每日子、丑时，两手向后，踞床跪坐，一足直伸，一足用力，左右各三五度，叩齿，漱咽，吐纳。

治病：经络蕴积诸气，舌根强痛，体不能动摇，或不能卧、强立，股膝内肿，尻阴臑胻足皆痛，腹胀肠鸣、飧泄不化，足不收行，九窍不通，足胻肿若水胀。

【白话解】

五运六气：属厥阴风木的初之气。

时令：配属足太阴脾经的湿土之气。

坐功：每日的子时、丑时，两手向后，跪坐在矮床上，一条腿伸直，另一条腿用力，左右各做三至五次，叩齿，漱口吞咽津液，调整呼吸。

治病：可以治疗经络不通，气血积滞，舌根僵硬痛，体不能活动，或不能躺卧和勉强站立，大腿膝盖内肿胀，脊骨、前后阴、大腿、胫骨到足背都疼痛，腹胀肠鸣，大便稀不消化，足软不能行走，大小便不通，胫骨前和足部浮肿像被水胀满。

第三章

延年却病

上卷

【原文】

高子曰:“生身以养寿为先,养身以却病为急。”《经》曰:“我命在我,不在于天,昧用者夭,善用者延。”故人之所生,神依于形,形依于气,气存则荣,气败则灭,形气相依,全在摄养。设使形无所依,神无所主,致殂谢为命尽,岂知命者哉?夫胎息为大道根源,导引乃宣畅要术。人能养气以保神,气清则神爽;运体以却病,体活则病离。规三元养寿之方,绝三尸九虫之害。内究中黄妙旨,外契大道玄言,则阴阳运用,皆在人之掌握,岂特遐龄可保?即玄元上乘,罔不由兹始矣。噫!顾人之精进如何。余录出自秘经,初非道听迂说,读者当具天眼目之,毋云泛泛然也。编成笺曰《延年却病》。

【白话解】

高子说:“生命以养护身体和健康长寿为先,而保养身体则要以祛除疾病为急务。”《道德经》说:“生命把握在自己手里,不在于上天。不会养生的人会早亡,擅长养生之道的人就能延年益寿。”所以人生下来,精神依附于形体,形体又依赖于精气,精力保存就身体健康,精气耗竭就形体灭亡。形体和精气能够相互依存,全靠平时调养。假如形体无所依附,精神没有主导,就会耗竭而寿命终结,这样能算懂得生命吗?胎息是养生大道的基础,导引是调畅气机的关键方法。人们如能勤于保养精气以保全精神,那么精气清朗而精神爽利;能经常活动身体以消除疾病,那么身体灵活而疾病远离。遵从精、气、神的养生规则,避免三尸九虫的侵害。内养则探究内丹的精妙道理,在外的活动则符合自然界的规律,那么人体阴阳的运用,都在人的掌握之中,不仅仅高寿可保,即便是成仙得道的高级境界,也可从此起步了。只是看人们能勤奋修炼到什么程度罢了。我这里收录的内容都出自秘藏的经典，绝不是道听途说没有根据的。读者应当具备敏锐的眼光来阅读，不要认为都是泛泛而谈。编成此册，取名为《延年却病》。

序古名论

【原文】

《玄禾》曰："志者气之神也，气者体之充也。善者遂其生，恶者丧其形。故行气之法，少食自节，心定自安，志坚自通，意专自达，久则神矣。若人服气者，日午后至子时前，为死气，不可服。惟酉时日近明净，不为死，亦可服也。冬三月子时寒，夏三月午时热，二时俱不可服气。若腹中寒，午气可服，腹热，子气亦可服也。"

【白话解】

《玄示》说："意志是真气的主宰，真气充实于身体，善于运用就能助长生命，不善于运用就会损伤形体。所以运气真气的方法，应当减少饮食，自我节制，心神平安自然安静。意志坚定那么真气就流通，用心专一那么真气就畅达，时间久了就能掌握其规律了。如果人们练习服气，要知道午后至子时前为死气，不能吸服。只有在酉时，太阳落山的时候，不属于死气，也可以吸服。冬天三个月中子时天气最冷，夏天三个月中午时天气最热，在这两个时辰都不可服气。但如果腹中有寒气，则可吸服午时之气；如果腹有热气，可吸服子时之气。"

【原文】

真人曰："天道盈缺，人事多屯，居处屯危，不能自慎，而鲜有成。"故养性之士，不知自慎之方，未可与论养生服气之道。故向道者，以自慎为第一事。

【白话解】

真人说："天地规律如月亮有圆有缺，人间世事常多艰难困顿，如果处在困顿危难之中，不能小心处事，则很难有所成就。"所以养生者如果不懂得谨慎养护的方法，则不可以跟他谈论养生服气的道术。有志于修习养生的人，应当以谨慎养护为首要事务。

幻真先生服内元气诀

【原文】

进取诀第一

凡欲服气，先须高燥净空之处。室不在宽，务在绝风隙，常令左右烧香。床须厚软，脚令稍高，衾被适寒温，冬令稍暖尤佳，枕高三寸余，令与背平。每至半夜后生气时，或五更睡醒之初，先吹出腹中浊恶之气一九口止。若要细而言之，则亦不在五更，但天气调和，腹中空则为之。先闭目叩齿三十六下，以警身神毕，以手指捏目大小眦。兼按鼻左右，旋耳及摩面目，为真人起居之法。更随时加之导引，以宣畅关节，乃以舌拄上腭，撩口中内外，津液候满口则咽之，令下入胃存，胃神承之。如此三，止。是谓漱咽灵液，灌溉五脏，面乃生光。此后去就，大体略同。便兀然放神，使心如枯木，空身若委衣，内视反听，万虑都遣，然后淘之。每事皆闭目握固，唯临散气之时则展指也。夫握固所以闭关防而却精邪，凡初服气之人，气道未通，则不可握固。待至百日，或半年，觉气通畅，掌中汗出，则可握固。《黄庭经》曰："闭塞三关握固停，漱咽金醴吞玉英。遂至不食三虫亡，久服自然得兴昌。"

【白话解】

第一：进取诀

凡是准备练习服气法，先要找一处地势高而干净空旷的地方。房间不必宽大，但一定要没有缝隙不透风。并要经常在房间的左右燃香，床铺要厚且松软，脚部稍高于头，被子寒温适度，冬天则要稍微暖和些最好。枕头高三寸余，使头与背部平直。每到半夜后阳气生发的时候，或在五更天睡醒的时候，先呼出腹中的秽浊的旧气九口。如果详细说来，也不一定要在五更时分，只要天气调和，腹中未进食，便可练习。练习时先闭目，叩齿三十六次，用来警醒身中精神，然后用手指捏目内眦、目外眦，并按摩鼻子的两边，来回摩擦耳朵和面部，这是修习道术的人睡卧起来的常规做法。再随时做导引，以活动关节，然后用舌抵上腭，搅拌口中津液，等到津液满口后慢慢咽下，使其进入胃，让胃来接纳吸收。反复这样练习三次，叫作"漱咽灵液"，可以灌溉五脏六腑，使面部有光泽。其后的修炼方法，大体与上略同。于是神志放空，心如枯木没有感触，身体放空不动，衣服如同自然垂直，目光内视，两耳不闻，所有思虑都抛开，然后用转气法调息。每次做这些时都闭目、握固，只在最后疏散气息的时候，才展开手指。握固是用来关闭门户，阻止精气外泄的。初练服气的人，气道尚未通畅，就不可以握固。要等到练习百日，或到半年，觉得人体气道通畅，掌中出汗，才可以握固。《黄庭经》说："闭塞眼、耳、鼻三关，握固静坐，漱咽天然的津液吞下。可以逐渐练到不用吃食物，饿死腹内三尸虫，常常练习服气自然能使身体健康。"

【原文】

转气诀第二

诀曰：凡人五脏，亦各有正气，夜卧闭息，觉后欲服气，先须转令宿食消，故气得出，然后始得调服。其法：闭目，握固，仰卧，倚两拳于乳间，竖膝举背及尻。闭气则鼓气海中气，使自内向外，轮而转之，呵而出之，一九或二九止，是曰转气。毕则调之。

【白话解】

第二：转气诀

转气诀说：人体五脏，都各有正气，晚上睡觉时气机停闭不运转。醒后准备练服气，须先转动腹内正气，使宿食消化，排出腹中浊气，然后才开始调息服气。方法：闭上眼睛，两手握固，身体仰卧，将两拳放在两乳之间，竖起膝盖，抬高背部与臀部，闭气时鼓起小腹气海中的气，使它自内向外，盘旋运转，然后呵气吐出体外，做九次或十八次则停止，这叫转气。做完后再练习调气。

【原文】

调气诀第三

诀曰：鼻为天门，口为地户，则鼻宜纳之，口宜吐之，不得有误。误则气逆，气逆乃生疾也。吐纳之际，尤宜慎之。亦不使自耳闻。调之或五，或七，至九，令平和也，是曰调气。毕则咽之，夜睡则闭之，不可口吐之也。

【白话解】

第三：调气诀

调气诀说：鼻子是天门，口则是地户。所以鼻子应纳气，口应吐气，不能错误，错误则会气机逆乱，气机逆乱则生疾病。吐故纳新的时候，尤其应当谨慎，也不能让自己的耳朵听到呼气吸气声音。调整一呼一吸五次，或七次，或至九次，逐渐使呼吸平稳调和下来，这就是调气。调气完成后咽下口中津液，晚上睡觉时则应闭上口，不要再用口吐气。

【原文】

咽气诀第四

诀曰：服内气之妙，在乎咽气。世人咽外气以为内气，不能分别，何其谬哉？吐纳之士，宜审而为之，无或错误耳。夫人皆禀天地之元气而生身，身中自分元气而理，每因咽及吐纳，则内气与外气相应，自然气海中气随吐而上，直至喉中。但候吐极之际，则辄闭口，连鼓而咽之，令郁然有声汩汩，然后男左女右而下，纳二十四节，如水沥沥分明闻之也。如此则内气与外气相顾，皎然而别也。以意送之，以手摩之，令速入气海。气海，脐下三寸是也，亦谓之下丹田。初服气人，上焦未通，以手摩之，则令速下。若流通，不摩亦得。一闭口，三连咽，止。干咽号曰云行。一漱口咽取口中津咽，谓之雨施。初服气之人，气未流行，每一咽则旋行之，不可遽至三连咽也。候气通畅，然后渐渐加之，直至于小成也。一年后始可流通，三年功成，乃可恣服。新服气之人，既未通，咽或未下，须一咽以为候。但自郁然有声，汩汩而下，直入气海。

【白话解】

第四：咽气诀

咽气诀说：服内气的奥妙，就在于咽气。一般人把咽外气当作内气，不能区分，真是荒谬！练习吐纳的人，应当审慎分辨，不要出现错误。人都是禀受天地元气而生，人体中自有元气调理，每次由于咽气和吐纳，使得内气与外气相通，气海中的气自然随吐而上升，直达喉中。等着吐气结束时，就立即闭口，连续鼓腮吞咽，发出汩汩的声音，然后按男左女右将气吞咽下去，做二十四下，如水声一样沥沥可闻，清晰地能听见。这样内气与外气互相呼应，能很清楚地区分开。用意念将气体往下送，用手在体外轻抚引导，让它迅速入气海。气海在脐下三寸处，又叫下丹田。初练服气的人，由于上焦未通，所以用手引导，可以使气体迅速下行。若上焦通畅，不需要引导也可以。每次闭口，则连续咽气三次，然后停止。这种干咽又称为云行。另有一种方法是漱口然后咽下口中津液，则称为雨施。初学服气的人，气未流通，每次咽气，就引导其下行，不能立即做到三连咽。应当等待练习到气机通畅时，再逐渐增加吞咽次数，直到稍有成效。一年之后，气机才能通畅，三年后功夫才练成，才可随意自如地咽气。刚开始练习服气的人，气机未通畅，咽气时有可能咽不下，要先以咽一次为度，只要做到汩汩有声地向下直入气海就可以。

【原文】

行气诀第五

诀曰：下丹田近后二穴，通脊脉，上达泥丸。泥丸，脑宫津名也。每三连咽，则速存下丹田，所得内元气，以意送之，令入二穴。因想见两条白气，夹脊双引，直入泥丸，熏蒸诸宫，森然遍下，毛发、面部、头项、两臂及手指，一时而下，入胸，至中丹田。中丹田，心宫神也。灌五脏，却历入下丹田，至三里，遍经髀、膝、胫、踝，下达涌泉。涌泉，足心是也。所谓分一气而理，鼓之以雷霆，润之以风雨是也。只如地有泉源，非雷霆腾鼓，无以润万物。人若不回荡浊恶之气，则令人不安。既有津液，非堪漱咽，须堪溉灌五脏，发于光彩，终不能还精补脑，非交合则不能泝而上之。咽服内气，非吐纳则不能引而用之。是知回荡之道，运用之理，所以法天则地。想身中浊恶结滞，邪气瘀血，被正气荡涤，皆从手足指端出去，谓之散气。则展手指，不须握固。如此一度，则是一通。通则无疾，则复调之。以如使手，使手复难，鼓咽如前闭气，鼓咽至三十六息，谓之小成。若未绝粒，但至此常须少食，务令腹中旷然虚静。无问坐卧，但腹空则咽之。一日通夕至十度，自然三百六十咽矣。若久服气息，顿三百六十咽，亦谓之小成。一千二百咽，谓之大成，谓之大胎息。但闭气数至一千二百息，亦是大成，然本色无精光。又有炼气、闭气、委气、布气，并诸诀要，具列于文，同志详焉。

【白话解】

第五：行气诀

行气诀说：下丹田靠后背的两个夹脊穴，与督脉相通，向上可达泥丸。泥丸，即是脑中宫室门户的别名。每次做三次连续下咽，就迅速将气沉入下丹田，生成的体内元气，用意念运行，将它们送入两个夹脊穴。接着想象有两条白气，夹着脊骨向上而行，直接进入脑中泥丸，熏蒸脑中各个宫室，然后充盛地遍洒而下，到达毛发、面部、头项、两臂及手指，过一会儿再向下，行到胸部，到达中丹田。中丹田，是心宫的神灵。元气灌溉分布五脏，再依次到达下丹田，再到足三里，流过大腿、膝部、小腿、脚踝部，下达涌泉。涌泉穴，在足心。这就是所谓分出一份元气来调理，用雷霆之力来鼓动，如风雨一般润泽。这就像地下的泉源，如果没有雷霆的升腾鼓动，就不能上升而滋润万物。人如果不荡除浊恶之气，则会使人心身不得安宁。已有津液，不只是用来漱口吞咽，还足以用来灌溉五脏，使五脏散发光彩，但这样终归还不能变成精液营养大脑，如果不经过交合就不能使津液逆流上升。所吞咽服下的内气，如不经吐纳则不能引导应用。由此可知来回荡气的方法，和运用之机理，才能够顺应大自然规律。想象身体中的浊恶邪气、积聚、瘀血，均被人体正气荡涤，都从手足指端出去，称之为散气。这时需展开五指，不须握固。如此想象一次，便通畅一次。气机通畅则人体无病。然后再来调气，如同用手引导一样自然。如果难以做到，便如前法鼓咽、闭气，鼓咽至三十六息，才能小成。行功时如果还不能够做到绝食，在这阶段也应该少食，务必使腹中空虚。不论是坐是卧，只要腹中空虚则可咽气。一天到晚做够十次，自然达到三百六十下。如果久练服气，一次能做三百六十咽，也称作小成。一次能做一千二百咽，就是大成，叫作大胎息。只要闭气达到一千二百次呼吸，也是大成了，只不过身体仍然呈现本来色泽没有精莹发光。其他还有炼气、闭气、委气、布气，连同其诀要，都列于下文，供同好参考。

【原文】

炼气诀第六

诀曰：服气炼形，稍暇入室，脱衣散发，仰卧展手，勿握固，梳头令通，垂席上布之，则调气咽之。咽讫，便闭气候极，乃冥心绝想，任气所之通理，闷即吐之，喘息即调之，候气平，又炼之，如此十遍即止。新服气之人未通，有暇渐加一至十，候通渐加至二十，至五十即令遍身汗出。如有此状，是其效也。安志和气，且卧勿起冲风，乃却老延年之良术耳。但要清爽时为之，气昏乱欲睡，慎勿为也。常能勤行，四肢烦闷不畅亦为之，不必每日，但要清爽时为也。十日五日，亦不拘也。《黄庭经》曰："千灾已消百病痊，不惮虎狼之凶残，亦以却老年永延。"

【白话解】

第六：炼气诀

炼气诀说：用服气方法修炼形体，稍有空闲时，进入室内，脱下外套，披散头发，仰卧舒展两手，不要握固，梳头使气机通畅，将头发散布于席上，然后开始调息咽气。咽气完毕，便深吸气至极点，然后排除杂念、烦恼，任由气机运行，至感到憋闷时就吐气，喘气平息后再调整呼吸，等到呼吸平稳后又继续进行，如此练习十遍即停止。初学服气的人，气未通，有时间可以逐渐增加，从一次至十次均可，气通后，可渐加至二十甚至到五十次，就会全身出汗。如果有这种现象，就是见效了。然后令神志安定，气机调和，暂时休息不要起床受风，这就是防老延年的养生良方。以上要在神志清晰时练习，如果感觉神昏欲睡，千万不能练习。经常勤于练习，四肢烦闷不畅也可练习，不必每日都练，只是一定要在神志清晰时练习。十日或五日练习一次都可，不必拘泥。《黄庭经》说："各种病邪能祛除，百病可痊愈，不用惧怕如虎狼般凶残的病邪，可以用来延年益寿。"

【原文】

委气诀第七

诀曰：夫委气之法，体气和平，身神调畅，无问行住坐卧，皆可为之。但依门户调气，或身卧于床，或兀然而坐，无神无识，寂寂沉沉，使心同太空，因而调闭，或十气二十气，皆通。须任气，不得与意相争。良久，气当从百毛孔中出，不复吐也。纵有，十分无二也。复调复为，能至数十息以上弥佳。行住坐卧皆可为之。如此勤行，百关开通，颜色光泽，神爽气清，长如新沐浴之人。但有不和则为之，亦当清泰也。《黄庭经》云："高拱无为魂魄安，清净神见与我言。"

【白话解】

第七：委气诀

委气诀说：委气之法，在体内气机平稳调和，精神调畅之时，无论行住坐卧，皆可练习。只要依照规则调理气机，或躺在床上，或随意而坐，没有任何思虑，沉静安定，使心胸如天空一样空旷，跟着就调息闭气，闭气十次或二十次，都能通达。必须使气体随意运行，不得与意念相违背。不久，气体就自然从毛孔中出来，不须再吐气了。即使有气从口中吐出的，十分之中也不到二分了。如此反复调息，能达到闭气数十息以上者更好。行住坐卧，都可以练习。如此常常练习，能使全身关窍通畅，面部光泽，神清气爽，就好像刚洗完澡一样。如果身体有不适就进行练习，也就令身体舒适。《黄庭经》说："高枕无忧魂魄安静，清净时分仿佛可听到神灵与我交谈。"

【原文】

闭气诀第八

诀曰：忽有修养乖宜，偶生疾患，宜速于密室依服气法，布手足讫，则调气咽之。念所苦之处，闭气想注，以意攻之。气极则吐之，讫，复咽，相继依前攻之，气急则止，气调复攻之。或二十至五十攻，觉所苦处汗出通润即止。如未损，即每日夜半，或五更，昼日，频作以意攻及。若病在头面手足，但有疾之处则攻之，无不愈者。是知心之使气，甚于使手，有如神助，功力难知也。

【白话解】

第八：闭气诀

闭气诀说：不小心起居，调养失当，偶然变生疾病，应立即到密室按照服气的方法，调整好手足姿势，然后调气咽气。想着有病痛的地方，闭气用意念引导气体去冲击治疗。气憋到极点后才吐出，完毕后，再咽气，继续按前法以意领气攻击病患之处，如果气息急速就停止，等调匀气机后再攻病位。如此攻击二十至五十次，觉得有病痛的地方汗出，气机通畅，肌肤润泽，则可停止。如果病痛未退，则每日的半夜、五更或是白昼，频繁地用意念攻击病患之处。如果病痛是在头面手足，但凡对有病之处进行攻击，没有不奏效的。这是说意念调节气机，更强于用手导引，如同有神灵帮助一般，其效力难以尽述。

【原文】

布气诀第九

诀曰：凡欲布气与人疗病，先须依前人五脏所患之处，取方面之气布入前人身中。令病者面其本方，息心净虑，始与布气。布气讫，便令咽气，鬼贼自逃，邪气永绝。

【白话解】

第九：布气诀

布气诀说：凡是想用布气给别人治病，必须先确定病人五脏患病之处，取对应方位的气，布散入病人身体中。让病人面向所病脏腑对应的方位，调整心神，排除杂念，再开始布气给病人。布气完成后，让病人做咽气法，这样病邪自然远逃，邪气不再来犯。

【原文】

六气诀第十

诀曰：六气者，嘘、呵、呬、吹、呼、嘻是也。五气各属一脏，余一气属三焦也。呬属肺，肺主鼻，鼻有寒热不和，及劳极，依呬吐纳。兼理皮肤疮疥，有此疾则依状理之，立愈也。呵属心，心主舌，口干舌涩气不通，及诸邪气，呵以去之。大热，大开口呵，小热，小开口呵，仍须作意，是宜理之。呼属脾，脾主中宫，如微热不和，腹胃胀满，气闷不泄，以呼气理之。吹属肾，肾主耳，腰肚冷，阳道衰，以吹气理之。嘘属肝，肝连目，论云：肝盛则目赤。有疾作，以嘘气理之。嘻属三焦，三焦不和，嘻以理之。气虽各有所理，但五脏三焦，冷热劳极，风邪不调，都属于心。心主呵，呵所理诸疾皆愈，不必六气也。

【白话解】

第十：六气诀

六气诀内容如下：六气，指嘘、呵、呬、吹、呼、嘻。其中五气各归属一脏，剩下一气则属三焦。呬配属肺，肺主鼻。鼻部有冷热不调，或虚劳等疾病，可依照呬气法吐纳呼吸，同时也能调理皮肤疮疥等病。有这些疾病则按照呬气法调理，立即可痊愈。呵配属心，心主舌。口干舌燥，气机不通畅，及受各种邪气侵扰，用呵气法可以去除。热重，可开大口呵；热轻，则开小口呵，但仍需用意念调理。呼配属脾，脾主中宫脾胃。如果身体低热不适，胃脘腹部胀满，气机郁滞不畅，则用呼气法调理。吹配属肾，肾主耳。腰及腹部怕冷，性功能低下，可以用吹气法调理。嘘配属肝，肝开窍于目。医论说："肝气盛就发眼目红赤。"如有疾病发作，用嘘气法调理。嘻配属三焦，三焦功能不和，可用嘻气法调理。六气虽然各有所属，但五脏和三焦，各种冷热、虚劳疾病，以及外邪侵犯气机不调，都属于心统管。心主呵，所以用呵气法调理，各种疾病均可痊愈，不必六气法全都应用。

【原文】

调气液诀第十一

诀曰：人食五味，五味各归一脏，每脏各有浊气，同出于口。又六气三焦之气，皆凑此门，众秽并投，合成浊气。每睡，觉熏熏气从口而出，自不堪闻，审而察之，以知其候。凡口中焦干，口苦舌涩，咽频无津，或咽唾喉中痛，不能食，是热极状也，即须大张口呵之。每咽必须闭户出之，十呵二十呵，即鸣天鼓，或七或九，以舌搅华池而咽津，复呵，复咽，令热气退，止。但候口中清水甘泉生，即是热退五脏凉也。若口中津液冷淡无味，或呵过多，心头汪汪然，饮食无味，不受水，则是冷状也，即当吹以温之。如温热法，伺候口美心调，温即止。《黄庭经》云："玉池清水灌灵根，审能行之可长存。"又云："嗽咽灵液灾不干。"

【白话解】

第十一：调气液诀

调气液诀内容如下：人饮食五味之味，五种性味各归一个脏器，每脏都有污浊之气，都从口中吐出。同时，六气、三焦之气，都经过口这个门户，各脏秽浊之气在这里会合，形成浊气。每当睡觉时，感觉难闻气味从口中出来，令人闻到难以忍受，仔细辨别，就可以知道其原因。凡是口中干燥，口苦，舌麻，频频下咽而无津液，或者吞咽时喉中疼痛，不能吃东西，这是内热炽盛的反映，应该立即张大口呵气。每次咽气后必须闭口再呵出，呵气十次或二十次后，即可鸣天鼓，做七次或九次，再用舌头搅口中津液，待津液满口后咽下，再呵气，再咽津，让内热减退后，则可停止。只要感觉到口中津液源源不断，就是热气退散而五脏清凉的表现。如果口中津液冷淡无味，或由于呵气太多而致心头发冷，饮食无味，不想喝水，就是心脏过寒的表现，应该用吹气法来使它温暖。按温热法去做，等到口中爽快，心气调和，即可停止温法。《黄庭经》说："漱咽口中津液，可以润泽身中慧根，确能经常练习，则可以延年益寿。"又说："经常漱咽口中津液，可使外邪不能侵犯身体。"

【原文】

食饮调护诀第十二

诀曰：服气之后，所食须有次第。可食之物有益，不可食之物必有损。损宜永断，益乃恒服。每日平旦食少许淡水粥，或胡麻粥，甚益人，理脾气，令人足津液。日中淡面、馎饦及饼并佳。乍可馁，慎勿饱，饱则伤心，气尤难行。凡热面、萝卜、椒、姜羹切忌，咸酸辛物宜渐渐节之。每食毕，即须呵出口中食毒浊气，永无患矣。服气之人，肠胃虚净，生冷、酸滑、粘腻、陈硬、腐败难消之物不可食。若偶然食此等之物一口，所在处必即微痛，慎之。不可冲生产死亡，并六畜一切秽恶不洁之气,并不可及门,况近之耶!甚不宜正气。如不意卒逢以前诸秽恶,速闭气上风,闭目速过,便求一两杯酒荡涤之。觉气入腹不安即须调气,逼出浊气,即咽纳新气,以意送之,当以手摩之,则便吞椒及饮一两盏酒令散矣。

服气一年,通气;二年,通血实;三年功成,元气凝实,纵有触犯,无能为患。日服千咽,不足为多,返老还童,渐从此矣。气化为津,津化为血,血化为精,精化为髓,髓化为筋。一年易气,二年易血,三年易脉,四年易肉,五年易髓,六年易筋,七年易骨,八年易发,九年易形,即三万六千真神,皆在身中,化为仙童,号曰真人矣。勤修不怠,则关节相连,五脏牢固。《黄庭经》云:"千千百百自相连,一一十十似重山。"是内气不出,外气不入,寒暑不侵,刀兵不害,升腾变化,寿同三光也。

【白话解】

第十二:食饮调护诀

食饮调护诀内容如下:服气之后,所吃的食物要有次序。可以吃的东西对人体有益,不能吃的东西对人体必有损害。有害的要绝对断绝,有益的食物则应当坚持食用。每日早晨吃少量淡水粥,或胡麻粥,对人体很有益,还能调理脾气,使人津液充足。中午吃淡面、汤饼及面条都可。可以有时饥饿,但千万不要吃得太饱,过饱会损伤心神,尤其容易阻塞气机而运行不畅。凡是热面食、萝卜、椒、姜虀等食物应当禁食,味道偏咸、酸、辛的食物应当逐渐节制少吃。每次吃完饭后,要立即呵出口中食物所化生的毒浊之气,这样就不会生病了。练习服气之人,肠胃要空虚干净,各种生冷、酸滑、黏腻、久放生硬及腐败难消化的食物不能吃。如果偶尔吃了上述食物一口,到肚里都会略觉疼痛,千万要小心。不可冲犯生产、死亡等事项,六畜各种秽浊不干净气味,都不能让进门,更何况接触呢。它们对人体正气很有损害。如果不小心突然碰到以上各类秽浊不洁之气,要立即屏住呼吸走到上风处,闭上眼睛迅速离开,并喝一两杯酒来荡涤邪气。如果感觉邪气进入腹中，出现身体不适，要立即调气，逼出体内的浊气，立即吸入清新的空气，用意念送下，应当用手摩腹导引，再吃胡椒及一两盏白酒使邪气消散。

服气一年，气机畅通；服气两年，血脉通畅；服气三年则大功初成，元气凝聚，正气充实，即使外邪触犯正气，也不会致病。每日服气咽津千次，也不算过多，返老还童的希望，正从此而起。气可以化生为津液，津液可以化生为血，血可以化生为精，精可以化生为髓，髓可以化生为筋。练习一年可改善气机，二年可改善血液，三年可改善脉管，四年可改善肌肉，五年可改善骨髓，六年可改善筋力，七年可改善骨骼，八年可改善头发，九年可改善形体，可使三万六千真神，都在身体中，化身为仙童，可称为真人了。如此坚持练习而不懈怠，则可使关节坚密，五脏牢固。《黄庭经》说："千筋百脉自然通连，犹如连绵不绝的大山一样。"这样正气不外泄，邪气不内侵，寒暑之邪不能侵害身体，甚至兵刃不能伤害，可以腾飞成仙，与日月星同寿。

幻真注解胎息经

【原文】

胎从伏气中结。（脐下三寸为气海，亦为下丹田，亦为玄牝。世人多以口鼻为玄牝，非也，口鼻即玄牝出入之门。盖玄者水也，牝者母也。世人以阴阳气相感，结于水母，三月胎结，十月形体具，而能生人。修道者常伏其气于脐下，守其神于身内，神气相合，而生玄胎；玄胎既结，乃自生身，即为内丹不死之道也。）

【白话解】

内丹的胚胎从内藏的真气中结成。（人体脐下三寸是气海，也称下丹田，或称玄牝。世人大多将口、鼻当作玄牝，这是不对的，口鼻是玄牝出入的门户。玄即是水，牝即是母。世人认为阴阳二气相感触，结在肾水为母，三个月成胎，十个月形体具备，而生下成人。修道者常潜藏真气于脐下，精神内守在身内，神气相合，就化为玄妙的内丹胚胎。内丹胚胎结成，就可生化自身，这就是练成内丹可长生的奥妙。）

【原文】

气从有胎中息。（神为气子，气为神母，神气相逐，如形与影。胎母既结，即神子自息，即元气之不散。）

【白话解】

真气可以从母胎中呼吸。（精神为气所生，气是精神之母。神气相互跟随，如同形体与影子一样。内丹胚胎结成，那么精神这儿女就可自己呼吸，从而元气不散。）

【原文】

气入身来谓之生，神去离形谓之死。（《西升经》云："身者，神之舍；神者，身之主也。主人安静，神即居之；主人躁动，神即去之。神去气散，安可得生？是以人耳目手足，皆不能自运，必假神以御之。学道养生之人，常拘其神以为神主，主既不去，宅岂崩坏也。"）

【白话解】

气进入身体内意味着生命存在，精神离开身体则称之为死。（《西升经》说："身体是精神的宅院，精神是一身的主宰。主人安安静静，精神就停留在身体内；主人躁动不安，精神就会离开。精神离去气机消散，哪里还能生存？所以人的耳目手足，都不能自己运动，必须借助精神来支配它们。学道养生的人，常常能留住精神，让精神成为身体的主宰，主宰既然不会散去，身体这个宅院也就不会败坏。"）

【原文】

知神气可以长生，固守虚无以养神气。（道经云："我命在我，不在天地。天地所患，人不能知。至道能知，而不能行。知者但能虚心绝虑，保气养精，不为外境爱欲所牵，恬淡以养神气，即长生之道毕矣。"）

【白话解】

明了神和气可以令人长生，应固守虚无来助养神和气。（道教经书说："我的生命在于我，不在天地。天地在考虑什么，人类不能知晓。高深的道理即使能懂，但也不能遵行。聪明人只要能让内心空虚，去除忧虑，保全真气养护真精，不为外部环境及情爱欲望所牵绊，保持恬淡来养护神气，那么长寿之道也不过就是如此了。"）

【原文】

神行即气行，神住即气住。（所谓意是气马，行止相随。欲使元气不离玄牝，即先拘守至神。神不离身，气亦不散，自然内实，不饥不渴也。）

【白话解】

精神运行则气机运行，精神停留则气机停留。（所以说意念是气机的坐骑，行走或静止都在一起。要想使元气不离开玄牝，即先要留住真神。精神不离开身体，气机就不会消散，自然体内真气充实，人不会感到饥渴。）

【原文】

若欲长生，神气相注。（相注者，即是神气不相离。《玄纲》云：“锱铢阳气不灭不为鬼，纤毫阴气不尽不为仙。”元气即阳气也，食气即阴气也。当减食节欲，使元气内运，元气若壮，即阴气自消。阳壮阴衰，则百病不作，神安体悦，可觊长生矣。）

【白话解】

如果想要长生，就要做到神气相倾注。（相倾注就是指神气不相分离。《玄纲》说：“只要还有些许阳气，人就未死；只要阴气还有一丝存在，人就还不能成仙。”元气就是阳气，饮食生成的气则为阴气。应当经常减少饮食节制欲望，使元气在体内运行，元气如果充盈，那么阴气自然消除。阳气壮阴气衰，则不易生病，精神安定身体愉悦，可望长寿了。）

【原文】

心不动念，无来无去，不出不入，自然常住。（神之与气，在母腹中本是一体之物，及生下为外境爱欲所牵，未尝一息暂归于本。人知此道，当泯绝情念，勿使神之出入去来，能不忘，久而习之，神自住矣。）

【白话解】

心中没有任何念头，既无来处也无去处，不外出也不内入，自自然然地平常自在。（人体的精神与气机，在母体内时本来是融为一体的，等生下来后，为外界境遇和情爱欲望所牵绊，未曾有一刻能回归根本。人们如懂得这个道理，就应当断绝情欲、杂念，不让神随意出入来去，才能做到不忘根本，坚持的时间长了，神就自然会留驻于身体。）

【原文】

勤而行之，是真道路。（修真之道，备尽于斯，圣人之言，其可忘乎？凡胎息用功后，关节开通，毛发疏畅，即但鼻中微微引气，相从四肢百毛孔中出，往而不返也。后气续到，但引之而不吐也。切切于徐徐，虽云引而不吐，所引亦不入于喉中，微微而散，如此内气亦下流散矣。）

【白话解】

勤奋地践行，是真正的修道之路。（修道的方法，都在这里了，圣人的话，怎能忘记呢？凡是胎息功练习完后，全身关节打通，毛孔都感觉疏畅，随即只让鼻中微微吸气，气就相继从四肢毛孔中散出，出去就不回来了。后面吸的气陆续到来，但只导引布散而不吐出。切记要缓缓而行，虽说导引布散而不要吐出，但所导引的气也不是吞入喉中，而是慢慢散去，这样内气也向下流散了。）

胎息铭解

【原文】

三十六咽，一咽为先，吐唯细细，纳唯绵绵，坐卧亦尔，行立坦然。戒于喧杂，忌以腥膻。假名胎息，实曰内丹。非只治病，决定延年。久久行之，名列上仙。

【白话解】

服气要吞咽三十六次，先吞咽一次，吐气要轻细，吸气要连续。坐着躺着都可以这样，行走站立也可自然练习。练功时切戒喧闹嘈杂的地方，也不要食有腥膻味的东西。借用胎息这个名称，实际讲的是人体内丹。练成后不只能治疗疾病，必然还能延年益寿。长期持之以恒地练习，就能登入上仙的行列。

【原文】

高子曰：上《胎息诀》，与后《李真人十六字诀》相同。但此条每于半夜子后，或丑寅时候，冬月恐子时严寒，夏月恐午时太热，故冬以寅时，夏以酉时，亦不为败时。初起如此，习久坐下即是子午，何必因时？初起握固，以脚后跟曲转，顶住玉茎柯根，使精气固定，手趺足盘以行其气。务依此铭，一咽一吐，皆从鼻窍中出入。出声宜细，不令有声闻之于耳。三十六咽数毕，舒伸四肢，鼻引清气，亦勿咽入喉中，只昂头引向遍体四肢，以手足徐徐伸缩而导引之。凡腹中气转哕上，亦勿使之直放口中出，往亦用昂头，徐徐舒伸手足，导而引之，使气遍转四肢。凡行持间忽遇此气转动上达，皆如此以导引之。余则日得空闲，即以唐李真人十六字行之，自然不饥不渴，如常饮食一般，不可厌倦间断。久久行之，功不尽述。

【白话解】

高子说："前面的《胎息诀》，与后文的《李真人十六字诀》基本相同。只是此条说练功时间要定为半夜子时后，或丑寅时候。冬月子时太冷，夏月午时太热，所以冬天胎息的时间改用寅时，夏天改用酉时，这也不算不合时令。初学者按此时辰要求练习，时间久了，不论什么时间，坐下来练习即是子时午时，不必拘于时辰。初练时两手握固，用脚后跟弯曲转向内，顶住外生殖器根部，使精气稳固安定，两手交叉，两腿盘坐，然后行气。务必按照铭文所说，每一口气的咽入和吐出，都从鼻孔中出入。出声应细微，不能让耳朵听到声音。吐纳三十六次后，舒展伸开四肢，用鼻孔吸清新之气，也不要吸入喉咙，只是昂头将气引入全身和四肢，用手脚慢慢伸缩来辅助导引。凡是腹中浊气逆转上行打嗝，也不要任气从口中放出，同样要昂头，徐徐地舒展手足，进行导引，使气流遍四肢。凡是练功过程中突然出现此种气息上逆的情况，都这样进行导引。其他如每日有空闲，便按唐代李真人十六字练习，自然会感到不饥不渴，好像平常饮食了一样，不能有所厌倦而间断。长期持之以恒地练习，其功效不可尽述。"

胎息诗赞

【原文】

气本延年药，心为使气神。能知行气诀，便可作真人。

【白话解】

气本身是延年益寿的灵药，心能驱使气机运行发挥神明功能。能懂得行气诀的人，就可修习而成为真人了。

唐李真人长生十六字妙诀

【原文】

一吸便提，气气归脐。一提便咽，水火相见。

上十六字，仙家名曰十六锭金，乃至简至易之妙诀也。无分于在官不妨政事，在俗不妨家务，在士商不妨本业，只于二六时中，略得空闲，及行住坐卧，意一到处，便可行之。口中先须漱及三五次，舌搅上下腭，仍以舌抵上腭，满口津生，连津咽下，汩然有声。随于鼻中吸清气一口，以意会及，心目寂地，直送至腹脐下一寸三分丹田元海之中，略存一存，谓之一吸。随用下部轻轻如忍便状，以意力提起使归脐，连及夹脊双关，肾门一路提上，直至后顶玉枕关，透入泥丸顶内。其升而上之，亦不觉气之上出，谓之一呼。一呼一吸，谓之一息。气既上升，随又似前汩然有声咽下，鼻吸清气，送至丹田，稍存一存，又自下部如前轻轻提上，与脐相接而上。所谓气气归脐，寿与天齐矣。

凡咽下，口中有液愈妙，无液亦要汩然有声咽之。如是一咽一提，或三五口，或七九，或十二，或二十四口，要行即行，要止即止。只要不忘，作为正事，不使间断，方为精进。如有风疾，见效尤速。久久行之，却病延年，形体变，百疾不作，自然不饥不渴，安健胜常。行之一年，永绝感冒痞积、逆滞不和、痈疽疮毒等疾，耳聪目明，心力强记，宿疾俱瘳，长生可望。如亲房事，欲泄未泄之时，亦能以此提呼咽吸，运而使之归于元海，把牢春汛，不放龙飞，甚有益处。所谓造化吾手，宇宙吾心，妙莫能述。

【白话解】

一吸气就上提，每口气归于脐下。一上提肛就咽津，水火相会于体内。

上面这十六个字，修仙的人称为十六锭金，实在是十分简易的妙法。不论是当官的，不会妨碍政事；平民百姓，不影响家务；读书人或经商者，不影响工作，都只需在一日十二时辰中，略有空闲，在行、住、坐、卧时，只要意念一到，便可实行。口中先用唾液漱口三至五次，用舌搅动上下腭，再用舌抵上腭，则会满口生津，连同津液一起咽下，汩汩地有声。随即用鼻吸入一口清气，用意念体会，心、眼都保持寂静，靠意念将气送至位于脐下一寸三分的丹田气海之中，稍稍停留，这就是一次吸气。随后会阴部轻轻用力，好像忍大便那样，用意念将气提起，使它归入脐中，再连续上提到双侧夹脊穴，从腰间肾门一路上提，直到后顶的玉枕穴，然后进入脑部内颠顶处。将气向上提升时，不知不觉气从上部呼出，这称为一呼。一呼一吸，合称为一息。当内气上升后，又如前面一样汩然有声吞咽下去，再用鼻吸清气，下送至丹田，稍作停留，又从下部如上次一样轻轻上提，与脐部相连接然后再上升。这就是所谓“每口气归脐中，寿命可与天齐”。

凡吞咽下气时，口中有津液会更加灵妙，无津液也要汇然有声地下咽。像这样一咽一提，或三至五次，或七至九次，或十二次，或二十四次，要行气就行气，要停止就停止。只要不忘去做，将此当作正事，不让它间断，就能不断长进。如果患有风邪所致疾病，见效更快。长久练习，可以消除疾病，延年益寿，形体得到改善，不易生各种疾病，自然地不觉饥渴，身体安健胜于常人。练习一年，可以不再患感冒、痞胀积滞、气逆不和、痈疽疮疡等疾病，并可使人耳聪目明，记忆力增强，旧病都可痊愈，长寿大有希望。如果行房事，在将要泄精的时候，也能用此法来提、呼、咽、吸，运转精液使它回归于丹田，紧闭精道，不让泄精，非常有益。这正所谓“天地造化在于我手，宇宙变化在于我心主，其精妙处不可尽述”。

【原文】

《修真至要》曰:“精根根而运转,气默默而徘徊,神混混而往来,心澄澄而不动。”又曰:“身外有身,未为奇特。虚空粉碎,方是全真。”可谓至言。

【白话解】

《修真至要》讲:“真精深深在内运转,真气默默而来回周流,精神混混沌沌地来往,意识清清明明地不被扰动。”又说:“炼丹达到精神出窍,还不算奇特。达到整个虚空世界都好像粉碎不会拘束了,才是完全的真人。”这真可谓是至理名言。

胎息秘要歌诀

闭气歌诀

【原文】

忽然身染疾,非理有损伤。敛意归闲室,脱身卧本床。仰眠兼握固,叩齿与焚香。三十六咽足,丹田气越常。随心连引到,损处最为良。汗出以为度,省求广利方。

【白话解】

如果忽然患病,一定是不注意养生之理使身体受损伤。要收敛起心思回到安静的房间，脱衣卧在床上。仰卧躺好并且两手握固，做叩齿练习，旁边焚着香料。做完三十六次咽津，丹田之气比平常充足。用心中意念把气导引到想去的部位，引到损伤处最好。这样练习到以出汗为度，可以省去寻求《广利方》治病的麻烦。

布气与他人攻疾歌诀

【原文】

修道久专精，身中胎息成。他人凡有疾，脏腑审知名。患儿向王气，澄心意勿轻。传真气令咽，使纳数连并。作念令其损，顿能遣患情。鬼神自逃循，病得解缠萦。

【白话解】

练功日久而且专心精勤，胎息功法就在身体中练成。如果他人有疾病，先审察是哪个脏腑患病。让病人面向相应脏腑气旺的方位，心绪清澄意念不要轻易乱动。传导真气给病人让他咽下，并让他连着纳气数次。用意念控制到损伤的部位，立刻可以排遣病情。病邪自然会逃离，病情得以缓解。

六气歌诀（病瘥即止，不可过，过即败气。）

【原文】

一曰呬。呬法最灵应须秘，外属鼻根内关肺。寒热劳闷及肤疮，以斯吐纳无不济。

二曰呵。呵属心王主其舌，口中干涩身烦热。量疾深浅以呵之，焦腑疾病自消灭。

三曰呼。呼属脾神主其土，烦热气胀腹如鼓。四肢壅闷气难通，呼而理之复如故。

四曰嘘。嘘属肝神主其目，赤翳昏昏泪如哭。都缘肝热气上冲，嘘而理病更神速。

五曰吹。吹属肾脏主其耳，腰膝冷多阳道萎。微微纵气以吹之，不用外边求药饵。

六曰嘻。嘻属三焦有疾起，三焦所有不和气。不和之气损三焦，但使嘻嘻而自理。

【白话解】

第一呬字诀。呬法最有灵验应当秘不外传，向外能够疏通鼻根，向内影响到肺。各种冷热、疲劳、气闷及皮肤疮疡，用这种方法吐纳气，没有不起效的。

第二呵字诀。呵法对应君主之官的心脏，外候为舌，如果口干舌涩，身体烦闷发热，根据疾病的深浅来练习呵字诀，三焦腑的疾病自然可以消除。

第三呼字诀。呼法对应脾脏，五行属土，如果烦闷发热、腹部气胀如鼓，四肢壅闷气机不通，用呼法来调理就能恢复正常。

第四嘘字诀。嘘法对应肝脏神，其外候在眼，如果眼睛红赤生翳，不停流泪，都是因为肝经热气上冲，用嘘法来调理，治病更神速。

第五吹字诀。吹法对应肾脏，其外候在耳，如果腰膝寒冷，阳痿不振，就微微地出气来做吹法，不须到外边寻求药物即可治愈。

第六嘻字诀。嘻法对应三焦，如果身体有疾病，三焦的部位有不调和的气息，这不调和气息会损害三焦，则只要连续做嘻法就自然得到调理。

调理津液歌诀

【原文】

人因食五味，壅滞闭三焦。热极苦涩盛，冷多淡水饶。便将元气疗，休更问壶瓢。热随呵自退，冷宜吹始消。口中频漱咽，津液自然调。若得如斯妙，冷热可无交。

【白话解】

人们由于食用五味不慎，气机壅滞三焦闭塞，热重的话就口苦且干涩，寒重的话就口淡而口水多。这时可以用元气自疗的方法，不须打开葫芦找寻药物。热就用呵法，自然退热。冷就用吹法，即可消除。口中唾液不停漱口然后吞咽，身体的津液自然和调。如果能掌握这妙法，冷热疾病都不会发生。

服气时饮食所宜歌诀

【原文】

修道欲得见真的，庖馔之中堪者吃。淡粥朝餐渴自消，油麻润喉足津液。就中粳米饭偏宜，淡面馎饦也相益。好酒饮时勃气消，生椒服之百病息。食前宜咽六七咽，以食为主是准则。饭了须呵三五呵，免教毒气烦胸臆。

【白话解】

练习功法如果想真正成功，庖厨中要选择合适的来吃。早上喝点清淡稀粥则口渴自然消除，用一点麻油润喉会令身体津液充足。饮食中粳米饭最为适合，清淡的面食和面片也很有益。有好酒饮一点可以消除郁闷之气，吃生胡椒能预防百病。进食之前应当吞咽津液六七下，吃饭时主要吃主食这是原则。饭后必须要做几次呵气法，这可以避免饮食毒气令胸间烦闷。

服气饮食杂忌歌诀

【原文】

密室避风隙，高床免鬼吹。藏精身有益，保气命无亏。喜怒情须戢，利名心可灰。真神兼本属，禽兽及虫鱼。此等血肉食，皆能致食危。荤茹既败气，饥饱也如斯。生硬冷须慎，酸咸辛不宜。雨云风罢作，雷电晚休为。萝卜羹须忌，白汤面勿欺。更兼避热食，瓜果勿委随。陈臭物有损，死生秽无裨。须防咽入腹，服气勿多疑。

【白话解】

居室要密闭避免有入风的缝隙，床脚要高以防止不可知的东西干扰。平时注意敛藏精气则对身体有益，保养好真气则寿命不会亏缺。喜怒等过激情绪要加以防止，追求名利的心态要止息。身体内的真神是你的属相，以及其他禽兽和虫鱼等这类肉类食物，都有可能导致食物中毒。不但吃荤会伤气，过饥过饱也一样。生的、硬的和冷的食物都要谨慎避免，过酸、过咸和过辣都不适宜。大雨、阴云、大风时不要劳作，雷电之夜不要做事。不要吃萝卜羹，无味的白汤面不要吃，还要避免过热的食物，瓜果类也不能随意。陈旧变味的食物有损身体，病死的牲畜污秽对人无益。要防止吃这些不适宜的食物入腹，多多练习服气不要犹疑。

休粮歌诀

【原文】

千日功夫如不辍，心中渐得尸虫灭。更教充实三丹田，转得坚牢百骨节。只欲思惟断食因，懒将品味加餐啜。腹虚即咽下脐轮，元气便将为休绝。饱即宁心勤守中，饥来闭咽忘言说。如斯励力久成功，方信养生在秘诀。岂并凡常服药人，终朝修炼无休歇。营营药力尽成空，矻矻忍饥守不彻。争似常服太和精，便能精净生光悦。如贪外美乱正元，百疾临身自尪劣。

【白话解】

如果练习服气一千天不停息，心神逐渐安定，体内三尸虫已消灭。进一步努力让真气充实上中下三丹田，让真气在身体流转令筋骨关节坚实。因为要开始练习断食，不再品尝五味餐饮。如果觉得腹中空虚就将真气纳入脐下，元气就能充实可以支持断食。觉得饱了就让心神安宁，勤奋练习精神内守，觉得饥饿时就闭口吞咽不要说话。这样经过长久努力取得成功，就会确信养生在于按正确的方法进行。哪里像平常服食丹药的人，一天到晚烧炼丹药不停歇。花费不少工夫结果药力仍然落空，想靠它来断食即使忍饥挨饿也不能坚守下去。怎么比得上这样经常吞服天地和气，能够令身体精纯明净发出光彩。如果过于贪图外来药物而扰乱身体真正元气，结果是百病缠身一天天虚弱。

慎守歌诀

【原文】

精气切须坚慎守，益身保命得长久。人多嗜欲丧形躯，谁肯消除全永寿。未病忧病病难成，已灾去灾灾遣否？临终始解惜危身，不及噬脐身已朽。胎息纵然励力修，欲情不断也殃咎，阴丹体得道方全，如此之人还鲜有。

【白话解】

身体中的精气一定要坚持密守，才能有益身体让寿命长久。常人多因过多嗜好与欲望而损伤身体，有谁能消除它们来保全寿命呢！还未得病时担忧注意，病就不易发生；已经形成病灾再去祛除，真能除去吗？病到临终才明白要珍惜身体，后悔也来不及就已故去了。纵然努力练习胎息，如果情欲不能断绝也难免祸殃。只有真正体会到断欲修习阴丹的重要性，才能成功，这样的人还很少。

九载功变歌诀

【原文】

气并血脉共肉髓，筋骨发形依次起。欲遣衰老却童华，一年一变九载矣。

先端坐澄定，闭目息气，然后鸣天鼓四八通，以舌掠上唇外九遍，次掠下唇外九遍，又掠上唇里九遍，又掠下唇里九遍。即上唇外为南方，下唇外为北方，上唇里为东方，下唇内为西方，即以舌柱为中方。待津满口，即数努两腮内气二十一遍，微从鼻出些子便咽。咽时须喉中鸣，即汩汩也。想津气入下丹田，如此三遍五遍。又咽时须俟气出便咽也。

【白话解】

人体的气、血、经脉、肉、髓、筋、骨、发和形体，九种组织要依次练习起来。要想防止衰老回归童颜，一年改变一样，九年就能成功。

首先端正坐好，精神澄澈安定，闭眼屏住呼吸，手指敲击后脑做鸣天鼓三十二次。用舌头搅上牙床外侧九次，再搅下牙床外侧九次，然后搅上牙床内侧九次，又搅下牙床内侧九次。上牙床外为南，下牙床外侧为北，上牙床内侧为东，下牙床内侧为西，而舌身就是中。等到唾液充满口腔，就不停鼓起两腮吸气二十一次，每次到屏不住鼻中有少许气外出即咽下，咽下时要喉头有响声，也就是汩汩声。用意念想象引导气入下丹田。这样做三次或五次，另外吞咽时记得气要出去时就立即咽下。

治万病坐功法

【原文】

凡治诸病，病在喉中胸中者，枕高七寸；病在心下者，枕高四寸；病在脐下者，去枕。以口出气，鼻纳气者，名曰泻。闭口温气咽之者，名曰补。欲引头病者，仰头。欲引腰脚病者，仰足十指。欲引胸中病者，俛足十指。欲引去腹中寒热诸所不快者，皆闭气，胀腹欲息者，须以鼻息，已，复为，至愈乃止矣。

一平坐伸腰、脚、两臂，展手据地，口徐吐气，以鼻纳之。除胸中肺中之痛。咽气令温，闭目行也。

一端坐伸腰，以鼻纳气闭之，自前后摇头各三十次。除头虚空花，天旋地转之疾。闭目摇之。

一将左胁侧卧，以口吐气，以鼻纳之。除积聚心下不快之证。

一端坐伸腰，徐以鼻纳气，以右手持鼻摇，目昏若泪出者，去鼻中息。亦治耳聋，亦除伤寒头痛之疾。皆当以汗出为度。

一正偃卧，以口徐出气，以鼻纳之。除里急。饱食后小咽，若咽气数至十，令温为度。若气寒者，使人干呕腹痛，可用鼻纳气咽之七，至十至百，则大填腹内，除邪气补正气也。

一右胁侧卧，以鼻纳气，以口小吐气数至十，两手相摩，热以摩腹，令其气下出之。除两胁皮肤痛闷之疾，愈即止。

一端坐伸腰，直上展两臂，仰两手掌，以鼻纳气闭之，自极七息，名曰蜀王台。除胁下积聚之疾。

一覆卧去枕，竖立两足，以鼻纳气四，复以鼻出之四。若气出之极，令微气再入鼻中，勿令鼻知。除身中热，及背痛之疾。

一端坐伸腰，举左手仰其掌，却，右手同。除两臂及背痛之疾，气结积聚之病。

—端坐，以两手相叉抱膝，闭气鼓腹二七，或三七，气满则吐，以气通畅为度。行之十年，老有少容。

—端坐伸腰，左右倾侧，闭目，以鼻纳气。除头风。自极七息，止。

—端坐伸腰，鼻纳气数十为度。除腹中饮食满饱。若快则止，未便者复为之。若腹中有寒气亦为之。

—端坐，使两手如张弓势，满射数四。可治四肢烦闷背急。每日，或时为之，佳。

—端坐伸腰，举左手仰掌，以右手承右胁，以鼻纳气，自极七息。除瘀血阴气等，并皆治之。

—端坐伸腰，举右手仰掌，以左手承左胁，以鼻纳气，自极七息。除胃寒，食不变则愈。

—两手却据，仰头，自以鼻纳息，因而咽之数十。除热，身中伤死肌肉等，治之而愈。

—正偃卧，端展足臂，以鼻纳气，自极七息，摇足三十而止。除胸足中寒，周身痹厥逆嗽。

—偃卧，屈膝，令两膝头内向相对，手翻两足，伸腰，以鼻纳气，自极七息。除痹疼热痛，两髀不遂。

—平坐，两手抱头宛转上下，名为开胁。身体昏沉不通畅者，并皆治之愈。

—踞坐，伸右脚，两手抱左膝头，伸腰，以鼻纳气，自极七息。除难屈伸，及拜起髀中痛瘀痹等病，并皆治之。

—踞坐，伸左足，两手抱右膝，伸腰，以鼻纳气，自极七息，展左足着外。除难屈伸，及拜起髀中疼。一本云：除风，并目晦耳聋。

—正偃卧，直两手捻胞所在，令如油囊裹丹。阴下湿，小便难倾，小腹重不快。若腹中热，但口出气，鼻纳之数十，止。亦不须小咽之。若腹中不热者，行七息，以温气咽之十，止。

一覆卧，傍视两踵，伸腰，以鼻纳气，自极七息。除脚中弦痛转筋及脚酸痛。

一踞坐，两手抱两膝头，以鼻纳气，自极七息。除腰痹背痛。

一偃卧，展两髀、两手，令两踵相向，亦鼻纳气，自极七息。除死肌及足髀寒疼之疾。

一偃卧，展两手、两髀，左膀[1]两足踵，以鼻纳气，自极七息。除胃中有食不消、苦呕之疾。

一踞坐伸腰，以两手引两踵，以鼻纳气，自极七息，向两膝头者。除身痹呕逆之疾。

一偃卧，展两手两足，仰足指，以鼻纳气，自极七息。除腹中弦急切痛。

一偃卧，左足踵拘右足拇指，以鼻纳气，自极七息。除厥疾。若人脚错踵不拘拇指，依法行之。

一偃卧，以右足踵拘左足拇指，以鼻纳气，自极七息。除周身痹。

一病若在左，端坐伸腰，右视目，以鼻纳气，极而吐之数十，止。闭目而作。

一若病在心下积聚者，端坐伸腰，向日仰头，徐以鼻纳气，因而咽之，三十而止。开目而作。

一若病在右，端坐伸腰，左视目，以鼻徐纳气而咽之数十，止。

【注释】

[1] 膀:《云笈七签》此处有注解说有的版本作“停”字，比较合理，译文据此。

【白话解】

治疗各种疾病，病位在喉部或胸部的，睡觉时枕头应高七寸左右；病位在心窝附近的，枕头高约四寸；病在肚脐以下的，睡觉时去掉枕头。用口吐气，鼻子吸气，这是泻法；吸气后闭口，使气体在口中温暖后再咽下的，则是补法。想导引内气治疗头部疾病的，要仰头。想导引内气治疗腰脚部疾病的，要翘起十个脚趾。想导引内气治疗胸部疾病的，十个脚趾向下弯。想导引内气治疗腹部或寒或热各种不适的，都要闭气，到腹部胀满想要呼吸时，必须要用鼻呼吸。完成后再重复做，直到疾病痊愈为止。

一法：身体平坐，伸直腰、脚和两手臂，展开双手撑地，口中慢慢吐气，用鼻吸气。这样能去除胸中、肺中的病痛。咽的气先要在口中温热，然后再闭目，用意念行气。

又一法：端正坐好，伸直腰部，用鼻吸气，屏住呼吸，然后向前向后摇头各三十次。这可以治疗头晕眼花、视物旋转的疾病。要闭上眼睛摇头。

又一法：左胁侧卧，用口吐气，用鼻吸气。可治疗积聚、心口处不适的病证。

又一法：端身正坐，伸直腰部，慢慢用鼻吸气，用右手捏鼻摇动。至两眼昏胀好像要流泪，就放开鼻中呼吸。这也可以治疗耳聋，也可以治伤寒头痛等病。都做到有汗出即可。

又一法：正面仰卧，用口慢慢吐气，用鼻吸气。可以治疗腹中拘急。在吃饱后小口咽气，可以做到十次，要让气温暖为合适。若吸入冷气，容易使人出现干呕、腹痛。可用鼻吸气咽下，做七次、十次甚至百次，则可填满肚腹，去除邪气，补充正气。

又一法：右侧卧位，用鼻吸气，用口小口吐气，次数做到十次，就两手搓热，抚摩腹部，令气从下排出。可治疗两胁皮肤胀闷疼痛的疾病，至痊愈即停止。

又一法：端身正坐，腰部挺直，两臂向上伸展，两手掌向上仰起。用鼻吸气，屏住呼吸，闭气到极点，这样做七次，称为蜀王台。可以治疗胁下的积聚等疾病。

又一法：俯卧，去掉枕头，两脚竖起。用鼻吸气四次，再用鼻呼气四次。在气呼出到极致时，就微微地让气进入鼻中，不要让鼻子有明显的感觉。可以治疗身体内热及后背疼痛的病证。

又一法：端身坐好，伸直腰部，举起左手掌心向上，收回，再举起右手做同样动作。这可以治疗两手臂及后背疼痛的疾病，也能治疗气机郁结的积聚。

又一法：端身坐好，两手交叉抱住膝部，屏住呼吸，鼓起腹部，或十四次，或二十一次，气满就吐气，以气机通畅为准。这样坚持十年，可以使人容颜不老。

又一法：端身正坐，伸直腰部，向左右侧弯，闭眼，用鼻吸气，可治疗头风病。深呼吸七次，即停止。

又一法：端身正坐，伸直腰部，用鼻吸气，次数大约十次，可治疗腹中饮食胀满饱滞。若大便通畅就停，大便未通者再做。若腹中有寒气，亦可用此法治疗。

又一法：端身正坐，两手如同拉弓姿势，拉满射出，共做四次。可治疗四肢烦闷、后背拘急等病。每日练习，或随时做最好。

又一法：端身正坐，伸直腰部，举起左手，掌心仰向上，用右手按着右胁部，用鼻吸气，深呼吸七次。可以去除瘀血，阴寒气滞的病也都可以治疗。

又一法：端身正坐，伸直腰部，举起右手，掌心仰向上，用左手按着左胁部，用鼻吸气，深呼吸七次。可以去除胃寒，饮食不消化而泄泻的疾病经治可愈。

又一法：两手向后撑住，仰头，用鼻吸气，随后吞咽下去数十次。可以去除内热，身体肌肉坏死等病症经治可愈。

又一法：正面仰卧，端正地伸展手臂及双足，用鼻吸气，深呼吸七次，摇动脚部三十次，即停止。这可以治疗胸部及足部寒冷、周身麻痹疼痛、四肢逆冷、咳嗽等病症。

又一法：仰卧，屈膝，使两膝内向相对，用手翻抱两脚，伸直腰部，用鼻吸气，深呼吸七次。可以治疗痹病灼热疼痛、两侧大腿疼痛不能行走的疾病。

又一法：平稳坐好，两手抱头部上下转动，这名为开胁。有身体沉重，气血不通畅的疾病，都可以治愈。

又一法：蹲坐，伸直右脚，两手抱左膝，伸直腰，用鼻吸气，深呼吸七次。可以改善双下肢难以屈伸，还有跪拜起落时大腿疼痛，以及瘀血痹证等病症，都可治疗。

又一法：蹲坐，伸直左脚，两手抱右膝，伸直腰，用鼻吸气，深呼吸七次，左足向外展。可以改善双下肢难以屈伸，以及跪拜起落时大腿疼痛。有书上说可以祛除风邪，并治疗视物昏暗、耳聋等病症。

又一法：正面仰卧，伸直两手按摩阴囊，好像油囊包裹着丹药一样。可治阴部潮湿，小便不利，小腹坠胀不适。如果腹中有热，只用口呼气，鼻吸气数十次，即停止。也不需要小口咽气。若腹中不热，呼吸七次，将温气咽下，如此十次，停止。

又一法：俯卧，转头从旁边看到两足跟，伸直腰部，用鼻吸气，深呼吸七次。可以治疗下肢肌肉拘挛及脚酸痛。

又一法：蹲坐，两手抱两膝盖，用鼻吸气，深呼吸七次。可治疗腰背麻木疼痛。

又一法：仰卧，伸直四肢，使两足跟相向，用鼻吸气，深呼吸七次。可以去除坏死肌肉及下肢寒冷疼痛等病症。

又一法：仰卧，伸直四肢，两足跟向左转，用鼻吸气，深呼吸七次。可以治疗胃中积食不消、呕吐等病症。

又一法：蹲坐，伸直腰部，用两手摸到两足跟，用鼻吸气，深呼吸七次，向着两个膝盖呼吸。这可以治疗身体痹证、呕吐呃逆等病。

又一法：仰卧，展开四肢，足趾向上仰起，用鼻吸气，深呼吸七次。可治疗腹中拘急疼痛。

又一法：仰卧，左脚跟勾住右足大踇趾，用鼻吸气，深呼吸七次。可治疗厥证。如有人脚跟对不上，不一定勾住大踇趾，勾住别的脚趾按上面办法进行即可。

又一法：仰卧，用右脚跟勾住左脚大踇趾，用鼻吸气，深呼吸七次。可治疗全身痹病。

又一法：如果疾病部位在左，就端正坐好，伸直腰部，眼睛向右看，用鼻吸气，至极点后呼出，做数十次然后停止。要闭着眼睛练习。

又一法：若疾病是心窝下有积滞的，端正坐好，伸直腰部，面向太阳仰头。慢慢用鼻吸气，随后吞咽之，做三十次停下。要睁开眼睛练习。

又一法：如果有病部位在右侧，端正坐好，伸直腰部，眼睛向左看，用鼻慢慢吸气并吞咽数十次，即停止。

【原文】

《元阳经》云:“常以鼻纳气,含而漱之,舌撩唇齿咽之,一日夜得千咽者,大佳。当少饮食,多即气逆,逆则百脉闭,百脉闭则气不行,气不行则疾病生。”

【白话解】

《元阳经》说:“经常用鼻吸气,口含津液并漱口,用舌头搅拌唇齿,然后咽下。一整日下来如果能吞咽一千下,则非常好。应当少进饮食,吃多了则易导致气促上逆,气逆则百脉闭塞不通,百脉闭塞则气机不行,气机不行则易生疾病。”

三宝归身要诀

【原文】

《蕊珠洞微》曰:“息之出也,天地盗我元阳之气。息之入也,我盗天地之气。若能真人潜渊,心息相依以归根,则息息盗天地之气矣。”

魏伯阳曰:“耳目口三宝,闭塞勿发通。”这三件如何唤作三宝?如此郑重?盖耳乃精窍,目乃神窍,口乃气窍。若耳逐于声,精从声耗而不固;目荡于色,神从色散而不凝;口发言语,气从言走而不聚,安得打成一片,以为丹基?如此紧要,岂得不谓之三宝?修生之人,不于此三宝关键,收舍向里,无有是处。

【白话解】

《蕊珠洞微》说："人体呼气出去，等于天地在盗取我的元阳之气；人体吸气进来，等于我盗取了天地之气。如果能像真人那样潜藏元气，心念和气息相伴，每次吸气都沉入丹田，则每次呼吸都能盗天地之气来养身。"

魏伯阳说："耳、目、口是人身三宝，宜封藏而不宜宣通。"此三者为何被称为三宝呢？因为耳为精窍，目为神窍，口为气窍。如果耳朵一味追随声音，精就从耳窍耗散而不能固守；眼睛被五色所迷惑，神就随五色驰散而不能凝聚；口中说话，气随言语声音外出而不凝聚，这样精、气、神怎能打成一片，成为内丹的根基？它们如此重要，怎能不称为三宝！修生养性之人，不以此三宝作为关键，将它们收敛内藏，那就一无是处了。

【原文】

今人精从下流，气从上散，水火各背，不得凝结，皆是此心使然。心苟爱念不生，此精必不下流；忿念不生，此气必不上炎。一念不生，万虑澄寂，即水火自然交媾矣。本来面目，虽无念虑，常常灵湛者也。若一向虚静去了，则此灵涣散，所谓顽空，亦谓之痴，痴者，不灵之谓也。所以佛有贪、嗔、痴三戒也。贪即欲也，嗔即忿也。欲与忿，水火不媾之源也。无贪嗔，斯定；不痴，斯慧矣。慧以培定，定以资慧，定慧相忘，道斯成矣。

【白话解】

现在的人，真精从下流失，元气往上消散，水火背离，不能聚焦凝结，都是心念使之如此。如果心中不产生爱念，真精就不会往下泄出；不产生愤怒情绪，气机就不会上涌。心中什么念头都没有，所有思虑消失，则身中的水火自然相交了。心的本来面目，虽然没有什么思虑，但也能常常保持深深的灵性。如果去追求所谓虚静，则反而会使心神涣散，这叫作执着的空，也称为痴，痴就是不灵。所以佛教有贪、嗔、痴这三戒。贪是指欲念，嗔指发怒，欲念与发怒是导致人体水火不交的根本原因。如果能无贪无嗔，则有定性，不痴，则有智慧。智慧可以培养定性，定性也可以辅助智慧，而如果定性和智慧都不须刻意就做到，也就得道了。

服五牙法

【原文】

凡服气皆先行五牙以通五脏，然后依常法乃佳。

东方青色，入通于肝，开窍于目，在形为脉。

南方赤色，入通于心，开窍于舌，在形为血。

中央黄色，入通于脾，开窍于口，在形为肉。

西方白色，入通于肺，开窍于鼻，在形为皮。

北方黑色，入通于肾，开窍于耳，在形为骨。

【白话解】

凡是练习服气，都必须先练习五牙之法，用来通畅五脏，然后依照正常服气方法练习才好。

东方属青色，通于人体内肝脏，开窍于目，合形体为脉。

南方属赤色，通于人体内心脏，开窍于舌，合形体为血。

中央属黄色，通于人体内脾脏，开窍于口，合形体为肉。

西方属白色，通于人体内肺脏，开窍于鼻，合形体为皮。

北方属黑色，通于人体内肾脏，开窍于耳，合形体为骨。

【原文】

肺为五脏之华盖，第一，肺居心上，对胸，有六叶，色如缟映红。肺脉出于少商。（左手大指之端内侧，去爪甲二分许，陷者之中。）

心居肺下肝上，对鸠尾下一寸，色如缟映绛。心脉出于中冲。（左手中指之端，去爪甲之二分许，陷者之中。）

肝在心下，少近后，右四叶，左三叶，色如缟映绀。肝脉出于大敦。（左足大指端，乃三毛之中。）

脾正掩脐上，近前，横覆于胃，色如缟映黄。脾脉出于隐白。（左足大指端侧，去爪甲角如韭叶。）

左肾右肾，前对脐，搏着腰脊，色如缟映紫。左为正肾，以配五脏。右为命门，男以藏精，女以系胞。肾脉出于涌泉。（左足心陷之中。）

凡服五牙之气者，皆宜思入其脏，使其液宣通，各依所主。既可以周流形体，亦可以治疗疾病。服青牙者，思气入肝中，见青气氤氲，青液融融分明。良久，乃见足大敦之气，循股而至，会于脉中，流散诸脉，上通于自然。次服诸方。仍宜以丑后澡漱冠服，入别室焚香，坐向其方，静虑澄心，注想而为之。四方同此服法。

【白话解】

肺为五脏的华盖，位于最上面。肺在心的上面，对称地位于胸内两侧，共有六叶，颜色如隔着缟映出的红色。肺脉从少商穴发出。（少商穴位于手大拇指尖的内侧，距离指甲二分左右，凹陷处的中间。）

心位于肺下面、肝上面，胸骨尾端下一寸，颜色如隔着缟映出的绛色。心脉从中冲穴发出。（中冲穴位于手中指尖，距离指甲二分左右，凹陷处的中间。）

肝位于心下面，稍微靠后，右边有四叶，左边有三叶，颜色如隔着缟映出的绀色。肝脉从大敦穴发出。（大敦穴位于脚的大踇趾端，在三毛的中间。）

脾位于脐上，靠前，横着掩盖在胃前，颜色如隔着缟映出的黄色。脾脉从隐白穴发出。（隐白穴位于足大踇趾内侧，距趾甲角约韭菜叶的宽度。）

左、右两肾，对称分布在脐后，附着于腰脊两边，颜色如隔着缟映出的紫色。左边为正肾，是五脏中的肾。右肾为命门，男子靠它来藏精，女子靠它连络胞胎。肾脉从涌泉穴发出。（涌泉穴位于足心前三寸凹陷处。）

凡是练习服五牙之气法的人，都应存想气进入对应的五脏，使五脏的津液宣散流通，各依其脏腑所主的经络而行，既可以周流全身，也可以治疗疾病。例如让服青牙之气的人，存想青牙之气进入肝中，见到肝中青气充盈，青色津液温润清晰。过一会儿，可感觉到足部大敦穴之气，顺着腿到达肝部，集于肝脉中，接着流散分布于诸脉之中，往上与外界相通。然后再服有关方药。服气适宜在丑时后，洗澡换上干净衣服，在房间焚香，然后面对所服颜色之气对应的方位，安静心神去除思虑，才能进行。其他四方之气也是依照这种服气方法练习。

养五脏五行气法

【原文】

春以六丙之日时加巳，食气百二十，助于心，令心胜肺，无令肺胜肝，此养肝之义也。

夏以六戊之日时加未，食气百二十，以助脾胜肾，不伤于心也。

季月以六庚之日时加申，食气百二十，以助肺，令肺胜肝，不伤于脾也。

秋以六壬之日时加亥，食气百二十，以助肾，令肾胜心，不伤于肺也。

冬以六甲之日时加寅，食气百二十，以助肝，令肝胜脾，不伤于肾也。

此法，是五行食气之要，明时各有九，凡一千八十。食气各以养脏，周而复始，不相克，精心为之。

【白话解】

春季要在逢丙之日的巳时，食气一百二十次，可补益心脏，使属火的心脏胜过属金的肺脏，以免属金的肺脏太盛而伤害属木的肝脏，此就是养肝。

夏天要在逢戊之日的未时，食气一百二十次，以补益属土的脾脏，使它胜过属水的肾脏，以免伤害属火的心脏。

季月即夏季最后一个月，要在逢庚之日的申时，食气一百二十次，以补益属金的肺脏，使它胜过属木的肝脏，以免木气伤脾。

秋天要在逢壬之日的亥时，食气一百二十次，以补益属水的肾脏，使它胜过属火的心脏，以免伤害属金的肺脏。

冬天要在逢甲之日的寅时，食气一百二十次，以补益属木的肝脏，使它胜过属土的脾脏，以免伤害属水的肾脏。

上面所讲的方法，是五行食气要诀，四季每季九十日，有九个食气日子，每次食气一百二十次，共食气一千零八十次。食气能够养护各个脏器，周而复始，不致相克，一定要好好练习。

服气有三膈说

【原文】

凡人腹中有三膈处：一、心有膈。初学服气者，觉心下胃中气满，是一膈也。但少食，惟以咽气存想，充关而下，自能通也。二、生脏[1]下有膈。亦须以上法减食，或口咬甘草并桂些少以通之。三、下丹田有膈。须固志，如上法以通之，或服蜀椒一二百粒，自然气周通身中矣。咽气须干咽，不得和唾，亦须用出息咽之。若用入息，恐生风入，当用心也。

凡咽气，喉中深咽，不得浅，浅即发嗽。

凡初服气，气未固，腹中作泄，勿令有此，以意运令散，或以药食治之。

凡服气，得脐、丹田常满。叫唤读书，终日对人语言，气力不少，出入行步无倦怠也。

凡服气人不可过劳，劳即损气。仍须时常行步，使气下行。

凡服气者，小便黄赤不碍，行之日久，自然如常。

凡人饮酒食肉，一时虽勇健，百病易生，瘴疠蛊毒，逢即被伤。若服元气，久而行之，诸毒不能伤，一切疫病不能染。如能坚持，自知其妙。

【注释】

[1] 生脏：佛教用语，与熟脏相对。一说生脏为胃，熟脏为肠。

【白话解】

人的体内有三处阻隔：其一是心脏有隔。刚练服气的人，感觉心下胃中气满，这是一处阻隔。只要少进食，只用咽气存想，让气机冲破阻隔而下，自然就能通达。其二是胃下有阻隔。也要依照上面方法减食，或者口咬少许甘草及桂枝来宣通。其三是下丹田有阻隔。须坚定心志，用上述方法来宣通，或者服一两百蜀椒粒，则自然会使气机舒畅通行全身。咽气时须干咽，不能和唾液一同咽下，也可用要呼出的气息咽下。若用刚吸入的气息咽下，担心风邪乘机入内，应当小心。

每当咽气时，喉中要深咽，不能太浅，太浅容易引起咳嗽。

初练服气时，气不能固守，会导致腹泻，要注意不要产生这种情况，要用意念令气疏散，或用药物治疗。

练习服气，使得脐部、丹田之气经常处于充盈状态，即使整日叫唤、读书、与人讲话，也气力不减，出入步行，都不感到倦怠。

练习服气的人不可过度劳累，劳累会损伤元气，但仍要时常活动，以便使气下行。

服气之人，如小便黄赤也不要紧，当练习服气久了，自然会正常的。

人们饮酒吃肉，虽然身体一时有力气，但易生疾病，遇到瘴疠虫毒也会被侵犯损伤。如练习服气，时间久有功力了，则毒邪不能侵犯，一切传染病也不会上身。如能长期坚持，自然能知道服气的妙处。

反舌塞喉法

【原文】

凡守一者，身神常安。若体中不宁，当反舌塞喉，漱汩醴泉满口，咽之，讫。又如前咽液无数，觉宁乃止。止而未宁，重复为之。须臾之间，不宁之疴，即应廓散，自然除也。当时有效。

【白话解】

凡练习守一功法的人，身中精神通常很安宁。如果身体不安，应当卷舌塞喉，漱口中津液，待津液满口即咽之，完毕后，再如此重复进行多次，直到感觉安宁才停止。如果停止后觉得仍未安宁，就再重新进行。一会儿后，不安宁的病情就会好转。这是当即见效的。

明耳目诀

【原文】

《真诰》曰："求道要先令目明耳聪，为事主也。且耳目是寻真之梯级，综灵之门户，得失系之，而立存亡之辨也。"今抄经相示，可施运用之道。日常以手按两眉后小穴中三九过，又以手心及指摩两目颧上，以手旋耳，行三十过，唯令数无时节也。毕，辄以手逆乘额三九过，从眉中始，以入发际中，仍须咽液，多少无数。如此常行，耳目清明，二年可夜书。眉后小穴为上元六合之府，化生眼晖，和莹精光，长映彻瞳，保炼目神，是真人坐起之上道也。

【白话解】

《真诰》讲："求道之人必须先使自己耳聪目明，这是重要的事情。并且耳、目是寻求修真之道的阶梯，综合各种灵术的门户，练习的得失都依赖于此，是确立成败的区别处。"现摘录经典文字，以说明可供练习的方法。平时经常以手按两眉毛外侧的小凹陷处二十七次，再用手心及手指按摩两眼上框，用手捏耳并旋转，共三十次，只要做完次数，不拘时间。完毕后，再用手逆行按摩额头二十七遍，从两眉中间开始，一直到发际线里。还要吞咽津液，不限次数。经常这样做，可使耳目清明，两年后夜间可以看书。眉毛外侧小凹陷处是上元六合之府，可以化生眼睛的光辉，令眼中保持精莹光彩，长久映照透彻瞳孔，保养和强化眼中神采。这是真人静坐的高明方法。

左洞真经按摩导引诀

【原文】

高子曰：人身流畅，皆一气之所周通。气流则形和，气塞则形病。故《元道经》曰："元气难积而易散，关节易闭而难开。"人身欲得摇动，则谷气易消，血脉疏利。仙家按摩导引之术，所以行血气，利关节，辟邪外干，使恶气不得入吾身中耳。《传》曰："户枢不蠹，流水不腐。"人之形体，亦犹是也。故延年却病，以按摩导引为先。

【白话解】

高子说：人的身体生理功能流畅，都有赖于气的流通。元气流行则人体健康，元气阻塞则形体生病。所以《元道经》说："元气难以积聚却易于耗散，关节容易闭塞而难以开通。"人体必须运动，这样饮食才易于消化，血脉才通利。养生家用按摩导引之法来运行气血，通利关节，祛除外邪，使邪气不得侵入人体。《传》称："门户的枢纽不会蠹坏，流动的水不会腐臭。"人的形体也是这样的。所以要想延长寿命避免病痛，首先应当做按摩导引。

夜半子候

【原文】

少阳之气生于阴分，修生之士于子时修炼。古人一日行持始于子，一岁功用起于复。（一阳之月是也，即今之十一月。）

【白话解】

少阳之气，从阴分生成，养生之人在子时进行修炼。古人养生，一日的工夫从子时开始，一年的工夫从配属复卦的十二月开始。（复卦是一阳来复的月分，就是现在的十一月。）

转胁舒足

【原文】

《混元经》曰："戌亥子三时，阴气生而人寐，寐则气滞于百节。养生家睡不厌缩，觉不厌伸。故阳始生则舒伸转掣，务令荣卫周流也。"

【白话解】

《混元经》说："戌、亥、子三个时辰，是阴气生长而人在睡觉的时间，睡着了气血就停滞于各关节。而养生家主张睡觉时尽量蜷缩，睡醒时尽量伸展身体。所以，在阳气刚生之时要舒伸转动身体，令身体中的营气、卫气周流于全身。"

导引按跻

【原文】

踊身令起，平身正坐，两手叉项后，仰视举首，左右招摇，使项与手争。次以手扳脚，稍闭气，取太冲之气。（太冲穴在大指本节后二寸，骨罅间陷者。）左挽如引弓状，右挽亦如之。令人精和血通，风气不入。久能行之，无病延年。

【白话解】

跃身而起，端正身体坐好，两手交叉放在颈后，抬头仰视，左右摇摆，让颈部与手用力相争。接着用手扳脚，稍稍闭气，吸取太冲穴之气。（太冲穴在足大指本节后二寸，足背第一、二跖骨间隙的后方凹陷处。）左挽手好像拉弓的样子，右边同样如此。这样可使人精神平和血脉通畅，外风邪气不会侵入。长期练习，可以不生疾病延年益寿。

捏目四眦

【原文】

《太上三关经》云："常以手按目近鼻之两眦，闭气为之，气通即止。终而复始，常行之，眼能洞见。"又云："导引毕，以手按目四眦三九遍，捏令见光明。"是检眼神之道。久为之，得见灵通也。

【白话解】

《太上三关经》说："经常用手按揉两眼靠鼻侧的眼角，闭着气做，到呼吸通气时就停止，反复进行，经常地做，可以明目。"又说："导引完毕后，用手按揉两目的四眦二十七遍，捏的时候让眼微睁。"这是检验眼神的方法。长期做，能够知道它的妙处。

摩手熨目

【原文】

捏目四眦毕，即用两手侧立，摩掌如火，开目熨睛数遍。

【白话解】

捏完两眼四眦后，即用两手侧掌，相互摩擦到火热，眼睛睁开，用两手熨眼几次。

对修常居

【原文】

《内景经》云："常以两手按眉后小穴中二九，一年，可夜作细书。亦可于人中密行之，勿语其状。眉后小穴为上元六合之府，主化生眼晕，和莹精光，长珠彻瞳，保炼目精，是真人坐起之道。"紫微夫人曰："仰和天真，俯按山源。天真是两眉之角，山源是鼻下人中也。两眉之角，是彻视之津梁；鼻下人中，是引灵之上房。"

【白话解】

《内景经》说："经常用两手按压眉毛外后侧的小凹陷处十八次，一年后，可以夜间写小字。也可以在人中部位悄悄地做，不要说给别人听。眉毛后的小凹陷，为上元六合之府，作用是化生眼睛的光辉，使两眼精莹有光，增长眼珠瞳仁的通透，保养和强化眼睛的精华，这是真人养生的方法。”紫微夫人说：“仰头时揉天真，俯首按山源。天真指两侧眉毛的眉角，山源是指鼻下的人中。两侧眉角是使眼力透彻的关键，人中是引导灵气的要地。”

俯按山源

【原文】

紫微夫人云：“俯按山源，是鼻下人中之本侧，在鼻下小谷中也。”楚庄公时，市长宋来子洒扫一市，常歌曰：“手为天马，鼻为山源。”每经危险之路，庙貌之间，心中有疑忌之意者，乃先反舌内向，咽津一二遍毕，以左手第二第三指，捏两鼻孔下人中之本，鼻中隔孔之内际也。鼻中隔孔之际，一名山源，一名鬼井，一名神池，一名魂台。捏毕，因叩齿七遍，又以手掩鼻。手按山源，则鬼井闭门，手薄神池，则邪根分散，手临魂台，则玉真守关。鼻下山源，是一身之武津，真邪之通府。守真者，所以遏万邪，在我运摄云耳。

【白话解】

紫微夫人说：“俯首按山源，指的是按鼻下人中沟的根部，位置在鼻下小沟之中。”楚庄公时，集市的官员宋来子清洁市集时，经常唱歌说：“手是天马，鼻是山源。”每次经过危险的道路，或有神像的庙宇之间，只要心中有恐惧猜疑，就先反卷舌头向内，吞咽津液一两遍，完毕后，再以左手第二、三指，去捏鼻孔下的人中沟的根部，即鼻中隔的下缘。鼻中隔孔下缘，又叫山源，又名鬼井，又名神池，又名魂台。捏完后，即叩齿七遍。又用手捂住鼻子。手按住山源，则鬼井就关闭了；手按住神池，那么邪恶的根源就分开祛散了；手到达魂台，就如同有玉真人把守关门。所以说鼻下的山源，是全身的战略要地，真气和邪气的共同通道。能守护真气，就可遏止万种邪气，这一切都在于我们自己的运用。

营治城郭

【原文】

《消魂经》云："耳欲得数按抑，左右令无数，使人听彻。所谓营治城郭，名书皇籍。"

【白话解】

《消魂经》说："耳朵要经常按压，左耳、右耳按压不拘次数，可使人听力增强。这就是所谓的营治城郭，这一方法的名字记载在重要经书上。"

击探天鼓

【原文】

天鼓者，耳中声也。举两手心紧掩耳门，以指击其脑户，常欲其声壮盛，相续不散。一日三探，有益下丹田。或声散不续，无壮盛者，即元气不集也，宜整之。

【白话解】

天鼓指耳中的声音。用两手掌心紧掩耳门，用手指叩击后脑骨，最好令声音洪大，连续不停。一日做三次，对下丹田有好处。如果声音散乱不连续，不洪大，说明元气不能聚集，须重新调整。

拭摩神庭

【原文】

《真诰》云："面者神之庭，发者脑之华。心悲则面焦，脑灭则发素。"《太素丹经》云："一面之上，常欲得两手摩拭之使热，高下随形，皆使极匝，令人面色有光泽，皱斑不生。行之五年，色如少女。所谓山泽通气，勤而行之，手不离面，乃佳也。"《颍阳书》云："发宜多栉，齿宜数叩，液宜常咽，气宜常炼，手宜在面。此五者，所谓子欲不死修昆仑也。"

【白话解】

《真诰》说："面部为神采呈现的地方，头发为脑髓外现的华彩。心情悲伤则面显焦黄，大脑退化则头发变白。"《太素丹经》说："面部之上，最好经常用两手按摩擦拭使它发热，随着面孔高低形状，满脸擦遍，可使面部有光泽，不生斑点、皱纹。施行五年，面色如少女一样。这就是所谓的山泽通气。经常按摩，使手不离开面部才好。"《颍阳书》说："头发应多梳理，牙齿要多叩，口中津液应常吞咽，气功应常练习，手宜经常摩面。这五条，就是人们所说的如想长生要修炼头部的秘方。"

上朝三元

【原文】

《真诰》云："顺手摩发，如理栉之状，使发不白。以手乘额上，谓之手朝三元，固脑坚发之道也。头四面以手乘顺就结，唯令多也。于是头血流散，风湿不凝。"

【白话解】

《真诰》说："手顺着按摩头发，就像用梳子梳理一样，可使头发不白。用手指从前额向上摩，称为手朝三元，这是健壮脑部、坚固发根的秘诀。在头部四周用手理顺头发打结，越多越好，可使头部血液流通，风湿之邪不会停留在头上。"

下摩生门

【原文】

《黄庭经》云："两部水王对生门。"生门者脐也。闭内气，鼓小腹令满，以手摩一周天三十六度。

【白话解】

《黄庭经》说："两边属水的肾脏对着中间的生门。"生门指肚脐。屏闭内气，鼓动小腹使之有胀满的感觉，用手环脐摩腹一周共三十六次。

栉发去风

【原文】

《谷神诀》:"凡梳头勿向北,梳欲得多,多则去风。多过一千,少不下数百,仍令人数之。"《太极经》云:"理发欲向王地栉之,取多而不使痛,亦可令侍者栉也。于是血液不滞,发根常坚。"

【白话解】

《谷神诀》载:"梳头时不要面向北方。梳头必须勤,勤则祛风邪。要多至一千次以上,少也不要低于几百次。可以叫别人帮助数着。"《太极经》说:"梳理头发宜向密集的地方梳,这样虽多次梳理但不会令头皮疼痛,也可以让仆人帮助梳理。这样做血液就不会停滞,发根便坚牢不易脱落。"

运动水土

【原文】

《真诰》云:"食勿过多,多则生病。饱慎便卧,卧则心荡。学道者当审之。"《登真秘诀》云:"食饱不可睡,睡则诸疾生。"但食毕须勉强行步,以手摩两胁上下良久,又转手摩肾堂令热,此养生家谓之运动水土。水土即脾肾也,自然饮食消化,百脉流通,五脏安和。

《养生论》云:"已饥方食,才饱即止。申未之间,时饮酒一杯,止饥代食。酒能淘荡阴滓,得道之人,熟谷之液皆所不废。”酒能炼人真气,《灵剑子服气经》云:“酒后行气易通,然不可多及吐,反有所损。”

【白话解】

《真诰》说:“吃饭不要吃得过多,吃多了易生病。吃饱了不要立即躺卧,否则心神易荡漾不宁。学道的人尤其要谨慎。”《登真秘诀》说:“食饱不可睡觉,睡的话易生各种疾病。”食完饭后应当尽量散散步,用手按摩两侧肋部,上下多次,再反手按摩肾脏部位,使之发热。这就是养生家所说的运动水土。水土即脾和肾。这样自然能够饮食得到消化,百脉可以流通,五脏平安。

《养生论》说:“腹中觉得饥饿才去吃,一觉得饱就停止进食。申时与未时之间,经常饮一杯酒,可以代替吃饭。酒能荡涤肠胃阴寒渣滓,对于得道之人来说,由水谷煮熟而酿成的酒不必禁忌。”酒可以提炼人体真气,《灵剑子服气经》说:“饮酒后运行气机更容易通畅,但不可多喝以至引起呕吐,那样反而对身体有损害。”

太上混元按摩法

【原文】

两手捺髀,左右捩肩二七遍,左右扭身二七遍。两手抱头,左右扭腰二七遍。

左右摇头二七遍。一手抱头,一手托膝,三折,左右同。两手托头三举之。一手托头,一手托膝,从下向上三遍,左右同。两手攀头下向,三顿足。两手相捉头上过,左右三遍。

两手相叉，托心前，推却挽来三遍，着心三遍。

曲腕，筑肋，挽肘，左右亦三遍。左右挽，前后拔，各三遍。舒手挽项，左右三遍。

反手着膝，手挽肘，覆手着膝上，左右亦三遍。手摸肩，从上至下使遍，左右同。两手空拳筑三遍。外振手三遍，内振三遍，覆手振亦三遍。两手相叉反复搅，各七遍。摩扭指三遍。

两手反摇三遍，两手反叉，上下扭肘无数，单用十呼。两手上耸三遍，下顿三遍。

两手相叉头上过，左右伸肋十遍。两手拳，反背上掘脊，上下亦三遍。掘，指之也。

两手反捉，上下直脊三遍。覆掌搦腕，内外振三遍。

覆掌前耸三遍。覆掌两手相叉交横三遍。覆手横直即耸三遍。若有手患冷，从上打至下，得热便休。

舒左脚，右手承之，左手捺脚，耸上至下，直脚三遍。右手捺脚亦尔。前后捩足三遍。左捩足，右捩足，各三遍。前后却捩足三遍。

直脚三遍，扭髀三遍，内外振脚三遍。若有脚患冷者，打热便休。

扭髀，以意多少。顿脚三遍。却直三遍。

虎据，左右扭肩三遍。推天托地左右三遍。左右排山，负山拔木，各三遍。

舒手，直前顿伸手三遍。舒两手两膝，亦各三遍。

舒脚，直反顿伸手三遍。捩内脊[1]各三遍。

【注释】

[1] 内脊：《备急千金要方》此处为“内脊外脊”，译文据此。

【白话解】

两手按住大腿，左右扭肩十四次，左右扭转身体十四次。两手抱头，左右扭腰十四次。

头向左右摇动，做十四次。一手抱头部，一手托膝盖，弯腰三次，左右手交换同样。两手托头部上举三次。一手托头部，一手托膝盖，向上抬举三次，左右姿势相同。两手牵引头向下，以足跺地三次。两手互相抓住，从头上绕过，向左右拉伸，做三次。

两手相叉置胸前，向前推出再向内收回，做三次。两手相叉，按摩胸前三次。

曲腕，叩击肋部，伸肘，左右各三次。两手向左右前后尽力拉伸，各三次。两手握住后颈部，扭转头部，左右三次。

一只手手背放在膝上，另一只手牵拉手肘，使手心翻转覆盖膝上，左右各三次。用手搓摩肩部，从上至下搓遍，左右相同。两手冲拳三次。两手向外振臂三次，向内振臂三次，两手手心向下振臂三次。两手相叉，反复绕转两腕关节，各七次。按摩扭动十指关节三次。

两手前后摇动三次。两手反掌交叉，上下扭肘，不拘多少次，以呼气十次为度。两手下垂，肩部上耸三次。两手下垂，肩部下顿三次。

两手相叉，从头上绕过，向左右伸展肋部，做十次。两手握拳，反手放在背上，从上至下掘脊背，做三次。掘，意思是用手指摩擦。

两手反握，前俯、挺直脊背，做三次。一只手握住另一只手腕部，向内向外振动三次。

两臂前伸，掌心向下，上举下落三次。两臂抬起，掌心向下，两手横向交叉分开三次。两臂向外伸展，掌心向下，抬起放下三次。如果手冷，从上拍打至下，发热就停止。

伸左脚，用右手承托住它，左手从上而下按压左腿脚，再伸直左脚，做三次。右手按脚也这样。前后扭转足三次。向左扭转足，向右扭转足，各三次。向前向后回扭足，三次。

直脚三次。扭转大腿三次。两腿交替外展内收各三次。如果脚冷，拍打至发热时停止。

扭大腿，随意多少次；以足跺地三次。两脚交替后伸三次。

如虎蹲踞，左右扭肩三次。一只手上托，另一只手下按，左右交替各三次。做左右排山、负山、拔木等动作，各三次。

放松两手，向前，用力拉伸手三次。放松伸展两手两膝，也各做三次。

放松双脚，向后用力拉伸手三次。脊背向内向外扭转各三次。

天竺按摩法

【原文】

两手相捉，扭捩如洗手法。

两手浅相叉，翻覆向胸。

两手相捉，共按髀，左右同。

两手相重，按髀，徐徐捩身，左右同。

以手如挽五石力弓，左右同。

作拳向前筑，左右同。

如托石法，左右同。

作拳却顿，此是开胸，左右同。

大坐，斜身偏欹如排山，左右同。

两手抱头，宛转髀上，此是抽胁。

两手据地，缩身曲脊，向上三举。

以手反捶背上，左右同。

大坐，伸两脚，即以一脚向前虚掣，左右同。

两手据地回顾，此是虎视法，左右同。

立地，反拗身三举。

两手急相叉，以脚踏手中，左右同。起立，以脚前后虚踏，左右同。

大坐，伸两脚，用相当手勾所伸脚著膝中，以手按之，左右同。

上十八势，但逐日能依此三遍者，一月后，百病除，行及奔马，补益延年，能食，眼明，轻健，不复疲乏。

【白话解】

两手相握揉搓，如洗手一样。

两手十指交叉，手心朝胸，然后翻掌向前，再覆掌向胸，反复进行。

两手相握，按压一侧大腿，左右交替进行，姿势相同。

两手重叠，按压一侧大腿，身体慢慢向另一侧扭转，左右交替进行，姿势相同。

用手如拉五石（一百二十市斤为一石）力的弓，左右交替，姿势相同。

握拳向前冲拳，左右交替，姿势相同。

单手如托石上举，左右交替，姿势相同。

两手握拳向后用力振作，这是扩胸运动，左右姿势相同。

直身正坐，上身微微向左右前后倾斜如排山，左右姿势相同。

两手抱头，俯身贴近大腿部位，这是抽胁动作。

两手按地，俯身屈背，然后向上挺身，做三次。

两手反捶背部，左右姿势相同。

直身正坐，伸直两脚，再用一只脚向前虚蹬，左右交替，姿势相同。

两手撑地回头怒视，这是虎视法，左右交替，姿势相同。

站立，身体后仰再挺直，做三次。

两手紧紧交叉，将一只脚踏在手中，然后放开手脚，左右交替，姿势相同。起立，用脚前后虚踏，左右交替，姿势相同。

直身正坐，伸两脚，用同侧手勾住所伸出的脚牵引至膝下，用另一只手按住，左右交替，姿势相同。

以上十八种姿势，即便是老人，只要每日按照这种方法各做三遍，一个月后就能消除百病，走起路来赶得上快马，补益延年，增强食欲，眼睛明亮，身体轻健，不再疲乏。

婆罗门导引十二法

【原文】

第一，龙引。以两手上托，兼似挽弓势，左右同。又叉手相捉头上过。

第二，龟引。峻坐，两足如八字，以手托膝行摇动。又左顾右顾，各三遍。

第三，麟盘。俱卧，屈手承头，将近床脚，屈向上，傍髀展上，脚向前拗，左右同。

第四，虎视。两手据床，拔身向背后视，左右同。

第五，鹤举。起立，徐徐返拗引颈，左右挽，各五遍。

第六，鸾趋。起立，以脚徐徐前踏，又握固，以手前后策，各三遍。

第七，鸳翔。以手向背上相捉，低身，徐徐宛转，各五遍。

第八，熊迅。以两手相叉，翻覆向胸臆，抱膝头上，宛转各三遍。

第九，寒松控雪。大坐，手据膝，渐低头，左右摇动，徐徐回转，各三遍。

第十，冬柏凌风。两手据床，或低或举，左右引，细拔回旋，各三遍。

第十一，仙人排天。大坐，斜身偏倚，两手据床如排天，左右同。

第十二，凤凰鼓翅。两手交捶膊并连臂，反捶背上连腰脚，各三。数度为之，细拔回旋，但取使快为主，不得过度，更至疲顿。

【白话解】

第一，龙引。两手上托，兼有拉弓之势，左右同。又两手交叉相捉，上举过头。

第二，龟引。端坐，两脚呈八字形，用手展开膝，使膝转动。又头左右回顾各三次。

第三，麟盘。侧卧，屈手托头，靠近床脚，屈体向上，依着大腿向上，脚向前弯，左右姿势同。

第四，虎视。两手撑在床上，挺身向后看，左右姿势相同。

第五，鹤举。站立，慢慢折返身体，伸长颈左右扭转，左右各五遍。

第六，鸾趋。站立，用脚慢慢向前踏，同时两手握固，用手前后策动，左右各三次。

第七，鸳翔。用一只手在背上与另一只手交叉，低身，慢慢转侧，左右各五次。

第八，熊迅。两手交叉，翻转使掌心向胸，低身抱膝于头上，转侧左右各三次。

第九，寒松控雪。端坐，手撑在膝上，慢慢低头，左右摇动，慢慢转侧，左右各三次。

第十，冬柏凌风。两手撑床，或低头或抬头，左右转动身体各三次。

第十一，仙人排天。端坐，侧身，两手撑床如推开天，左右同。

第十二，凤凰鼓翅。两手交互捶胳膊和臂部，反捶背部，自上而下，连及腰腿，各三次，慢慢上下反复，只是以身体舒适为止，不要过度，否则使人体易于疲劳。

擦涌泉穴说

【原文】

其穴在足心之上，湿气皆从此入。日夕之间，常以两足赤肉，更次用一手握指，一手摩擦，数目多时，觉足心热，即将脚指略略动转，倦则少歇。或令人擦之亦得，终不若自擦为佳。

【白话解】

涌泉穴位于脚心，湿气都从此穴进入人体。要经常在白天或傍晚，光着脚，轮流用一手握着脚趾，另一手摩擦涌泉穴，擦到一定次数，觉得脚心发热，便将脚趾头稍稍活动扭转一下，疲倦了就稍微休息片刻。或者让人帮忙摩擦也可，但总没有自己摩擦的效果好。

擦肾腧穴说

【原文】

张成之为司农丞监史同坐。时冬严寒,余一二刻间,两起便溺。问曰:"何频数若此?"答曰:"天寒自应如是。"张云:"某不问冬夏,只早晚两次。"余谂之曰:"有导引之术乎?"曰:"然。"余曰:"旦夕当北面。"因暇专往叩请,荷其口授。曰:"某先为家婿,妻弟少年遇人有所得,遂教小诀:临卧时坐于床,垂足解衣,闭气,舌拄上腭,目视顶门,仍提缩谷道,以手摩擦两肾腧穴,各一百二十次,以多为妙。毕即卧。如是三十年,极得力。"归禀老人,老人行之旬日,云:"真是奇妙。"亦与亲旧中笃信者数人言之,皆得效验。

【白话解】

张成之任农丞监史,一次我与他同坐。当时正值冬季严寒之时,我在一二刻时间内就去了两次解手。张问我:"什么原因小便如此频繁?"我说:"天气寒冷,自然就会这样。"张说:"我不论冬天、夏天,每日只早晚两次。"我探问:"是练习了导引之术吧?"张答说:"是的。"我说:"有时间定当请教。"于是在有空时专门前去请教,得到张成之口授秘术。他说:"我的祖先曾是人家的上门女婿,他的小舅子年少时碰到一个人,教他这个好办法。于是将小秘诀告诉我:晚上临睡觉前,坐在床上,两脚下垂,脱去衣服,屏息呼吸,舌顶上腭,目视头顶,同时收腹提肛,用两手摩擦腰部两个肾俞穴,各一百二十次,次数越多越好,练完功后就睡觉。我先人这样坚持练习了三十年,疗效极佳。"我回来后,将此方法告诉了老人,老人练习了十日,便说:"效果果然奇妙。"我还向信任我的几个亲戚朋友说起,他们练习效果都很好。

下卷

高子三知延寿论

色欲当知所戒论

【原文】

高子《三知论》曰：人生孰不欲倚翠偎红，沉酣曲蘖，明眸皓齿，溺快衾绸？何知快乐之悦吾心，而祸害因之接踵矣。故庄生曰："人之大可畏者，衽席之间不知戒者过也。"故养生之方，首先节欲，欲且当节，况欲其欲而不知所以壮吾欲也，宁无损哉？

夫肾为命门，为坎水，水热火寒，则灵台之焰藉此以灭也。使水先枯竭，则木无以生，而肝病矣。水病则火无所制，而心困矣。火焰则土燥而脾败矣。脾败则肺金无资，五行受伤，而大本以去，欲求长生，其可得乎？嗟夫！元气有限，人欲无穷，欲念一起，炽若炎火。人能于欲念初萌，即便咬钉嚼铁，强制未然。思淫逸之所，虎豹之墟也，幽冥之径也。身投爪牙而形甘嚅啮，无云智者勿为，虽愚者亦知畏惧。故人于欲起心热之际，当思冰山在前，深渊将溺。即便他思他涉以遏其心，或行走治事以避其险，庶忍能戒心，则欲亦可免。此为达者言也。

平居当熟究养生之理，守静之方，秉慧剑截断尘缘，举法眼看破幻影。无为死可以夺吾生，清静恬淡，悉屏俗好；勿令生反速就其死，定性存诚，务归正道。俾仙不误我，而我不误身，久住长年，不为妄诞。然余所论，人孰不曰嚼过饭也。余亦知为熟谈，但人知为嚼过饭，而不知饭所当食；知此谈为熟，奈何熟此谈而不行？所以百日沉疴，经年枕席，芳华凋谢，早岁泉扃。皆由厌常谈而希平地可仙，薄浅近而务谈说高远，于尔身心，果何益哉？徒云自哄自己，毕竟终无一成。吾岂欲人人知予言有本耶？聊自信耳。因录诸经法言，觉彼色欲知戒，俾得天元之寿。

【白话解】

高子《三知论》说：人活着谁不喜欢美女环侍，沉溺美酒，享受美色床笫之欢？然而谁又知道一时快乐虽然使自己心情愉悦，然而祸患也接踵而来了。所以庄子说："人生最可惧的，就是不知道床笫之欢应当节制的过错。"因此养生的方法，首先必须节欲。欲望尚且需要节制，更何况那种只知道满足欲望，而不知道怎样强壮养身的人，那样怎么能避免损害呢？

肾为命门，为坎水，如果肾水壮热，心火就被抑制，那么心中欲火也就因此被扑灭。倘若肾精枯竭，则肝木失去滋养而发病；肾水虚则心火亢盛失去制约，心脏出现问题了；火盛则土燥，而脾脏功能也失常了；脾脏衰败，则肺金缺乏资养。这样五行都受损，生命的根本就失常，此时还想求取长生，怎么可能办得到呢？唉！人的元气有限，但人的欲望无穷，欲念一起，好比熊熊烈火。人在欲望萌动时，就要如咬钉嚼铁一般，强力控制住。要想到那淫逸之所，就如同充满虎豹的危险山林，到处鬼魂的地狱幽府一样。身体处于爪牙之下，甘心被撕咬，不要说聪明人不会这么做，就是愚笨的人也会知道害怕恐怖。所以当人的欲望产生而心情躁动时，应当设想自己如同将要撞上冰山，将要掉下深渊。又或者想象其他事情，以遏制心中的欲望，或走去处理别的事情，以避欲望之险。如果能够以坚韧不拔的意志来锁住心性，欲望也是可以避免的。这是给通达道理的人的忠告。

平日起居应反复探求养生的道理，静心的方法，让自己能用智慧之剑截断尘缘，用聪慧之眼看破世间幻影。不让死亡来夺走我们的生命，应当清静淡泊，摒弃世俗嗜好；也不要活着反而做加速死亡的事，要心性坚定存心真诚，务必归于正道。这样神仙之术必不误我，我也不会错误地伤害身体，最终长寿，并非不可企求之事。然而我所论述的，人们都认为如同嚼饭一样无味，我自己也知道是老生常谈。但人们只知道如同嚼饭，却不知饭是必须要吃的；知道我这是老生常谈，为什么熟知却不去做呢？所以难免长期患病，终年抱病在床，甚至英年早逝。他们都厌恶这些平常言谈，却希望平地成仙；看不起这些浅近道理，整日好高骛远，这对他们的身心，究竟有什么益处呢？只能是哄骗自己而已，终究会一事无成。我并不是希望人人都知道我所讲的是有根据的，只是说给自己坚定信心而已。因此，摘录了一些经书上的内容，让大家知道色欲应当戒除，从而能达到六十岁的天元之寿。

【原文】

黄帝曰："一阴一阳之谓道，偏阴偏阳之谓疾。阴阳不和，若春无秋，若冬无夏。因而和之，是为圣度。圣人不绝和合之道，贵于闭密，以守天真。"

【白话解】

黄帝说："一阴一阳的平衡是根本法则，阴阳的偏盛偏衰就会导致疾病。阴阳不调和，好比一年中只有春天而没有秋天，只有冬天而没有夏天。能够加以调和，是高明的法度。圣贤之人不是要戒绝夫妻房事，而是让人们懂得守护精气不外泄，以保护先天之气。"

【原文】

素女曰："人年六十，当秘精勿泄。若气力尚壮，不可强忍；久而不泄，致生痈疾。"

【白话解】

素女说："人到六十岁的时候，要秘藏精液而不外泄。但如果是气力尚且强壮之人，不可强忍不泄；如果精郁日久，容易导致痈疮等病症。"

【原文】

老君曰："情欲出于五内，魂定魄静，生也；情欲出于胸臆，精散神惑，死也。"

【白话解】

老君说："如果情欲出于五脏，魂魄安定清静，这是正常生理；如果情欲出于心胸的贪欲，则精神散漫，神气昏惑，易致早亡。"

【原文】

全元起曰："乐色不节则精耗，贪妒不止则精散。圣人爱精重施，则髓满骨坚。"

【白话解】

全元起说："纵情于声色而不节制，会损伤人体的精血；贪欲和嫉妒心理不节制，就会使人元气耗散。圣贤之人爱惜精气，不轻易施泄，所以精足髓满，体格壮实。"

【原文】

《仙经》曰："无劳尔形，无摇尔精，归心寂静，可以长生。"又曰："道以精为宝，宝持宜闭密。施人则生人，留己则生己。结婴尚未可，何况空废弃？弃损不竟多，衰老命已矣。"故人肝精不固，目眩无光；肺精不交，肌肉消瘦；肾精不固，神气减少；脾精不固，齿发衰白。疾病随生，死亡随至。

【白话解】

《仙经》说："不要让身体过度劳累，不要让精气为情欲所动摇，清心寡欲，则可以延年益寿。"又说："道家把精当作宝物，持有宝物应当密藏。施精给女性，则能繁衍生命；留在自己身上，则能使自己长寿。生育尚且不能过多，更何况白白浪费呢？过多耗损殆尽，生命也将随之终结了。"因此，肝精不能固守，眼睛就会昏眩而没有光彩；肺精不能交汇，就会肌肉消瘦；肾精不能固藏，就会使人神气减少；脾精不能充实，就会使人牙齿松动，头发变白脱落。如果不停地消耗真精，疾病就会相继产生，死亡也就难以避免了。

【原文】

书曰："服丹石以快欲，肾水枯燥，心火如焚，五脏干烈，大祸立至。勿大醉入房，勿燃烛入房，勿远行疲乏入房，勿忍小便入房，勿带疮毒疾病未瘥入房。"

【白话解】

书上说："服用丹石药来增加性欲快感，容易使肾水枯燥，心火焚烧，五脏精气耗损，极大的灾祸就要到来。不要大醉之后同房，不要点着蜡烛同房，不要远行之后疲劳之时同房，不要憋着小便同房，不要患着疮毒等疾病还未痊愈时同房。”

【原文】

孙真人曰：“大寒、大热、大风、大雨、大雾、大雷，日月薄蚀，星辰之下，神佛之前，更忌元旦、三元[1]、五腊[2]，每月朔望，庚申本命，春秋二分、二社，五月九毒日[3]，每月二十八人神在阴，四月十月纯阴用事，皆不可犯。否则损神，不惟父母受伤，生子亦不仁不孝，戒之戒之。”

【注释】

[1] 三元：指“上元”元宵节，阴历正月十五，“中元”中元节，阴历七月十五，“下元”阴历十月十五。

[2] 五腊：正月初一为天腊，五月初五为地腊，七月初七为道德腊，十月初一为民岁腊，十二月节日为侯王腊。

[3] 五月九毒日：民俗认为阴历五月为毒月。端午之日为九毒日之首。阴历五月初五、初六、初七、十五、十六、十七及二十五、二十六、二十七，此九日为“天地交泰九毒日”。

【白话解】

孙真人说：“大寒大热，大风大雨，大雾大雷，日食月食，星光之下，神像佛像之前，元旦、正月十五，七月十五，十月十五，正月初一、五月初五，七月初七，十月初一，十二月节日，每月的初一、十五，庚申人的本命日，春分、秋分，春秋两个社日，五月的九个毒日，每月的二十八日人神在阴分时，四月、十月阴气在人体内最旺盛时，以上这些情况均不可进行房事。否则会损伤自己的身体元神，不仅夫妻双方受损，如果怀孕生子，长大了也会不仁不孝。希望大家一定要避免。”

【原文】

高子曰：寡欲者，无伺时日之戒，而自无欲；多欲者，虽律以时日，而一日不能无欲。若尽如太上五百戒中，犯者减算除年，则人寿尽夭亡矣。故立教太严，使人反不知信。然而立教之意，戒人节欲，借时日以惧之耳。余于多戒中仅取以上数条，此大不可犯者为戒。善养生者，当知所恐惧，而无犯此数者。

【白话解】

高子说：清心寡欲的人，不用困囿于时日的禁忌，自己就能节制欲望；贪欲多的人，即使有时日的禁忌来约束，仍然是每日都有欲望。如果都如老子五百戒中所说的那样，一旦犯禁就会减寿，则许多人都减寿死了。所以这些戒条说得太严，反而使人不信服。不过设立戒条的本意，在于劝诫人们节欲，只是借用时日来警诫人们罢了。我从众多戒条中仅取以上几条，是最主要不可冒犯的戒律。善于养生的人，应当有所恐惧，不要冒犯这几条。

【原文】

高子曰：色欲知戒者，延年之效有十：

阴阳好合，接御有度，可以延年。

入房有术，对景能忘，可以延年。

毋溺少艾，毋困倩童，可以延年。

妖艳莫贪，市妆莫近，可以延年。

惜精如金，惜身如宝，可以延年。

勤服药物，补益下元，可以延年。

外色莫贪，自心莫乱，可以延年。

勿作妄想，勿败梦交，可以延年。

少不贪欢，老能知戒，可以延年。

避色如仇，对欲知禁，可以延年。

【白话解】

高子说：知道戒除色欲的人，做到以下十条可以延年益寿：

男女交合有节制，可以长寿。

交合有技巧，在情景中能自制，可以长寿。

不沉溺于年轻美貌的女子及娇童，可以长寿。

远离妖艳的女子，不要接触世俗浓妆的女子，可以长寿。

爱惜精气如同爱惜黄金，爱惜身体如爱惜宝物，可以长寿。

常服药物，补益肾精元气，可以长寿。

外面的美色不要贪恋，自己的内心不要乱动，可以长寿。

不要意淫，不要做梦遗泄，可以长寿。

年轻时不过于贪恋房事之乐，老年时知道戒除房事，可以长寿。

避开美色如同避开仇人一样，面对情欲懂得自制，可以长寿。

身心当知所损论

【原文】

高子曰：吾人一身，所藉三宝具足。足则形生，失则形死。故修养之道，保全三者，可以长年。夫人一日之中，一家之事，应接无穷，而形劳百拙，起居不知节宜，万感不令解脱，乃恣意行为，尽力动荡，不知五脏六腑之精，所当珍惜，以养吾形；六欲七情之伤，所当远避，以安吾体。恃年力之壮，乃任意不以为劳，何知衰朽之因，死亡之速，由此而致？令人发槁形枯，蚕眠蜎缩，欲求金石以起吾生，草木以活吾命，有是理哉？故当日用起居，喜怒哀乐，行住坐卧，视听笑谈，逐发戒谨，则身无所损，元气日充，精神日足，彭铿比年，嵩乔同寿，敢曰迂妄以自欺哉？当与同志者，共守此道。因录诸经法言，觉彼身心之损，俾得地元之寿。

【白话解】

高子说：我们这一身，全赖精、气、神三宝充足来维持。充足则形体安康，亏损则形体衰败。所以养生的重要方法，是要保全精气神三者，就可以延年益寿。人一日之中，仅家中琐事，各种需要应对的事情数不尽，于是身体过度劳累，加上起居没有规律，各种烦扰感受得不到解决，于是让自己竭力去做，努力操劳，而不知道五脏六腑的精气，是应当珍惜来滋养形体的；七情六欲的伤害，是应当避免来让身体安康的。如果依仗自己年轻体壮，于是尽情去做事而不意识到劳累，怎知自己身体衰败、过早死亡都是由这些原因引起的呢？如果到了头发干枯，形体消瘦，犹如春蚕已休眠，身躯如刺猬般蜷缩，再来企求金石草木之药来活命，这怎么可能呢？所以应当在日常起居，喜怒哀乐，行住坐卧，视听笑谈这些细微的事情上戒慎谨行，那么身体就不会有损伤，元气日渐充足，精神也每日饱满，此时若想与彭祖、赤松子、王子乔等仙人那般高寿，谁又会说不可能呢？应当与志同道合的人们一起，共同遵守这些养生的法则。现摘录一些经书上的内容，使读者知道自己的身心如何容易受损，从而可获一百二十岁的地元之寿。

【原文】

《素问玄珠》曰："起居不节，用力过度，则脉络伤。伤阳则衄，伤阴则下。"

【白话解】

《素问玄珠》说："生活起居没有规律，或劳力过度，就会损伤人体脉络。伤了阳络会出现衄血，伤了阴络则出现下血。"

【原文】

《庄子》曰："人有畏影恶迹，而走以避之，举足愈数而迹愈多，走愈疾而影不离，自以为尚迟，疾走不休，绝力而死。不知处阴以休影，处静以息迹，愚亦甚矣！"

【白话解】

《庄子》说："有个人畏惧自己的影子、厌恶自己的脚印，于是跑着想避开，抬脚越多脚印就越多，跑得越快影子跟得越紧，但他自认为还是跑得不够快，因而拼命地加快脚步，最后导致精力衰竭而死亡。他不知道站在阴暗的地方影子自然会消失，静止不动就不会有脚印，这个人太愚蠢了。"

【原文】

书云："凡人于外事，勇于敢则杀，勇于不敢则活。盖敢于有为即杀身，不敢有为则活其身也。久行伤筋劳于肝，久立伤骨损于肾。故行不疾走，立不至疲。大雾不宜远行，宜饮酒一杯以出。久坐伤肉，久卧伤气。坐勿背日，勿当疏风。卧间闭口，使真元不失，邪气不入。"

【白话解】

书上说："人们处理世事，如果一味积极则会易死，而肯于不积极反而易生。这是因为积极做事反而会损害身体，不过分积极则可使身体保全。如长时间行走会损伤人体筋脉，进而损伤肝脏；长时间站立会损伤骨骼，进而损伤肾脏。因此行走不宜过快，站立不宜过于疲劳。大雾之日不适宜长途跋涉，若要外出，也应先喝一杯酒。长时间坐着不动会损伤肌肉，长时间卧床不动会损伤元气。不要在太阳照不到的地方坐着，不要对着空疏的风口。睡觉时要紧闭嘴唇，使人体真气不外泄，邪气也不能够从口侵入人体。"

【原文】

《淮南子》曰："大喜坠阳，故喜勿极，极则伤魄，魄伤则狂，使意不存而皮革焦。忿怒则气逆，大怒破阴，悲哀动中则伤魂，魂伤则狂妄，而阴缩拘挛。"

【白话解】

《淮南子》说："太过于喜乐会损伤人体阳气，所以喜乐要有分寸，过度就会伤及肺魄，魄伤则会使人发狂，情志失常，皮肤毛发焦枯。大怒则会使人气机上逆，气郁化火则伤阴。悲伤过度则伤魂，魂伤则使人狂妄，从而导致缩阴及筋脉拘挛的病症。”

【原文】

庚桑曰：“全汝形，抱汝生，毋使汝思虑营营。故外不劳形于事，内无思想之患，则形体不弊，精神不散，可以延年。”

【白话解】

庚桑说：“要想保全自己的身体，保护自己的生命，就不要使自己整日被思虑缠绕。身体上不被外来事物损伤，思想上不要有负担，则可以形体不败坏，精神不散逸，能够长寿。”

【原文】

《灵枢经》曰：“内伤忧恐则气上逆，六输不通，血凝不散，津液渗漏，恍惚不宁，四肢不耐。恐惧不解则精伤，骨酸瘛疭，五脏失守。惊则心无所倚，神无所归。故临危冒险则魂飞，戏狂禽逸兽则神恐。”

【白话解】

《灵枢经》说：“内伤于悲忧或恐惧，则会气机上逆，经脉不通畅，血液凝聚，津液外渗，精神恍惚不宁，四肢不耐疲劳。恐惧不消除则肾中精气耗伤，筋骨酸痛，筋脉痉挛，五脏精气不能固藏。过度受惊则使心气散乱，神无所依附。所以人遇到危险的情况就魂飞魄散，戏弄凶猛禽兽则精神上会恐惧。”

【原文】

《老子》曰:"知足不辱,知止不殆。"心有所憎勿深憎,当运心于平等;心有所爱勿溺爱,不令偏颇而改正。不然损性伤神。

【白话解】

《老子》说:"懂得满足,就不会受辱,懂得适可而止,就不会遇到危险。"对不喜欢的事物不应过分憎恶,应保持一种平等的心态;对喜爱的事物也不应过度溺爱,不使自己有所偏好而是及时改正。否则会损伤人体的本性元神。

【原文】

《老子》曰:"五色令人目盲,五音令人耳聋。"心之神发乎目,久视则伤心。肾之精发乎耳,久听则伤肾。

【白话解】

《老子》说:"缤纷的色彩会使人眼花缭乱,嘈杂的声音会使人听觉失灵。"心中精神从双目发散于外,长时间用眼则会损伤心血。肾的精气通达耳朵,过久用耳则会损伤肾精。

【原文】

《书》曰:"疑惑不已,则心无所主,正气不行,外邪来干,失寐忘寝,昏昏默默,渐成虚劳。"

【白话解】

《书》说："心中有疑惑且得不到解决，就会心中没有主见。正气不能运气，外邪就会乘虚侵袭人体，从而出现失眠和不思睡、头脑昏昏沉沉的病症，逐渐形成虚劳病。"

【原文】

《书》曰："谈笑以惜精气为本，笑多则肾转腰疼。行走勿语，伤气。语多则住而再语。故老君曰：塞其兑，闭其门，终身不勤；开其兑，济其事，终身不救。"

【白话解】

《书》说："谈天说笑时要爱惜精气，笑多会伤及肾中精气，使腰部疼痛。行走的时候不要说话，容易使正气耗散。如果要说的话较多，就先停顿一下再说。所以老子说：闭塞感官，不理外物，则会终生不被外事劳累；打开感官的门户，过多接触事物，终生劳累不可救药。"

【原文】

真人曰："常习不唾地，有则含以咽之，使人精气常留，面目光彩。故曰：'远唾不如近唾，近唾不如不唾。'又曰：'津液者，吾身之宝，宝聚则为富翁，宝散则为贫客。'"

【白话解】

真人说："应当养成不随地吐唾液的习惯，唾液应吞咽下去，会使人精气得以保存，面目有光泽。谚语说：‘用力吐唾沫远不如不用力吐得近，吐得近又不如不吐。’又说：‘津液是自己身体的宝物，善于敛聚宝物则成富人，散弃宝物则成穷人。’”

【原文】

《闲览》曰：“目疾切忌洗浴，令人目盲。饱食沐发，冷水并热泔洗头，冷水濯足，皆令人头病。炊汤隔宿洗体成癣，洗面无光，作甑哇疮[1]。”

【注释】

[1] 甑哇疮：当作甑畦疮，一种外科疮肿。

【白话解】

《闲览》说：“眼睛有病不能用水冲洗，否则有可能致盲。刚吃饱就洗头，或用冷水混合热淘米水洗头，或用冷水泡脚，都会使人头部生病。用隔夜的热水洗身体则容易长癣，用来洗脸则面部失去光泽，并生出甑畦疮来。”

【原文】

真人曰：“发宜多栉，手宜在面，齿宜数叩，津宜常咽，气宜常炼，五者修昆仑之法。”

【白话解】

真人说：“头发应经常梳，两手应经常按摩面部，牙齿应经常叩击，津液应经常咽下，并应时时练气，这五种方法是头部常用的保养方法。”

【原文】

《书》曰:“大小二便勿强闭忍,忍小便成淋,忍大便成痔。或涩或滑,又勿过度,皆伤气害生,为祸甚速。”

【白话解】

《书》说:“大小便都不要强忍,小便忍久了容易形成淋证,大便忍久了容易长痔疮。食物或收涩或滑利,都不要太过,因为都容易损伤人体正气,容易随时导致疾病。”

【原文】

《书》曰:“罗绮成于天蚕,制造出自人力,勿轻剪裁,以为华美,以折福寿。春冰未泮,当下厚上薄,养阳收阴。大暑宜脱汗衣,勿冒风触。冬日之衣,急脱急着,棉衣不可顿加,稍暖又宜暂脱。北方语曰:若要安乐,不脱不着。南方语曰:若要安乐,频脱频着。”

【白话解】

《书》说:“丝绸是蚕吐丝生成,靠人力制造而成,不要随意剪裁造成浪费,为了追求衣服的华丽而折损人的福寿。春天冰雪未化,衣服当下身厚上身薄,养护阳气而敛藏阴气。暑天大热时应脱掉汗湿的衣服,不要被风吹到。冬天穿衣,应及时加减,棉衣不要一下就穿上,天气一旦转暖则要暂时脱下。北方谚语说:要想安乐,不随便穿脱衣服。南方谚语说:要想安乐,随时穿脱衣物。”

【原文】

高子曰：身心知损者，延年之效二十。

四时顺摄，晨昏护持，可以延年。

三光知敬，雷雨知畏，可以延年。

孝友无间，礼义自闲，可以延年。

谦光辞让，损己利人，可以延年。

物来顺应，事过心宁，可以延年。

人我两忘，勿竞炎热，可以延年。

口勿妄言，意勿妄想，可以延年。

勿为无益，常慎有损，可以延年。

行住量力，勿为形劳，可以延年。

坐卧顺时，勿令身怠，可以延年。

悲哀喜乐，勿令过情，可以延年。

爱憎得失，揆之以义，可以延年。

寒温适体，勿侈华艳，可以延年。

动止有常，言谈有节，可以延年。

呼吸精和，安神闺房，可以延年。

静习莲宗，敬礼贝训，可以延年。

诗书悦心，山林逸兴，可以延年。

儿孙孝养，僮仆顺承，可以延年。

身心安逸，四大闲散，可以延年。

积有善功，常存阴德，可以延年。

【白话解】

高子说：了解身心受损，及时避免而得长寿的情况有如下二十条。

顺应四时气候而摄生，早晨傍晚懂得保护自己，可以长寿。

知道敬畏日、月、星三光，知道惧怕雷雨闪电，不去冒犯它们，可以长寿。

对父母尽孝，对兄弟友好，没有隔阂，对礼法道义能够自我约束，可以长寿。

谦虚礼让，宁可损己利人，可以长寿。

处事自然应对，事后心中安宁，可以长寿。

待人如己和睦相处，不巴结权贵，可以长寿。

不随意说话，不随意乱想，可以长寿。

不做无益的事，经常慎防有损身体，可以长寿。

做事量力而行，不让身体过于劳累，可以长寿。

起居顺应时令气候，不使身体懈怠，可以长寿。

喜怒哀乐，都不要过度，可以长寿。

爱恨或得失，能够理性衡量，可以长寿。

衣着但求寒温合适，不追求奢侈华丽，可以长寿。

动静有规律，谈吐有节制，可以长寿。

呼吸调和，神志安定，房事有节，可以长寿。

修习佛学，礼敬经文，可以长寿。

读书怡养性情，游玩山林尽兴，可以长寿。

儿孙孝顺奉养，仆人做事听话，可以长寿。

身心安逸闲散，人体的地火水风四大元素都安闲，可以长寿。

积有善行，常有功德，可以长寿。

饮食当知所损论

【原文】

高子曰：饮食所以养生，而贪嚼无忌，则生我亦能害我，况无补于生，而欲贪异味，以悦吾口者，往往隐祸不小。意谓一菜，一鱼，一肉，一饭，在士人则为丰具矣，然不足以充清歌举觞，金匏银席之宴。但丰五鼎而罗八珍，天厨之供亦隆矣，又何俟搜奇致远，为口腹快哉？吾意玉瓒琼苏与壶浆瓦缶，同一醉也；鸡跖熊蹯与粝饭藜蒸，同一饱也。醉饱既同，何以侈俭各别？人可不知福所当惜？况《物理论》曰：“谷气胜元气，其人肥而不寿。”养性之术，当使谷气少，则病不生矣。谷气且然，矧五味餍饫，为五内害哉？吾考禽兽谷食者宜人，此世之常品是也。若远方珍品，绝壑野味，恐其所食多毒，一时尚珍，其于人之脏腑宜忌，又未可晓。悦口充肠，何贵于此？故西方圣人，使我戒杀茹素，岂果异道者哉？人能不杀则性慈而善念举，茹素则心清而肠胃厚，无嗔无贪，罔不由此。即宣尼恶衣恶食之戒，食无求饱之言，谓非同一道耶？余录诸经法言，觉彼饮食知忌，俾得人元之寿。

【白话解】

高子说：饮食可以养护人的生命，但如果暴饮暴食无节制，则本来使人维持生命的食物也能变成损害生命的因素，更何况那些对身体没有好处，而只是出于贪欲去吃的奇珍异味，虽然饱了口福，但往往有不小的隐患。我认为一碟菜、一盘鱼、一盘肉，再加上一碗饭，对中等人来讲已经很丰盛了，只是不足以供奉那种歌舞欢饮、华贵餐具的宴席。如果要杯盘充盛、珍品罗列，御厨的供奉就够充盛了，又何必为了口腹之快，而去寻找各种僻远产地的奇珍异味呢？我认为玉液琼浆和高粱米酒，都不过一醉而已；鸡跖、熊掌等山珍海味与粗茶淡饭，都不过一饱而已。同样能使人吃饱喝醉，又何必区分贵贱？做人能不知道珍惜福分吗？何况《物理论》说：“如果饮食过多，元气不足以消化，则人会发胖而短寿。”因此养生之法，应当少摄入水谷，如此就不易生病了。水谷尚且如此，更何况贪食过多厚重五味，对五脏形成损害呢？据我考察，禽畜中吃一般谷物长大的是适宜食用的，这也是人们经常食用的普通食物。若是那些僻远地方、高山深处的动物野味，恐怕它们所吃的东西有毒，这些品种一时新鲜当作珍品，但它们对于人体脏腑是否有益处，就完全不知道了。何必为了满足口腹之欲，就把它们当作珍奇呢？所以佛祖教导我们少杀生、吃素食，并不是异说啊。人如果能够不杀生，就会性情慈祥而心怀善念，经常吃素则心神清朗而肠胃充实，无嗔怒无贪念的境界，无非由此而达至。这与孔子说不要以不好的衣食为耻，进食不求过饱，难道不是一样的道理吗？下面我摘录了一些经书上的内容，让大家明白饮食应当有所忌，这样才有可能得到一百八十岁的人元之寿。

【原文】

《内经》曰："谨和五味，骨正筋柔，气血以流，腠理以密，长有天命。酸多伤脾，肉胎而唇揭；咸多伤心，血凝而色变；甘多伤肾，骨病而齿败；苦多伤肺，皮槁而毛落；辛多伤肝，筋急而爪枯。"凡食，先欲得食热食，次食温暖食，次冷食。食热温食讫，如无冷食者，即吃冷水一两咽，甚妙。若能恒记，即是养性之要法也。凡食，欲得先微吸取气咽一两咽，乃食，主无病。真人言：热食伤骨，冷食伤脏。热勿灼唇，冷勿痛齿。食讫踟蹰，长生。饱食勿大语。大饮则血脉闭，大醉则神散。春宜食辛，夏宜食酸，秋宜食苦，冬宜食咸。此皆助五脏，益血气，辟诸病。食酸咸甜苦不得过分。春不食肝，夏不食心，秋不食肺，冬不食肾，四季不食脾，如能不食此五脏，尤顺天理。燕不可食，入水为蛟蛇所吞，亦不宜杀之。饱食讫即卧，成病，背疼。

【白话解】

《内经》说："五味注意调和，则筋骨强壮灵活，气血通畅，肌肤腠理固密，可健康长寿。多吃酸味食物会伤脾脏，使肌肉萎缩，嘴唇外翻；多吃咸味食物会伤心脏，使血液凝滞，肤色加深；多吃甘甜食物会伤肾脏，致骨病或牙齿脱落；多吃苦味食物则伤肺脏，使人皮肤干裂，毛发脱落；多吃辛味食物会伤肝脏，而致筋脉拘急，爪甲枯槁。"吃东西时，要先吃热食，再吃温食，然后才能吃凉食。吃完了热食与温食，如果没有凉食可以喝冷水一两口，效果也是很好的。只要坚持不懈，即是掌握了养生的要点了。在吃饭前，先轻轻地吸气然后咽气一两口，才开始进食，可以防止疾病。孙真人说：过热的食物会损伤人的骨头，吃过冷的食物则会损伤人的脏腑。吃热食要以嘴唇不感觉发烫为度，吃冷食要以牙齿没有冷痛的感觉为度。吃完饭后，稍微活动一会，可以使人长寿。吃饱后不要大声说话。喝水太多会使人血脉闭塞，喝醉酒则会使人精神涣散，神志不清。春天应当多食辛味的食物，夏天应当多食酸味的食物，秋天应当多食苦味的食物，冬天应当多食咸味的食物。这样对五脏有益处，能够补益气血，祛除疾病。但是吃酸咸甜苦的食物也不应当过度。春天不能吃动物的肝脏，夏天不能吃动物的心脏，秋天不能吃动物的肺脏，冬天不能吃动物的肾脏，一年四季不能吃动物的脾脏，如果能一直不吃这五种内脏，就能够顺应自然界的基本规律。燕子不能吃，即使入水被蛇咬伤，也不要杀害它。吃饱饭后，如果立即睡觉，容易生病，导致后背疼痛。

【原文】

饮酒不宜多，多即吐，吐不佳。醉卧不可当风，亦不可用扇，皆损人。白蜜勿合李子同食，伤五内。醉不可强食，令人发痈疽，生疮。醉饱交接，小者令人面皯咳嗽，大则不幸伤绝脏脉，损命。

【白话解】

喝酒不要太多，喝太多容易呕吐，吐则对身体有害。喝醉酒后不要当风睡觉，也不要用扇子扇风，这样都对身体有害。白蜜不要和李子一起吃，会损伤人体的五脏。喝醉后不要勉强进食，会导致痈疽、疮疡等疾病。酒足饭饱后如进行房事，轻则令人面色焦枯焦黑、咳嗽，重则损伤五脏经脉，损害人的性命。

【原文】

凡食欲得恒温暖，宜入易消，胜于习冷。

【白话解】

吃食物时，吃温热的最好，不仅可口而且易于消化，比吃生冷食物好。

【原文】

凡食皆熟胜于生，少胜于多。饱食走马，成心痴。饮水勿急咽之，成气病及水癖。人食酪勿食酢，变为血痰及尿血。食热食汗出勿洗面，令人失颜色，面如虫行。食热食讫，勿以醋浆漱口，令人口臭及血齿。马汗息及马尾毛入食中亦能害人。鸡兔犬肉不可合食。烂茅屋上水滴浸宿脯，名曰郁脯，食之损人。

【白话解】

所有吃的东西，都是吃熟的比吃生的好，少吃比多吃好。吃得过快过饱，容易导致胃胸部疾病。喝水不要匆匆咽下，否则会导致气病和水饮积聚之症。吃奶酪的时候不要喝醋，否则会咯血或尿血。吃热的食物出汗时不要马上洗脸，否则会使面部失去光泽，且好像有虫在脸上爬行一样。吃完热食不要用醋漱口，否则会使人口臭并且牙龈出血。马的汗滴及马尾毛落入食物中，会损害身体。鸡、兔、狗肉不能一起吃。烂茅屋上的水滴到晒干的肉上，叫作郁脯，吃了会对人体有害。

【原文】

孙真人曰:“久饥不得饱食,饱食成癖病。饱食夜卧失覆,多霍乱死。时病新瘥,勿食生鱼,成痢不止。食生鱼勿食奶酪,变成虫。食兔肉勿食干姜,成霍乱。人食肉,不用取上头最肥者,必众人先目之食,食者变成结气及疰疠。凡食皆然。”

【白话解】

孙真人说:“长时间饥饿不能一下吃太饱,吃太饱容易导致癖病。饱食后睡觉没有盖被子,容易生霍乱而死。患时令病初愈时,不要吃生鱼,否则会痢下不止。生鱼和奶酪不要一起吃,否则会长寄生虫。吃兔肉时不要吃干姜,否则会形成霍乱。吃肉不要吃上面最肥的部分,那一定是众人先注视的部分,如果吃了会使人气滞而导致结气,或者得疰疠。凡吃东西都是这样。”

【原文】

《参赞书》云:“凡空腹勿食生果,令人膈上热,骨蒸作痈疖。铜器盖食,汗出落食中,食之发疮,肉疽。触寒未解,食热食亦作刺风。饮酒,热未解,勿以冷水洗面,令人面发疮。饮食勿沐发,沐发令人作头风。荞麦和猪肉食,不过三顿成热风。干脯勿置秫米瓮中,食之闭气。干脯火烧不动,出火始动,擘之筋缕相交者,食之患人或杀人。羊脾中有肉如珠子者,名羊悬筋,食之患癫痫。诸湿食不见形影者,食之成疰,腹胀。暴疾后不用饮酒,膈上变热。”

【白话解】

《三元参赞延寿书》说："凡是空腹的时候，不要吃生菜瓜果，否则会令人胸膈上部生热，骨蒸内热，形成痈疽、疖肿。用铜器盖食物，如果盖上的水珠滴入食物中，吃了会生疮，形成肉疽。感受外寒尚未痊愈，如果吃热食会形成刺风症。饮酒后身上热气还未消散，不要用冷水洗脸，否则脸上会长疮。刚吃完饭不要立即洗头，否则会得头风病。荞麦如果和猪肉同食，要不了几次就会得热风病。干肉不要放在秫米缸中，否则吃了会使人闭气。干肉用火烧没有变化，拿出来后肉自己颤动，切开可以看见肉丝相互交错的，吃了会使人患病或死亡。羊脾中有圆珠形、串粒状的肉珠，称为羊悬筋，吃了会得癫痫。各种湿烂看不出原来食材的食物，吃了会使人得疰，腹部胀满。急病后不可饮酒，否则会使人膈上生热。"

【原文】

《食忌》云："凡新病瘥，不可食生枣、羊肉、生菜，损颜色，终身不复，多致死，膈上热蒸。凡食热脂饼物，不用饮冷醋、浆水，善失声若咽。生葱白合蜜食害人，切忌。干脯得水自动，杀人。曝肉作脯不肯燥，勿食。羊肝勿合椒食，伤人心。胡菰合羊肉食之，发热。"

【白话解】

《食忌》说："疾病初愈者，不能吃生枣、羊肉、生菜，否则会使人面色晦暗，终生无法恢复，甚至会死亡，同时胸膈上部内热不适。吃热的油腻食物时，不要喝冷醋、浆水，否则会使人失音。生葱白不要与蜜同食，否则会损害身体，一定要注意。干肉放在水上自己会动的不要吃，吃了可能会导致死亡。晾晒肉干还没有干燥不能吃。羊肝不要和辣椒一起吃，否则会损伤人的心脏。胡菰和羊肉如果一起吃，会使人发热。"

【原文】

《延命录》曰:“饮以养阳,食以养阴。食宜常少,亦勿令虚。不饥强食则脾劳,不渴强饮则胃胀。冬则朝勿令虚,夏则夜勿令饱。饱食勿仰卧,成气痞。食后勿就寝,生百疾。凡食,色恶者勿食,味恶者勿食,失饪不食,不时不食,父母并自己生肖犯者勿食。露食勿食。藏物不密者勿食。物色异常者勿食。三厌[1]勿食。鱼无肠胆勿食。异形勿食。菌有毛、背无纹者勿食。闭口椒勿食。饮馔上有细白末子并黑细末子者勿食。炙爆承热勿食。藏物作气勿食。铜器盖物勿食。旋作生酢勿食。兽禽脑子勿食。六畜自死勿食。果实双仁勿食。肉块自动者勿食。鸡心勿食。蹄爪带毛者勿食。凡禽六指三足四距者勿食。凡卵上有八字痕者勿食。种种生物,或月令当忌,或五脏相反,或宜或忌者,座右当置《食鉴本草》,以为日用口食考证,无俟琐缀。饮酒食肉,名曰痴脂,忧狂无恒。食良药,五谷充悦者,名曰中士,犹虑疾苦。食气,保精存神,名曰上士,与天同年。”

【注释】

[1] 三厌:道教谓三种不忍食的动物,即雁、狗、乌龟。

【白话解】

《延命录》说:“喝水可以补益阳气,吃饭可以滋补阴液。吃饭要少,但不能空肚子。不感觉饥饿而勉强进食则会损伤脾脏,不感觉口渴而勉强喝水会导致胃脘胀满不适。冬天一定要吃早饭,夏天时晚上不要吃得太饱。吃饱了不要仰卧睡觉,否则会导致气机痞塞。吃完饭后若立即睡觉,容易生病。吃东西时,食物颜色晦暗的不要吃,气味难闻的不要吃,烹饪不当的不要吃,不到吃饭的时间不要吃,与父母和自己的生肖相冲犯的食物不要吃。露天收藏的食物不要吃。贮藏不密的食物不要吃。食物颜色异常的不要吃。雁、狗、乌龟不要吃。没有肠胆的鱼不要吃。食物性状异常的不要吃。菌类食物长毛，而背面没有纹理的不要吃。闭口椒不要吃。食物上有细白或黑细粉末的不要吃。刚烤好的热食物不要吃。收藏的食物有漏出的不要吃。用铜器作盖的食物不要吃。刚做好的生醋不要吃。动物的脑浆不要吃。马牛羊猪狗鸡如原因不明而死亡的不要吃。果实有双仁的不要吃。肉块自己会动的不要吃。鸡心不要吃。动物蹄爪带毛的不要吃。凡是禽类爪有六趾、三只脚或四个脚距的不要吃。蛋壳上有八字痕迹的不要吃。各种生物，或是按月应当禁忌，或与五脏性味相反，或可以吃不可以吃的，都应当在座旁放一本《食鉴本草》，作为每日饮食的参考，不要怕烦琐。喜好喝酒吃肉的人，称为痴脂，情绪容易失常，或悲忧，或发狂。食用上好补药，以五谷素食为满足的人，称为中士，仍免不了生病受苦。而以服气来保养精神的人，称为上士，可长寿。”

【原文】

高子曰：饮食知忌者，延年之效有十八。

蔬食菜羹，欢然一饱，可以延年。

随时随缘，无起谋念，可以延年。

毋好屠宰，冤结生灵，可以延年。

活烹生割，心惨不忍，可以延年。

闻声知苦，见杀思痛，可以延年。

禽羞兽品，毋过远求，可以延年。

勿食耕牛，勿食三义，可以延年。

勿尚生醯，勿饱宿脯，可以延年。

勿耽曲糵，致乱天性，可以延年。

惧动刀砧，痛燔鼎镬，可以延年。

椒馨五味，勿毒五官，可以延年。

鸟衔鼠盗，勿食其遗，可以延年。

为杀勿食，家杀勿食，可以延年。

闻杀勿食，见杀勿食，可以延年。

勿以口食，巧设网阱，可以延年。

勿以味失，笞责烹调，可以延年。

一粥一菜，惜所从来，可以延年。

一颗一粒，不忍狼藉，可以延年。

【白话解】

高子说：饮食应当知道禁忌，做到了可以延年益寿的有以下十八条。

家常蔬菜瓜果，一饱即觉满足，可以长寿。

顺应时令和机缘而饮食，不讲究和谋求其他，可以长寿。

不喜好杀生，不与生灵结怨，可以长寿。

见到动物被活生生杀死、熟煮，不忍心这样做的，可以长寿。

听见被宰杀动物的叫声感知其痛苦，看见动物被宰杀感同身受，可以长寿。

禽畜类食材，不追求珍异，不四处搜求，可以长寿。

不吃耕牛及大雁、狗、乌龟这三种动物，可以长寿。

不过多吃生的腌制品，不过多吃陈旧的肉干，可以长寿。

不沉溺于饮酒，避免扰乱天性，可以长寿。

每当动刀砧加工食物都知道戒惧，每见大火烧镬煮食都知道自省，可以长寿。

胡椒或辛香的五味调料，不过多食用来损害五官，可以长寿。

被鸟儿和老鼠接触过的食物，不要食用，可以长寿。

被无故杀害的，以及在家里杀害的动物，都不要吃，可以长寿。

亲耳听到或亲眼看到被杀的动物，不去吃，可以长寿。

不因为贪图口福而设陷阱去捕捉动物，可以长寿。

不因为食物味道不好而责罚厨师，可以长寿。

爱惜一粥一菜，知道得到不易，可以长寿。

一颗饭一粒米，都不忍心浪费，可以长寿。

最上一乘妙道

【原文】

最上一乘无上至真妙道，以太虚为鼎，太极为炉，清净为丹基，无为为丹母，性命为铅汞，定慧为水火。窒欲惩忿为水火交，情性合一为金木并，洗心涤虑为沐浴，存诚定意为固济。戒定慧为三要，守中为玄关，明心为应验，见性为凝结。三元混一为圣胎，性命打成一片为丹成，身外有身为脱胎，打破虚空为了当。此最上一乘之妙，至士可以行之，功满德隆，直超圆顿，形神俱妙，与道合真。

【白话解】

最上一等的修身养生大道，是以天地虚空为炼丹的鼎器，太极阴阳为炼丹的火炉，内心清静作为炼丹的根基，无为无欲作为炼丹之胞胎，以人的心性、生命作为药物材料，用定力和慧根作为水火。熄灭欲念、抑制愤怒，就是水火相交，性情合一就是金与木结合，涤清内心去除杂念称为沐浴，保持诚心意志坚定称为固济。戒、定、慧是关键的三步，存守中部是紧要一关，内心明净则有应验，照见本性则内丹开始凝结。精气神三者合一，形成内丹的胚胎。收性与生命元气融合一体，则结丹成功。精神出窍、飘于身躯之上为脱胎，突破虚空的界限就是了脱生死。这就是最上乘的修真要法，最高明的人才能做到，一旦功德圆满，则可证得无上圆通智慧，形体与精神都达到神妙境地，与大道相合为一体。

八段锦导引法图

【原文】

闭目冥心坐。（冥心盘趺而坐。）

握固静思神。叩齿三十六，两手抱昆仑。（叉两手向项后，数九息勿令耳闻，自此以后出入息皆不可使耳闻。）

左右鸣天鼓，二十四度闻。（移两手心掩两耳，先以第二指压中指，弹击脑后，左右各二十四次。）

微摆撼天柱，（摇头左右顾，肩膊随转动二十四，先须握固。）赤龙搅水津。（赤龙者舌也，以舌搅口齿并左右颊，待津液生而咽。）

漱津三十六，（一云鼓嗽。）神水满口匀。一口分三咽。（所嗽津液分作三口，作汩汩声而咽之。）

龙行虎自奔。（液为龙，气为虎。）

闭气搓手热，（以鼻引清气闭之，少顷，搓手急数令热极，鼻中徐徐乃放气出。）背摩后精门。（精门者，腰后外肾也，合手心摩毕，收手握固。）

尽此一口气，（再闭气也。）想火烧脐轮。（闭口鼻之气，想用心火下烧丹田，觉热极即用后法。）

左右辘轳转，（俯首摆撼两肩三十六，想火自丹田透双关入脑户。鼻引精气，闭少顷间。）两脚放舒伸。（放直两脚。）

叉手双虚托，（叉手相交，向上托空三次或九次。）低头攀脚频。（以两手向前攀脚心十二次，乃收足端坐。）

以候逆水上，（候口中津液生，如未生再用急搅取水同前法。）再漱再吞津。如此三度毕，神水九次吞。（谓再漱三十六，如前口分三咽，乃为九也。）

咽下汩汩响，百脉自调匀。河车搬运讫，（摆肩并身二十四次，再转辘轳二十四次。）发火遍烧身。（想丹田火自下而上遍烧身体，想时口鼻皆闭气少顷。）

邪魔不敢近，梦寐不能昏。寒暑不能入，灾病不能迍。子后午前作，造化合乾坤。循环次第转。八卦是良因。

【白话解】

闭目静心而坐。（静心盘腿地坐好。）

两手握固，让精神安静下来。叩齿三十六下，两手抱住头部。（两手十指交叉，抱住后项，数鼻息呼吸九次，不要使耳朵听见呼吸声。这之后呼吸的声音都不要让耳朵听见。）

左右各做鸣天鼓，弹响二十四次。（移两手掩住两边耳门，先用食指叠于中指上，再用力弹击脑后，左右各二十四次。）

轻微摆动做撼天柱的动作，（摇摆头部，左右侧视，肩膀也随着转动二十四次，之前先要两手握固。）然后让赤龙搅动口中生津液。（赤龙就是舌头，用舌搅动口中牙齿及左右颊部，使津液满口而咽下。）

搅漱口中津液三十六次，（又叫鼓漱。）让唾液充满口中。每口分三次咽下，（将鼓漱后产生的唾液分作三口，发生汩汩声吞咽下去。）

津液属龙，下降时，气属虎，也会跟着下沉。（津液为龙，气为虎。）

屏息呼吸两手搓热，（用鼻吸入清气后屏住呼吸，过一会，两手掌迅速搓到非常热的状态，同时鼻中慢慢呼出气体。）绕到背后按摩精门。（精门指腰后部，是肾在体外所对应的位置。用搓热之手按摩后，收手继续握固。）

深深吸入一口气，（再次闭气。）想象有火在脐轮燃烧。（闭上口鼻不呼吸，用意念想象心火下行加热丹田，感觉丹田发热足够了，再用以下办法。）

左右分别做辘轳转动作，（低头摇摆两肩转动三十六次，并用意念想像火从丹田沿夹脊双关到达脑部，用鼻吸清气，闭气一会。）两脚放松舒展伸开。（放直两腿。）

交叉双手向上虚托，（双手相交，再上空托举三次至九次。）低头多次伸手攀脚。（用两手向前攀脚心十二次，然后收足端正坐好。）

等候津液逆流而上，（等候口中唾沫生成，如未生可再次迅速搅动舌头促使生成，同前面方法。）反复漱口反复吞津。这样共做三次，吞咽津液九次。（意思是再鼓漱三十六次，像前面一样口中分三次咽下，共是九次）。

吞下时要汩汩作响。这样全身经脉自然得到调匀。做完这种水车搬运功夫，（摇动肩膀和身体二十四次，再转辘轳二十四次）。发火遍烧身。（心想脐下丹田有火，自下而上烧遍整个身体。存想时口鼻都要闭气一会儿。）

这样外界邪魔都不敢前来侵犯，各种怪梦不能迷乱心智。寒暑邪气也不能侵入身体，灾病就不会产生。在子时后午时前进行练习，各种变化符合天地之道。气血循环有序转动，阴阳八卦的道理正是基础。

【原文】

诀曰：其法于甲子日，夜半子时起首，行时口中不得出气，唯鼻中微放清气。每日子后午前，各行一次，或昼夜共行三次，久而自知。蠲除疾病，渐觉身轻，能勤苦不怠，则仙道不远矣。

【白话解】

歌诀说：本法在甲子日的夜半子时开始练习，练功过程中不能用口出气，只能用鼻徐徐放出气体。每日于子时后午时前各做一次，或一日共练功三次，练习日久则功效自然可见，可以消除疾病，令人神清气爽。如果能坚持不懈地练习，那么像神仙一般延年益寿也不远了。

八段锦坐功图

叩齿集神图势

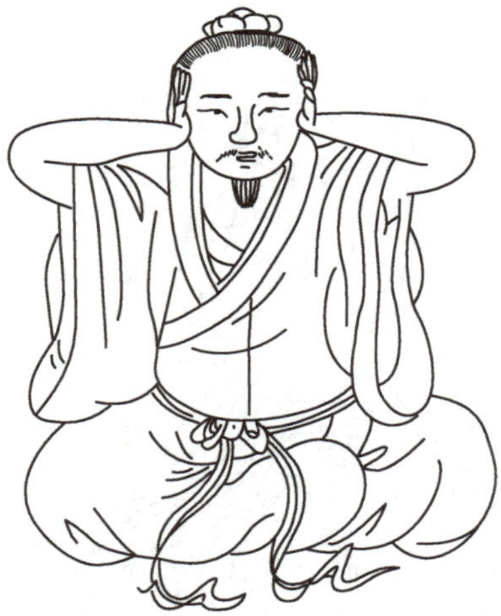

【原文】

叩齿集神三十六，两手抱昆仑，双手击天鼓二十四。

上法先须闭目冥心盘坐，握固静思，然后叩齿集神，次叉两手向项后数九息，勿令耳闻，乃移手各掩耳，以第二指压着中指，击弹脑后左右各二十四次。

【白话解】

叩击齿聚集精神，共做三十六下，两手抱后脑，双手叩击即击天鼓二十四下。

练这式要先闭上眼睛，让心中平静，盘腿坐好，两手空拳，思想入静，然后叩齿三十六次以聚敛神思，再叉两手向项后，匀细深长地呼吸九次，呼吸声要轻到耳朵听不见。然后移两手掩住两耳，用食指压着中指，弹击脑后，左右两边各弹二十四次。

摇天柱图势

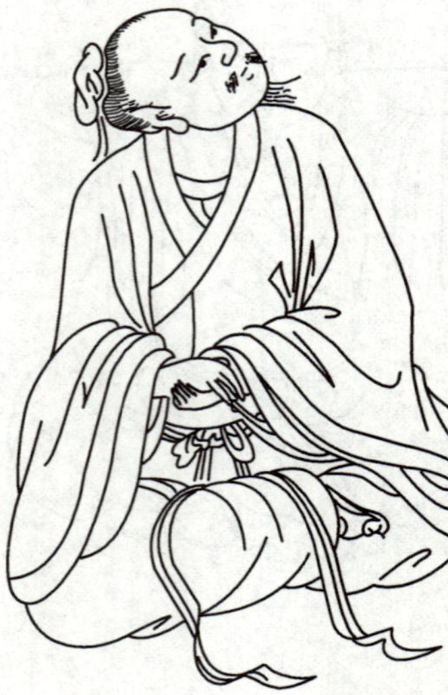

【原文】

左右手摇天柱各二十四。

上法先须握固，乃摇头左右，颈肩膊随动二十四。

【白话解】

左右手摇天柱，各二十四下。

练这式要先两手空拳，然后左右摇头，颈部和肩膊自然跟随摇动，共二十四次。

舌搅漱咽图势

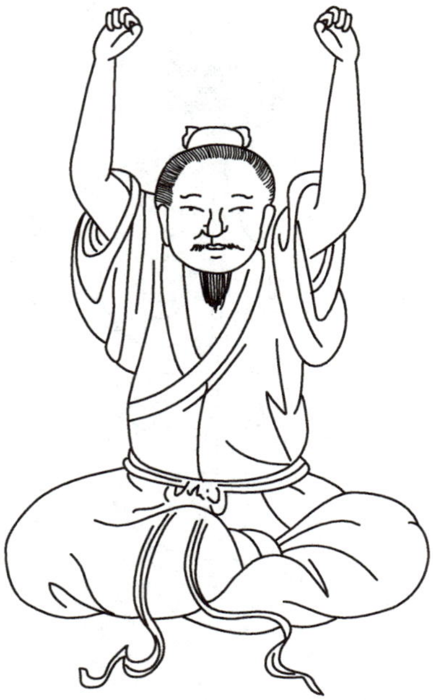

【原文】

左右舌搅上腭三十六漱，三十六分作三口，如硬物咽之，然后方得行火。

上法以舌搅口齿并左右颊，待津液生，方漱之，至满口，方咽之。

【白话解】

左右舌搅上腭，漱口三十六下，三十六下都分作三口，像吞硬食物一样咽下去，然后方得行功。

练此法，用舌搅动口腔内牙齿和左右颊，共三十六次，待津液生出，才在口内漱动，等满口时咽下去。

摩肾堂图势

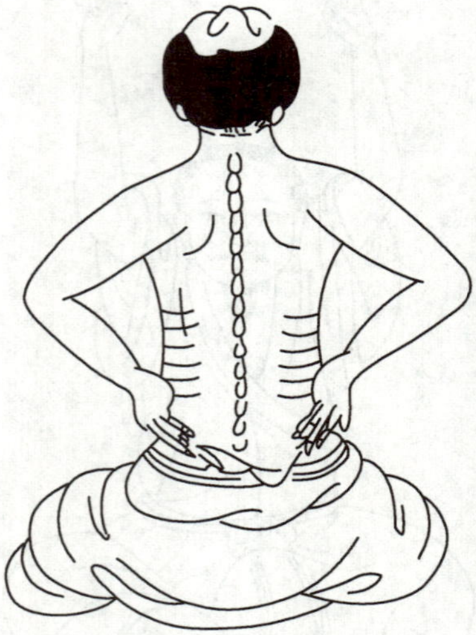

【原文】

两手摩肾堂三十六，以数多更妙。

上法闭气，搓手令热后，摩肾堂如数。毕，仍收手握固，再闭气，想用心火下烧丹田。觉热极，即用后法。

【白话解】

两手磨后腰肾堂处共三十六下，次数多则更好。

练此法应当先屏住呼吸。将两手搓热，按摩肾堂共三十六次。结束后收手空拳，再屏住呼吸，意想心火下烧丹田，感到丹田很热了，才做以下的招式。

单关辘轳图势

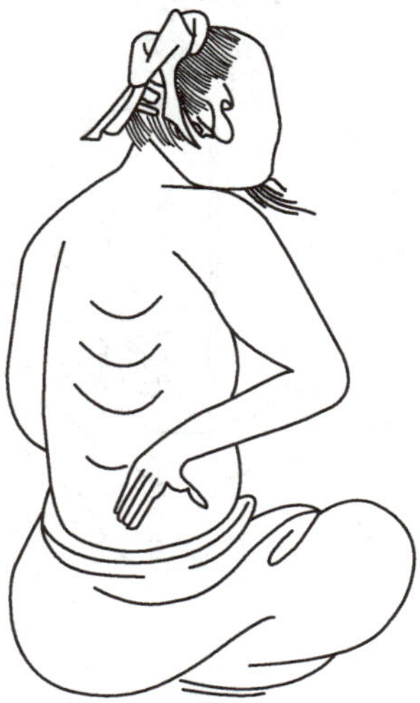

【原文】

左右单关辘轳各三十六。

上法须俯首摆撼左肩三十六次，右肩亦三十六次。

【白话解】

左右单侧肩关节像辘轳转动各三十六下。

这一招式要低头，摇摆转动左肩三十六次，右肩也三十六次。

左右辘轳图式

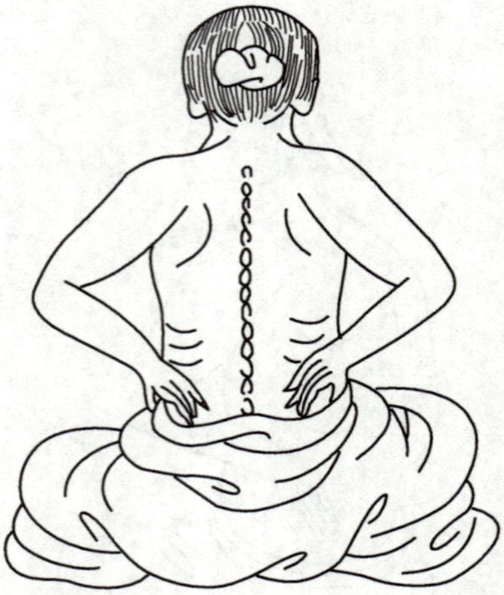

【原文】

双关辘轳三十六。

上法两肩并摆撼至三十六数，想火自丹田透双关入脑户，鼻引清气，后伸两脚。

【白话解】

左右两边肩关节一起转动共三十六下。

做这招式，两边肩关节一起转动到三十六下时，意念想象有火从丹田上升，经过夹脊双关进入脑中，用鼻吸入清气，向后伸直两脚。

左右按顶图势

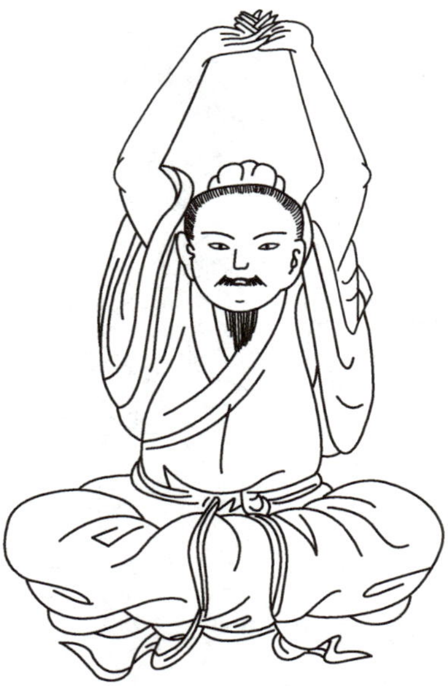

【原文】

两手相搓，当呵五呵后，叉手托天按顶各九次。

上法两手相叉，向上托空三次或九次。

【白话解】

两手互相搓，当呵气五下之后，两手交叉托天，然后按头顶，各九次。

练此式，要两手相叉，向上托向天空三次或九次。

钩攀图势

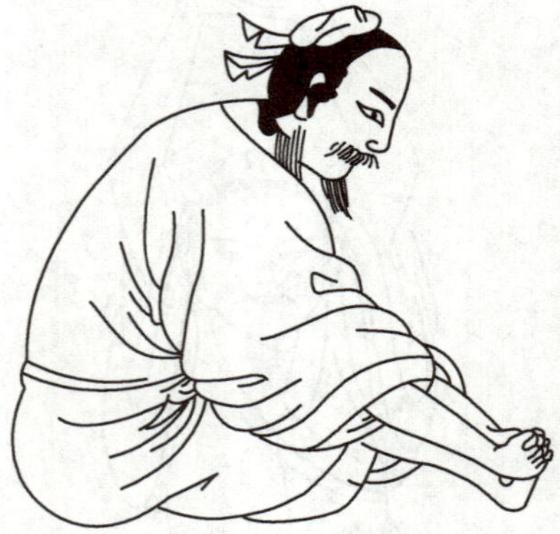

【原文】

以两手如钩，向前攀两脚心十二次，再收足端坐。

上法以两手向前攀脚心十二次，乃收足端坐，候口中津液生，再漱再吞，一如前数，摆肩并身二十四，及再转辘轳二十四次，想丹田火自下而上遍烧身体，想时口鼻皆须闭气少顷。

【白话解】

用两手像钩一样，向前攀着两脚心，共十二次，再收回双足端坐。

练这招式，用两手向前攀脚心十二次，然后收回又足端正坐好，等候口中津液渐渐生出，反复漱口然后吞下去，像前面一样三十六下，然后转动肩关节和身体各二十四次，想象丹田的火自下而上遍烧全身，这样想象时口鼻皆须紧闭屏息一会儿。

【原文】

高子曰：以上名八段锦法，乃古圣相传，故为图有八。握固二字，人多不考，岂特闭目见自己之目，冥心见自己之心哉？趺坐时，当以左脚后跟曲顶肾茎根下动处，不令精窍漏泄云耳。行功何必拘以子午，但一日之中，得有身闲心静处，便是下手所在，多寡随行。若认定二时，忙迫当如之何？入道者，不可不知。

【白话解】

高子说：上述功法叫八段锦法，是远古圣贤传下来的，所以制成八幅练功图。握固二字，许多人都不曾考证，难道只是闭目内视，静观察内心的意思？盘腿而坐时，当以左脚后跟顶住阴茎根下搏动之处，不使精气从精窍泄露出去。练功时间何必一定拘泥于子时、午时？只要一日之中，有清闲而心静的时候，就是着手练习之时，次数多少随个人所为。如果仅仅拘泥于子时、午时，有事忙起该怎么办？练习养生的人，不能不知道这些。

陈希夷左右睡功图

陈希夷左睡功图

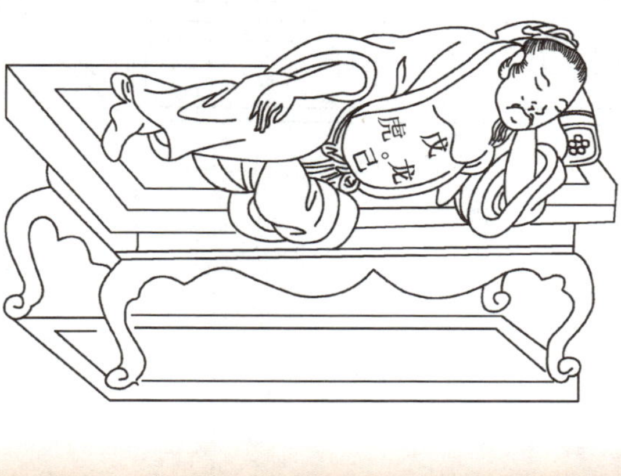

【原文】

调和真气五朝元，心息相依念不偏。二物长居于戊已，虎龙蟠结大丹圆。

【白话解】

调和体内五脏真气，均汇向脐下丹田，心神与呼吸相随不偏离。阴阳二气久久停留在中央脾土位置，像龙虎结合最终炼成体内仙丹。

右睡功图

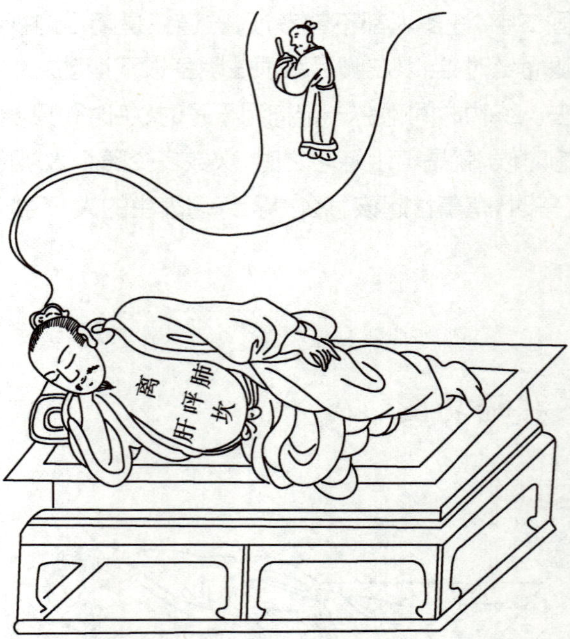

【原文】

肺气长居于坎位，肝气却向到离宫。脾气呼来中位合，五气朝元入太空。

【白话解】

右侧睡时肺居于下方，肝气居于上方，脾胃在中间呼应，一起使五脏元气汇聚到丹田虚空之处。

去病延年六字诀（其法以口吐鼻取。）

【原文】

总诀

此行六字功夫秘要诀也。非此，六气行不到于本经，以此导之，若引经耳，不可不知。

肝若嘘时目睁精，肺知呬气手双擎。心呵顶上连叉手，肾吹抱取膝头平。脾病呼时须撮口，三焦客热卧嘻宁。

吹肾气诀

肾为水病主生门，有疾尪羸气色昏。眉蹙耳鸣兼黑瘦，吹之邪妄立逃奔。

呵心气诀

心源烦躁急须呵，此法通神更莫过。喉内口疮并热痛，依之目下便安和。

嘘肝气诀

肝主龙涂位号心，病来还觉好酸辛。眼中赤色兼多泪，嘘之立去病如神。

呬肺气诀

呬呬数多作生涎，胸膈烦满上焦痰。若有肺病急须呬，用之目下自安然。

呼脾气诀

脾宫属土号太仓，痰病行之胜药方。泻痢肠鸣并吐水，急调呼字免成殃。

嘻三焦诀

三焦有病急须嘻，古圣留言最上医。若或通行去壅塞，不因此法又何知？

【白话解】

总诀

这是练习六字诀的要点，不按要点练习，六气达不到本脏腑之经络。用这些方法导引六气，就可以引六气到本经了，不能不了解。

行肝脏嘘气之法时，眼睛要睁开；行肺脏呬气之法时，双手要向上举起。行心脏呵气之法时，双手交叉置于头顶；行肾脏吹气之法时，双手抱膝与头部相平。行脾脏呼气之法时，要紧闭嘴唇；行三焦嘻气之法，可以治疗外来热邪所导致的疾病。

吹肾气诀

肾脏主水病，并且主宰人的生长发育。如果肾脏发生病变则会导致消瘦，面色晦暗，眉头紧锁，耳鸣，皮肤色黑等病症，用吹气法治疗，肾中邪气即可祛除。

呵心气诀

心里烦躁要用呵气法来治疗，此法疗效神速，但不要呵气过度。喉咙溃疡及发热疼痛，依法练习立即可恢复健康。

嘘肝气诀

肝主龙火而与心火相应，得病了令人酸楚不适。如果眼睛发红兼多流泪，用嘘气法治疗祛病十分神速。

呬肺气诀

呬气过度则口中多唾液，而致胸膈烦闭，上焦痰阻。如果有肺部的疾病，立即练习呬气法，自然可以康复。

呼脾气诀

脾属土脏，又号称为太仓，若为痰湿之病用呼气法治疗，疗效比吃药还快。若患泄泻、肠鸣及呕吐等病，立即练习呼气法，可以控制疾病的发展。

嘻三焦诀

三焦有疾病要迅速用嘻气法治疗，古代圣贤留下这些方法最为高明。如果要通行经脉气血，祛除气机壅塞，不凭借这一良法哪能取效呢。

四季却病歌诀

【原文】

春嘘明目木扶肝，夏至呵心火自闲。秋呬定收金肺润，肾吹唯要坎中安。三焦嘻却除烦热，四季长呼脾化餐。切忌出声闻口耳，其功尤胜保神丹。

【白话解】

春季练习嘘气法可以明目养肝，夏季练习呵气法可以让心火自然平静。秋季练习呬气法可以收敛肺气，养阴润肺，冬季练习吹气法可以闭藏肾中精气。嘻气法可以治疗烦躁闷热之病，一年四季要多练习呼气法，有助于脾胃运化水谷。练习六字诀的时候，千万不要让耳朵听到呼吸的声音，其功效可与神丹药效媲美。

养心坐功法

【原文】

时正坐，以两手作拳，用力左右互相虚筑，各六度，又以一手按腕上，一手向上拓空如重石。又以两手相叉，以脚踏手中各五六度。能去心胸间风邪诸疾。关气为之良久，闭目，三咽，三叩齿而止。

【白话解】

练习时端身正坐，两手握拳，用力相互空击六次；将一手放在另一只手腕上，一手向上托起，如托起重石一般。再用两手交叉，用双脚交替踩踏双手各五六次，能去除胸中风邪等疾病。屏住呼吸许久，闭目，吞咽津液三次，叩齿三次，然后结束。

养肝坐功法

【原文】

时正坐，以手两相重，按髀下，徐捩身，左右各三五度。又以两手拽相叉，翻覆向胸三五度。此能去肝家积聚风邪毒气。余如上。

【白话解】

练习时端身正坐，两手相叠，按在大腿之上，身体向左右各轻轻扭转三至五次。再将手十指交叉，掌心向前推，然后将掌心向胸前翻转并收回，这样做三至五次。能去除肝脏积聚之病，并能去除风毒之邪。其他如上。

养胆坐功法

【原文】

时平坐，合两脚掌，昂头，以两手挽脚腕起，摇动，为之三五度。以两手拓地，举身努腰脊三五度。能去胆家之风毒邪气。余如上止。下同。

【白话解】

练习时端身正坐，两脚掌相合，仰头，用两手握住两踝部左右摇动三至五次。然后两手撑地，将腰身上举三至五次。能祛除胆腑的风毒邪气。其他如上，然后结束。下同。

养脾坐功法

【原文】

时大坐，伸一脚，屈一脚，以两手向后反掣，各三五度。又行跪坐，以两手据地，回头用力虎视，各三五度。能去脾脏积聚风邪，喜食。

【白话解】

练习时坐好，一腿伸直，一腿屈曲，两手向后牵拉各三至五次。再跪坐，两手按地，回头向后用力怒视，左右各三至五次。能祛除脾脏积聚风邪，增进胃口。

养肺坐功法

【原文】

时正坐，以两手据地，缩身曲脊，向上三举，去肺家风邪积劳。又行反拳捶脊上，左右各三五度。此法去胸臆间风毒。闭气为之良久，闭目咽液，三叩齿为止。

【白话解】

练习时端身正坐，两手按地，蜷缩身体，弯曲背脊，再向上抬举三次，可以祛除肺脏的风邪积劳之病。又用两手握拳，反手击打背脊，左右各三至五次，可以祛除胸中风毒之邪。屏住呼吸一会，闭目，吞咽津液，叩齿三次然后结束。

养肾坐功法

【原文】

时正坐，以两手止从耳左右引胁三五度，可挽臂向空抛射，左右同，线身三五度。更以足前后逾，左右各十数度。能去腰肾膀胱间风邪积聚。余如上法。

【白话解】

练习时端身正坐，两手从耳朵左右向上牵引胸胁各三至五次，也可伸臂向空中做投射动作，左右相同。摇摆身体三至五次。然后两脚交替上抬，左右各十余次。能祛除腰肾及膀胱间的风邪积聚。其他的同前。

【原文】

凡欲修养，须静室焚香，顺温凉之宜，明燥湿之候。每夜半后生气时，或五更睡觉，先呵出腹内浊气，或一九止，或五六止，定心闭目，叩齿至十六通，以集心神。然后以拇指背拭目大小眦九过，兼按鼻左右七过。以两手摩令极热，闭口鼻气，然后摩面，不计遍数，为真人起居法。次以舌拄上腭，漱口中内外津液满口，作三咽下，令入胃中存，胃神承之。如此作为，是三度九咽，庶得灌溉五脏，光泽面目，极有效验，不可轻忽。余意六字之法，某脏有病，当以某字治之，不必俱行，恐伤无病之脏，当酌量以行可也。然呵字一法，心脏热者，秋冬睡醒，当呵出三五口，以去五脏壅气，此又不可废者。

【白话解】

想要锻炼此功时，需要在安静居室中焚香，令室中凉热、燥湿得当。每日夜半后阳气生发之时，或五更睡觉刚醒时，先呵出腹中郁积的秽浊之气，或九次，或五至六次，然后闭目，安定神志，叩齿十六次，以收敛心神。然后用拇指指背擦目内外眦各九次，再按摩鼻根两侧各七次。接着两手相搓至极热，屏住口鼻呼吸，然后用手掌按摩面部，次数不限，这是真人生活起居的养生方法。再用舌尖抵住上腭，漱口中的里里外外，使津液满口，分三次咽下，使入胃中，存想胃神接纳它们。这样的动作共三次，咽津九次，使五脏得到灌溉、滋养，则面目光泽，此方极为有效，不可轻视。我认为六字功诀，某脏腑有病，只需用某字诀来治疗，不必都练习，以免损伤无病之脏腑，酌情来做就可以了。但呵字一法，对心脏有热的人，每当秋冬两季睡醒时，可呵出三至五口气，来去除五脏壅塞之气。此又是不可偏废的办法。

至道玄微七论要诀

丹鼎第一

【原文】

丘真人曰："大包天地，小不容针，乃先天之物，性命之根蒂也。在脐肾之间（一曰前），大肠之左，有一玄谷，性命始于此，呼吸出焉，受胎之所。"

【白话解】

丘处机真人说:“丹田若说其大可以包容天地,若说其小则难容一根细针,它是天生的产物,是人身性命之根本所在。位置在于肚脐与两肾的中间(也有人说在之前),大肠的左侧,有一处黑色的深陷地方,即是丹鼎。人的性命来源于此,呼吸也由此出入,乃内丹胚胎形成的处所。”

铅汞第二

【原文】

精气中含灵谓之铅,元神一念;感通有情谓之汞,应物之神。

【白话解】

精气中所含的灵气称为铅,就在元神的一念之间;感觉中的情感就称为汞,是对事物的反应形成的神识。

真铅真汞第三(至此铅汞一矣。)

【原文】

气无升降息定谓之真铅,念无生灭神凝谓之真汞。息有一毫之未定,形非我有,散而归阴,非真铅也。念有一毫之散乱,神不纯阳,散入鬼趣,非真汞也。非夙有灵骨,岂能至此?

【白话解】

精气无论升或降，气息均保持匀定，就称为真铅；念头没有产生和消失之分，精神凝集，就称为真汞。如果气息还有一丝不匀定，形体就还不能由自己支配，散出的气息就归于阴气，就不是真铅了。如果念头还有一丝的杂错，则精神没有达到纯阳地步，会散乱成为阴鬼，就不是真汞了。不是向来有灵性的人，怎能达到真铅真汞的境界？

作用成丹第四

【原文】

铅汞相投，合而成丹。铅汞二物，同生于一。金生水，铅生银也；水生木，银生砂也；木生火，砂生汞也。火不自生，则归之于木；木不自生，则归之于水；水不自生，则归之于金。运汞投铅之秘旨，在于忘情。情忘则性复，性复则归虚。呼吸皆在于此。呼之根，吸之蒂，是谓玄牝之门。人能虚心定息，任其自然，守固此处，久而纯熟。十月数足而成丹，即所谓婴儿也。即是我一灵真性，纯阳而不离，非是果有一婴儿，只是一灵无杂念，如婴儿之无外想，是太乙含真气也。数足之后，灵验异常。

【白话解】

铅和汞相投合，结合而成内丹。铅、汞这两样，同出于一物。金生水，所以铅生银；水生木，所以银生砂；木生火，所以砂生汞。火不能自生，归功于木来生火；木不能自生，归功于水来生木；水不能自生，归功于金来生水。运转汞来与铅投合之秘法，在于忘怀情感。忘怀情感则本性恢复，本性恢复则回归虚空。呼吸皆在这里，呼吸的根蒂，就是玄牝之门。人如果能内心虚无，定息匀定，顺其自然，内守丹田，久之熟习，如同怀胎十月圆满而成为内丹，这就是所说的婴儿。是指我的一点灵根本性，精炼为纯阳之性而不分离，不是果真形成一婴儿，只是说明一点灵性毫无杂念，如同婴儿没有思想，这就是来自太乙本真的元气。功夫充足之后，会有很特别的灵验。

火候第五

【原文】

人心之动，昼则心窍皆开，阳也，辟一户而谓之乾；人心之定，夜则心窍皆合，阴也，阖一户而谓之坤。阳动阴静，阴静阳生。阳动则精神舒畅，阴静则昏睡僵伏，此人间常情也。古人以交媾神气为进火，十二时中只一时，言一日之间，行住坐卧，自然而然，凝神人气穴，便是进火，便是子时。一坐定阳气生，即身中子时。所谓冬至不在子，夏至不在午，言下手时，便是冬至一阳生，即火候也。只如子时定息不出不人，神凝不生不灭，打成一片，非动非静，非阴非阳。以此功夫冶炼空气全胎，集天地之造化，亦如冬至之时，万物皆凋，外若可伤，然生意归根，而胚胎万物，无穷之生意，蕴于此矣。

【白话解】

人的心念转动，因为白昼心窍张开，属阳，如同打开门户，称为乾；人心安定时，夜间心窍闭合，属阴，如同关上门户而称为坤。阳主动，阴主静，阴静则阳生。阳气发动时，人就精神舒畅；阴气安静时，人就昏睡僵卧，这是人间的常情。古人把神气结合称为进火，在一日之中只有一个时间为最佳时间。意思是，在一日之内，不论行住坐卧，自然而然地凝集精神进入丹田气穴，就是进火，就是子时。人坐下来入定之后，则阳气生发，即为人身中子时。人们常说的“冬至不在子，夏至不在午”，即指下手修炼之时，便如同冬至一阳生，这就是火候。只要如同在子时一样，呼吸静定气息不出不入，精神凝集念头不生不灭，神气融合成一片，既非动也非静，既非阴也非阳。用这份功夫来炼化气息养育内丹胚胎，则可集合天地之造化而成大道。也好比冬至时节，万物凋谢，虽然外观看起来已伤损，可实际上植物生机蕴藏的根部，如同胚胎孕育着新的生命，无穷无尽的生机，都蕴藏在此。

造化第六

【原文】

忘五官之用，息内外之机。忘中不忘，自然而然，不动中间，默默守聚，杳冥之际，恍惚之中，打成一片，只在脐肾之间。十二时中，用功不断，十月功夫，夺天地之大数。古仙妙用，在乎抽添。念动而散，出乎卯门，法当抽回，使念静息定。或昏而睡，入乎酉门，法当添起，调息奋迅。太极真人有诗曰：“散时行坤道，土虚晦其光（收聚光）。昏时起巽风，调息任自然。”试问：“如何见得纯阳而成丹？”曰：“念念更无念，对境自相忘。不睡安有梦？神灵觉异常。”神凝者，想梦自消。

【白话解】

忘掉五官的功用，不去感受体内体外。精神忘怀一切又非故意去忘怀，而是自然而然地，在脐肾之间的丹田默默意守，在深沉恍惚之中，融合成一体。一日之中，用功不断，经过十个月功夫圆满，就可夺得天地般的长寿。上古仙人最妙的方法，在于抽出或添加。当卯时天明，念头触动精神涣散时，则应当用抽法，使念头止息气息匀定。如酉时天黑后，人有时昏昏欲睡，则应用添加法，人为加强呼吸调整而振奋精神。太极真人有诗句说："精神涣散时实行安静的方法，让脾胃空虚令神光暗淡（指收敛神光）。精神昏沉时加强呼吸，调整气息使它自然平稳。"有人问："怎样才能修成纯阳而结丹？"真人回答说："念头似有似无，对着环境没有感觉，只要不去睡觉又怎会有梦呢？神识灵敏了就会有异常的感觉。"精神凝集的人，思想和梦境都不会产生。

坎离之旨第七（二灵只是一灵，魂出则魄入，魂入则魄出也。）

【原文】

人之道，首者，乾之体也；腹者，坤之体也。昼行乾道，内之一灵，升而为乾宫之用，一阴入乎二阳之中，离也。夜行坤道，外之一灵，降而为坤宫之用，一阳入乎二阴之中，坎也。故圣人以神气归空，合而为一，使坎离既济于中宫，为之交媾。曰："坎离与乾坤，四象分体用。坎离既交媾，乾坤体不动。体全阴阳纯，太极气氤氲。戊己本属土，土位据中尊。至中守正位，虚无道所寄。性情复归虚，丹成仙诏至。"

䷼[1]坤以一为乾宫，生三女，离居中，阴数六。

䷽[2]乾以一为坤宫，生三男，坎居中，阳数九。

䷜坎宫之阳升而流戊。阳土五。

䷝离宫之阴降而就己。阴土十。

上坎离交媾之图，鹤林子受。

【注释】

[1] 原图为䷝，根据文字说明，依雅尚斋本改为此图。

[2] 原图为䷜，根据文字说明，依雅尚斋本改为此图。

【白话解】

人体的规则，头部属乾，腹部属坤。白昼真气行于乾道，体内灵性上升至头部，发挥乾这个卦象的功用，此时一阴入于二阳之间，成为离卦。夜晚真气行于坤道，体外的灵气降至腹部发挥坤这个卦象的功用，此时一阳入于二阴之中，成为坎卦。所以圣人能够使神气归于虚空，结合成为一体，使坎卦、离卦在身体中间相沟通，交媾结合。有诗说："坎离与乾坤，代表阴阳四种状态，有体用之分。坎离发生交媾之后，而乾坤的本体不动。身体功能健全则阴阳真气精纯，如同太极状态元气氤氲。戊己本来配土，居于身体中部。在中间是最正的位置，其本性虚无，有大道寄存其中。如果人的性情也能回归虚无，则内丹可以炼成，上界神仙召唤升天的诏令即时送来。"

坤卦的一个阴爻落到乾宫，生三女，其中离为中女，属阴，数字配六。

乾卦的一个阳爻落到坤宫，生三男，其中坎为中男，属阳，数字配九。

坎卦中的阳爻上升则到达戊位，属阳土，数字配五。

离卦中的阴爻下降则到达己位，属阴土，数字配十。

以上坎离交媾之图为鹤林子传授。

导引却病歌诀

水潮除后患

【原文】

平明睡醒时，即起端坐，凝神息虑，舌舐上腭，闭口调息，津液自生，渐至满口，分作三次，以意送下。久行之，则五脏之邪火不炎，四肢之气血流畅，诸疾不生，永除后患，老而不衰。

诀曰：

津液频生在舌端，寻常漱咽下丹田。于中畅美无凝滞，百日功灵可驻颜。

【白话解】

清早睡醒后，即起身端正坐好，思想集中，排除杂念，舌抵上腭，口唇紧闭，调节气息，然后津液自然产生，逐渐充满口腔，分三口吞下，以意念送至丹田。天天施行不间断，则五脏的邪火不会兴盛，四肢的气血流畅，不易患各种疾病，甚至永远不会有问题，年龄老了也不觉得衰弱。

功诀为：

津液频频从舌端生起，日常地漱口吞咽送下丹田。精神感觉畅美没有凝滞，百日之后功效显灵可保容颜不老。

起火得长安

【原文】

子午二时，存想真火自涌泉穴起，先从左足行上玉枕，过泥丸，降入丹田，三遍。次从右足亦行三遍。复从尾闾起又行三遍。久久纯熟，则百脉流通，五脏无滞，四肢健而百骸理也。

诀曰：

阳火须知自下生，阴符上降落黄庭。周流不息精神固，此是真人大炼形。

【白话解】

在子时或午时，意想真火从涌泉穴生起，先从左脚上行至脑后玉枕穴，经过泥丸穴，然后降至丹田，这样做三次。然后再从右脚上行，同样运行三遍。接着意想真火从尾闾生起，又做三次。如此持久熟练地练习，则身体经脉流通，五脏气血没有滞碍，四肢强健而骨骸固密。

功诀为：

阳热之火是自下而起的，阴性津液自上而降落于黄庭。气机周流不断精神健旺，此正是真人修炼形体的大法。

梦失封金匮

【原文】

欲动则火炽，火炽则神疲，神疲则精滑而梦失也。寤寐时调息神思，以左手搓脐二七，右手亦然，复以两手搓胁，摇摆七次，咽气纳于丹田，握固，良久乃止。屈足侧卧，永无走失。

诀曰：

精滑神疲欲火攻，梦中遗失致伤生。搓摩有诀君须记，绝欲除贪是上乘。

【白话解】

情欲萌动则欲火炽盛，火盛则精神疲劳，精神疲劳则精关滑利，会在睡梦中自遗。须在睡觉前调好精神和气息，用左手搓肚脐十四次，右手也如此，再接着用双手搓摩两侧胁肋，身体左右摇摆七次，然后咽气吞至丹田，双手握固，过一段时间才结束。睡觉的时候，应屈脚侧卧，这样就不会再梦遗了。

功诀为：

精关滑利、精神疲劳都是因为欲火上攻，梦中遗精导致生机受损。搓摩的办法你要谨记，能断绝情欲、除去贪念则是最好办法。

形衰守玉关

【原文】

百虑感中，万事劳形，所以衰也。返老还童，非金丹不可。然金丹岂易得哉？善摄生者，行住坐卧，一意不散，固守丹田，默运神气，冲透三关[1]，自然生精生气，则形可以壮，老可以耐矣。

诀曰：

却老扶衰别有方，不须身外觅阴阳。玉关谨守常渊默，气足神全寿更康。

【注释】

[1] 三关：即后背尾闾、夹脊、玉枕这三关，冲透三关即所谓打通督脉的小周天功法。

【白话解】

各种思虑影响心神，诸般事物烦劳形体，这是人体衰老的原因。要想返老还童，没有金丹是办不到的，可是金丹哪里容易得到呢？善于养生的人，应无论行住坐卧，都意志专一不要分散，固守在丹田部位，静静地运转精神和真气，冲透后背三关，三关一旦通过，自然能持续化生精气，这样形体就可以保持健壮，衰老将会延迟。

功诀为：

抗衰老有专门办法，不须从外界寻觅寒热药物。只要精关紧闭，精神经常保持沉静，那么元气充足精神健全，可以长寿安康。

鼓呵消积聚

【原文】

有因食而积者，有因气而积者，久则脾胃受伤，医药难治。孰若节饮食，戒嗔怒，不使有积聚为妙。患者当以身闭息，鼓动胸腹，俟其气满，缓缓呵出。如此行五七次，便得通快即止。

诀曰：

气滞脾虚食不消，胸中膨闷最难调。徐徐呵鼓潜通泰，疾退身安莫久劳。

【白话解】

积聚有的是因饮食不消化而产生，有的是因气滞不畅所形成。积聚时间久了脾胃功能受伤，用药物很难治好。不如平时节制饮食、戒除嗔怒，避免形成积聚为好。如果患了积聚，则全身用力闭气，鼓起胸腹，等到气满，再慢慢呵出。这样做五至七次，感到身中畅快后就停止。

功诀为：

气机阻滞、脾胃虚弱，食物不消化，导致胸中胀闷，最难调理。可以慢慢呵气鼓腹，渐渐让身体畅通泰然，疾病减退身体安康，不要过于劳累。

兜体治伤寒

【原文】

元气亏弱，腠理不密，则风寒伤感。患者端坐盘足，以两手紧兜外肾，闭口缄息，存想真气自尾闾升过夹脊，透泥丸，逐其邪气，低头屈抑如礼拜状，不拘数，以汗出为度，其疾即愈。

诀曰：

跏趺端坐向蒲团，手握阴囊意要专。运气叩头三五遍，顿令寒疾立时安。

【白话解】

如果元气亏虚，肌肤疏松，那么就易患风寒感冒。患者要端正坐好，两足相盘，用双手紧紧兜住阴囊，闭口屏息呼吸，意想真气从尾闾循督脉上升，过夹脊关，向上透达泥丸，将邪气祛逐出去，然后低头屈颈如同叩头行礼一样。不限次数，做到汗出为止，感冒即可痊愈。

功诀为：

蒲团上盘腿端坐，手握阴囊意念专一。运转气机以及叩头三至五次，可以令受寒疾患立即痊愈。

叩齿牙无疾

【原文】

齿之有疾，乃脾胃之火熏蒸。每侵晨睡醒时，叩齿三十六遍，以舌搅牙龈之上，不论遍数，津液满口，方可咽下，每作三次乃止。及凡小解之时，闭口咬牙，解毕方开，永无齿疾。

诀曰：

热极风生齿不宁，侵晨叩嗽自惺惺。若教运用常无隔，还许他年老复钉。

【白话解】

牙齿得病，是由于脾胃有热向上熏蒸所致。每日清晨睡醒时，叩齿三十六次，用舌搅动牙龈周围，不论次数，待津液满口，方可慢慢咽下，连做三次才结束。还有在每次小便时，紧闭口唇，咬紧牙关，待排完小便再放开，如此施行，则牙齿永无疾患。

功诀为：

热盛风生则牙齿不安，早晨叩齿漱口自己留意。如果长期坚持没有间断，包你年老时牙齿还像钉子一样牢固。

升观鬓不斑

【原文】

思虑太过，则神耗气虚，血败而斑矣。要以子午时握固端坐，凝神绝念，两眼令光上视泥丸，存想追摄二气，自尾闾间上升下降，返还元海，每行九遍。久则神全，气血充足，发可返黑也。

诀曰：

神气冲和精自全，存无守有养胎仙。心中念虑皆消灭，要学神仙也不难。

【白话解】

思考太多，则神志耗散而气虚，进而血枯不能滋润头发而导致头发斑白。可在子时或午时，两手握固，端正坐好，集中精神，排除杂念，两眼向上内视泥丸部分，用意思引导气机，从尾闾间上升至头再下降至丹田，每次运行九次。日久则神志饱满，气血充足，头发自然返黑。

功诀为：

精神和元年调和则肾精充盛，意念虚无地守护内在以养育内丹这个仙胎。心中各种念头和思虑通通排除，这样想学神仙也不难了。

运气除眼翳

【原文】

伤热伤气，肝虚肾虚，则眼昏生翳，日久不治，盲瞎必矣。每日睡起时，趺坐凝息，塞兑垂帘，将双目轮转十四次，紧闭少时，忽然大睁，行久不替，内障外翳自散。切忌色欲，并书细字。

诀曰：

喜怒伤神目不明，垂帘塞兑养元精，精生气化神来复，五内阴魔自失惊。

【白话解】

热毒损伤气机，或肝肾亏虚，就会眼睛昏花、生翳障，日久不能治愈的话，必然会导致失明。每日睡醒起来，盘腿而坐，调匀呼吸，闭耳不闻，眼帘下垂，将双眼转动十四周，紧闭一会儿之后，猛然睁大眼睛。如此长期施行，内障外翳自然都会消散。在此期间切忌房事，也不要过于用眼去写小字。

功诀为：

喜怒都会损伤精神导致双目不明，这时要虚闭双目、充耳不闻来养护元气和真精，真精滋养、元气化生则精神得以恢复，体内致病的阴邪自然会惊慌而逃。

掩耳去头旋

【原文】

邪风入脑，虚火上攻，则头目昏旋，偏正作痛，久则中风不语，半身不遂，亦由此致。治之须静坐升身闭息，以两手掩耳折头五七次，存想元神逆上泥丸，以逐其邪，自然风邪散去。

诀曰：

视听无闻意在心，神从髓海逐邪气。更兼精气无虚耗，可学蓬莱境上人。

【白话解】

风邪侵入脑部，或虚火向上攻冲，则会头晕目眩，或出现偏、正头痛，时间长了，可能中风不语、半身不遂，都是由此而起的。要治疗，需要静坐挺身，闭住呼吸，用双手掩住耳朵，低头五至七次，并用意念存想元神从下而上到达泥丸，将邪气驱逐出去，风邪自然就会散去。

功诀为：

眼和耳不闻不见，内心意念专一，元神上到髓海祛逐邪气。如果加上身体精气没有虚损消耗的，就可以成为蓬莱仙境神仙一样的人了。

托踏应轻骨

【原文】

四肢亦欲得小劳，譬如户枢终不朽。熊鸟演法，吐纳导引，皆养生之术也。平时双手上托，如举大石，两足前踏，如履平地，存想神气，依按四时嘘呵二七次，则身轻体健，足耐寒暑。

诀曰：

精气冲和五脏安，四肢完固骨强坚。虽然未得刀圭饵，且住人间作地仙。

【白话解】

四肢须要适当地活动，这与户枢不会朽坏的道理是一样的。古代像熊、鸟一样做动作，来吐纳导引，都是养生的方法之一。平时可以双手上举，如同托着一块大石一样，双脚向前踏步，像踩平地一样。用意念存想体内精神和元气，按四季的不同选取相应的六字诀中或嘘或呵等法，做十四次，这样可以使身体轻盈健壮，能够耐受冬寒暑热。

功诀为：

精神和元气调和则五脏安康，四肢功能完好筋骨坚强。虽然没有服用一点仙丹，也能在人间成为神仙。

搓涂自美颜

【原文】

颜色憔悴，所由心思过度，劳碌不谨。每晨静坐闭目，凝神存养，神气充赡，自内达外，以两手搓热，拂面七次，仍以嗽津涂面，搓拂数次。行之半月，则皮肤光润，容颜悦泽，大过寻常矣。

诀曰：

寡欲心虚气血盈，自然五脏得和平。衰颜仗此增光泽，不羡人间五等荣。

【白话解】

容颜憔悴，都是由于用心过度、劳碌而缺乏保养。每日清晨，静坐闭目，精神专注，存想内守进行养护，当神气充盛，就会从内向外透达。两手搓热，擦脸七次，再用唾液涂在面部，搓摩几次。这样施行半个月，皮肤就会光滑润泽，容颜艳丽，比平常好得多。

功诀为：

减少欲念，内心虚静，则气血充盈，自然就会五脏平安。衰减的容颜仗此可以重新增加光泽，不必羡慕人间公侯。

闭摩通滞气

【原文】

气滞则痛，血滞则肿，滞之为患，不可不慎。治之须澄心闭息，以左手摩滞七七遍，右手亦然。复以津涂之。勤行七日，则气血通畅，永无凝滞之患。修养家所谓干沐浴者，即此义也。

诀曰：

荣卫流行不暂休，一才凝滞便堪忧。谁知闭息能通畅，此外何须别讨求。

【白话解】

气滞就会疼痛，血瘀就会肿胀，因此当慎防气滞血瘀。治疗则要静心，屏闭呼吸，先用左手摩擦瘀滞处四十九遍，再用右手做。又用唾液涂在患处。积极练习七日之后，就可以气血通畅，再也没有瘀滞疾患了。养生家所说的干沐浴，指的就是这些。

功诀为：

气血流行永不休止，一有积凝就令人担忧了。人们哪知闭息就能令气血通畅，不需要再求取其他方法了。

凝抱固丹田

【原文】

元神一出便收来，神返身中气自回。如此朝朝并暮暮，自然赤子产真胎。此凝抱之功也。平时静坐，存想元神入于丹田，随意呼吸，旬日丹田完固，百日灵明渐通，不可或作或辍也。

诀曰：

丹田完固气归根，气聚神凝道合真。久视定须从此始，莫教虚度好光阴。

【白话解】

元神一散出就要收敛它，元神返回身体中则元气也自然回归。如此早晚地坚持，自然形成婴儿一样的内丹胚胎。这就是神气凝集结合的作用。平时静坐，可以存想元神进入丹田，随意地呼吸，十日后丹田充实，到一百日则渐渐具备了灵性，注意练功不要时断时续。

功诀为：

丹田充盛敛固则元气归根，元气和精神聚集凝合则符合养生之道。想长寿一定要从这起步，不要虚度了大好光阴。

淡食能多补

【原文】

五味之于五脏，各有所宜。若食之不节，必致亏损，孰若食淡谨节之为愈也。然此淡亦非弃绝五味，特言欲五味之冲淡耳。仙翁有云:“断盐不是道,饮食无滋味。”可见其不绝五味。淡对浓而言,若膏粱过度之类,如吃素是也。

诀曰:

厚味伤人无所知,能甘淡薄是吾师。三千功行从此始,天鉴行藏信有之。

【白话解】

五味对于五脏,各有对应。如果饮食不节,必然会导致对应的脏腑损伤,因此不如清淡和节制饮食为好。不过这里所指的清淡并非指戒绝五味,而是指五味要淡薄。仙人曾说:“戒盐的做法并非良策,令饮食没有滋味。”可见神仙也不断绝五味。淡只是对浓而言,好比过食膏粱厚味为浓,而吃素食则为淡。

功诀为:

厚重口味可以伤人,人们多不知觉,能够甘于淡薄的人才是良师。多少功德都是从此开始的,上天会明察你的行为,这是确实的。

无心得大还

【原文】

大还之道,圣道也。无心者,常清常静也。人能常清静,天地悉皆归,何圣道之不可传,大还之不可得哉?《清静经》已备言之矣,修真之士,体而行之,欲造夫清真灵妙之境,若反掌耳。

诀曰:

有作有为云至要,无声无臭语方奇。中秋午夜通消息,明月当空造化基。

【白话解】

修炼大还丹的妙法，是圣人所行之道。无心即是经常保持清静。一个人如果能经常保持清静，那么天地精华都能归于其身，又有什么圣人之道不可以传授给他，有什么大还丹妙法不能做到呢？《清静经》里面已经讲得很全面的了，修道之人，好好体会并且行动起来，想要达到清真灵妙的境界，真是易如反掌。

功诀为：

有人说要有所行动是关键，其实主张无为无闻的话才是奇妙。中秋午夜仿佛突然感应消息，明月当空之时自然取得神奇的效果。

第四章

起居饮食

起居安乐笺序

【原文】

高子曰:“吾生起居,祸患安乐之机也。人能安所遇而遵所生,不以得失役吾心,不以荣辱萦吾形,浮沉自如,乐天知命,休休焉无日而不自得也,是非安乐之机哉?若彼偃仰时尚,奔走要途,逸梦想于燕韩,驰神魂于吴楚,遂使当食忘味,当卧忘寝。不知养生有方,日用有忌,毒形蛊心,枕戈蹈刃,祸患之机乘之矣,可不知所戒哉?余故曰:知恬逸自足者,为得安乐本;审居室安处者,为得安乐窝;保晨昏怡养者,为得安乐法;闲溪山逸游者,为得安乐欢;识三才避忌者,为得安乐戒;严宾朋交接者,为得安乐助。加之内养得术,丹药效灵,耄耋期颐,坐跻上寿,又何难哉?录古成说,间附己意为编,笺曰《起居安乐》。”

【白话解】

高子说:“我们的生活起居中,埋藏着招灾惹祸或是获得安乐的机关。如果人们能随遇而安地对待生活,不因为得失或荣辱扰乱身心,境遇沉浮都内心自在,安然开朗地对待命运,每日都快乐地感到满足,这就是得到平安快乐的关键。如果每日追随时尚,奔波于名利道路,时而梦想燕国、韩国的北国时尚,时而神思吴国、楚国的南方时髦,久了就食不知味,夜不成眠。如果不知道养生应当有方法,生活中有各种禁忌,就会导致身心受到损伤,每日生活如同头枕长矛、脚踏刀刃,于是灾祸疾患伺机降临了。如此能够不加以戒备吗?所以我认为:懂得恬淡安逸、知足不贪的人,是得到安乐的根本;周密考虑居室环境,是得到安乐的所在;坚持早晚怡情养性,是得到安乐的方法;闲来到山林水溪游玩,可以得到安乐的趣味;知识天地人各方面的禁忌,是安乐的戒律;处理好宾客朋友的关系,有助于获得安乐。再加上自我保养得法,以及进食灵丹妙药的功效,要想活到八九十岁一百岁，获得上寿，又有何难？于是收集古人已有的观点编纂成书，时而附上自己的见解，起名为《起居安乐笺》。”

高子漫谈

【原文】

高子曰：“古云：得一日闲方是福，做千年调笑人痴。又云：人生无百年，长怀千岁忧。是为碌碌于风尘，劳劳于梦寐者言耳。吾生七尺，岂不欲以所志干云霄，挟剑寒星斗耶？命之所在，造化主宰之所在也，孰与造化竞哉？既不得于造化，当安命于生成，静观物我，认取性灵，放情宇宙之外，自足怀抱之中，狎玩鱼鸟，左右琴书。外此何有于我？若彼潜形，追鹿豕，浪游乐志，共烟霞沉醉。洁身者乃负甑而逃，抱道者以图形为耻。岂果不以华彩为荣，甘以寂寞为乐哉！是皆不得于造化，意富贵之畏人，不如贫贱之肆志，故能弃众人之所取，取众人之所弃耳。味无味于虚无之渊，忘无忘于玄冥之府。身居尘俗，志横两间，居在山林而神浮八极。何能使生为我酷，形为我毒，身为我桎梏，乃踽踽凉凉，为造物哂哉？乐恬逸者，当与把臂作謦咳语。”

【白话解】

高子说：“古人讲：能得一日清闲才是福气，想着千年大计的人痴得可笑。又说：人生不满百年，却常常忧虑千载之事。这是对那些在人世间忙忙碌碌，连睡梦中都不安闲的人的告诫。我这一身，难道不想志冲云霄，功成名就吗？但命运如何，是造化主宰决定的，谁能与造化者抗争呢？既然不能强求造化，就应当安分守己，平静地看清我与他人的区别，认清我自身的灵性，情怀放逸于宇宙之外，满足于自己所拥有的事物，平时嬉玩鱼鸟，弹琴看书，除此之外，我还需要什么呢？好像那些遁迹山林的人，追猎山鹿、野猪，纵情游玩畅怀，与烟霞美色共醉。洁身自好的人背着食具逃向这里，持守正道的人以出名为羞耻。难道他们真的不喜欢富贵荣华，甘心以默默无闻为乐吗？这都是对造化的安排无可奈何罢了。认清贪求富贵是可畏的事，不如甘于贫贱令人轻松，所以能放弃一般人的取求，做一般人不愿做的事。在虚无的境界里品味天然淡泊真味，在沉静的世界里连'要忘记'的念头都自然忘怀。身居尘俗之中，志向却在天地间；居住在山林里，但精神却遨游在宇宙。有什么理由让生命被'我'的追求摧残，形骸被'我'的贪念毒害，身体成为'我'的负担，以至孤独冷清，被造物者讥笑？以逍遥为乐的人，可以挽手相视而笑。"

高子自足论

【原文】

高子曰：居庙堂者，当足于功名；处山林者，当足于道德。若赤松之游[1]，五湖之泛[2]，是以功名自足；彭泽琴书[3]，孤山梅鹤[4]，是以道德自足者也。知足者，虽富贵不艳于当时，芳声必振于千古；否则不辱于生前，必灾祸于没世。故足之于人，足则无日而不自足，不足则无时而能足也。又若迫于饥寒，困于利达者，谓人可以胜天，乃营营于饱暖声华。孰知此命也，非人也，命不足于人，人何能足我也？故子房之高蹈遐举，功盖千古；少伯之灭迹潜踪，名铸两间；渊明嗜酒，人未病其沉酣；和靖栽梅，世共称其闲雅。是皆取足于一身，无意于持满，能以功名道德为止足，故芳躅共宇宙周旋，高风同天地终始耳。人能受一命荣，窃升斗禄，便当谓足于功名；敝裘短褐，粝食菜羹，便当谓足于衣食；竹篱茅舍，荜窦蓬窗，便当谓足于安居；藤杖芒鞋，蹇驴短棹，便当谓足于骑乘；有山可樵，有水可渔，便当谓足于庄田；残卷盈床，图书四壁，便当谓足于珍宝；门无剥啄，心有余闲，便当谓足于荣华；布衾六尺，高枕三竿，便当谓足于安享；看花酌酒，对月高歌，便当足于欢娱；诗书充腹，词赋盈编，便当谓足于丰赡。是谓之知足常足，无意于求足未足者也。足果可以力致幸求哉？

我故曰：能自足穷通者，是得浮云富贵之夷犹；能自足于取舍者，是得江风山月之受用；能自足于眼界者，是得天空海阔之襟怀；能自足于贫困者，是得箪瓢陋巷[5]之恬淡；能自足于辞受者，是得茹芝采蕨[6]之清高；能自足于燕闲者，是得衡门泌水[7]之静逸；能自足于行藏者，是得归云倦鸟之舒徐；能自足于唱酬者，是得一咏一觞之旷达；能自足于居处者，是得五柳三径[8]之幽闲；能自足于嬉游者，是得浴沂舞雩[9]之潇洒。若此数者，随在皆安，无日不足，人我无竞，身世两忘，自有无穷妙处，打破多少尘劳。奈何舍心地有余之足，而抱意外无妄之贪，果何得哉？似亦愚矣。观彼进功名于百尺，弃道德于方寸，日汲汲于未足，如金张[10]贵逞，终蹈身灾；石邓[11]财雄，卒罹族灭，君子可不以水月镜花为幻，好谦恶盈为戒哉？又若鄙陋者，原石火顷炎，冰山乍结，即便心思吞象，目无全牛，务快甲第云连，金珠山积，举世莫与之比，欲犹未满，此正所谓不知足者也。吾知棘林之驼，粘壁之蜗，是皆此辈耳。其与留有余不尽以还造化者何如哉？

【注释】

[1] 赤松之游：指汉代张良辅助汉朝，功成身退，去学习仙人赤松子的养生法术。

[2] 五湖之泛：指范蠡辅助勾践灭吴后，功成身退，乘扁舟泛于五湖

的典故。

[3] 彭泽琴书：指陶渊明辞官后弹琴读书的典故。

[4] 孤山梅鹤：指林和靖隐居孤山，自称梅妻鹤子的典故。

[5] 箪瓢陋巷：指孔子弟子颜回，身居陋巷，一箪食、一瓢饮仍有高洁志向。

[6] 茹芝采蕨：指汉代初年的商山四皓，据称在终南山采灵芝和蕨菜为食。

[7] 衡门泌水：指隐居之地，语出《诗经·陈风·衡门》。

[8] 五柳三径：晋陶渊明归隐作《五柳先生传》，汉代隐士蒋诩在房前开辟三条小径。意均指隐居。

[9] 浴沂舞雩：源自《论语·先进》"浴乎沂，风乎舞雩，咏而归"。

[10] 金张：指汉代金日磾、张安世，两个家族均世代荣显。

[11] 石邓：指晋朝石崇和汉朝的邓通，均以巨富著称。

【白话解】

高子说：位在朝廷的人，应当对功名知足；住在山林的人，应当对道德知足。像张良、范蠡，是以功名知足的人；陶渊明、林和靖，是以道德而知足的人。能够知足的人，虽然在当时不会富贵显赫，但是他的名声一定会传扬于千古。否则即使没有在生前招致屈辱，也必然会在死后带来灾祸。所以满足这件事，知足的人没有一日不感到满足；不知足的人没有一时会感到满足。又像那些受困于饥寒，名利不遂的人，认为人力可以胜天，便努力去谋求饱暖声色。哪里知道这是天命，不是人为的，命中注定你不能充足，人又怎么能充足呢？所以张良的杰出功绩和高尚行为，功盖千古；范蠡功成后无声隐退，声名永留天地；陶渊明喜欢喝酒，人们并未批评他贪醉；林和靖栽种梅树，世人都称其闲雅。这都是以一己喜好为满足，无意于更多贪求，能够以功名和道德的适当成就而满足，所以芳名永留人间，高风天地长存。人若能获得一点官位，有些许俸禄，便应当对功名感到满足；有旧衣短衫可穿，有粗粮淡菜可食，就应当满足于衣食。有竹篱茅舍，荜门草窗的房子可居，就应满足于安居；手持藤杖脚蹬草鞋，有驴骑有小船坐，便应满足于出行；有山可砍柴，有水可打鱼，便应当满足于田园；家有满床书画，四壁图书，便应当觉得拥有了珍宝；没有人敲门打扰，心头有闲情，便应当享受了足够的荣华；盖着被子，可以一觉睡到日上三竿，便应当满足于生活享受；看花酌酒，对月高歌，便应当满足于娱乐了；饱读诗书满腹，创作词赋等身，便应当说满足于才华了。这就是知足者常足，不再去求取那些觉得还未足够的事物。满足果真是尽力求取能得到的吗？

所以我说：对贫富状况满足的人，能够视富贵如浮云而从容不迫；对取舍满足的人，能够享受自然赐予的江山风月美景；对眼界满足的人，能够有天空海阔的襟怀；对贫困安然自足的人，拥有像颜回一样的恬淡；对官位进退能安然自足的人，拥有可以像汉初隐士一样的清高；能满足于安闲的人，能获得隐居生活的静逸；以游山玩水为满足的人，有着闲云出岫、倦鸟归飞的从容；以吟诗著书为满足的人，能够真正得到诗歌的旷达意境；能满足于田间野居的人，能够体会陶渊明、蒋诩等隐士的独处闲适；能在嬉游中满足快乐的人，就像孔子跟弟子在沂水戏游歌舞一样潇洒。以上这些人，在任何地方都能得到平安，没有一日不会感到不满足，与人没有竞争之心，达到物我两忘的境界，这种心态自有无穷妙处，可以打破多少尘世间的烦劳。为何要舍去心中容易获得的满足，而去追求身外没有止境的贪念？这样做，果真会有所得吗？怕是很愚昧无知啊！纵观那些功名取得上进，却丧失心中道德的人，每日奔忙都不知道满足，试看金日磾、张安世那样显赫，最终招来杀身之祸；石崇、邓通那么富贵，终遭灭族的下场。明智者能不将这些如同水中月、镜中花一样视作幻影，保持谦虚而拒绝自满吗？那些低俗的人，宁可石头焚烧，冰山冻结，也要人心不足蛇吞象，只贪眼前利益，恨不得宅第连云，金银珠宝堆积如山，举世无双，无人可比，贪欲犹未满足，这正是不知满足的人。我听说骆驼贪吃而被荆棘刺伤，蜗牛贪心上爬而粘在墙壁枯死，都是属于这一类。他们跟那些懂得珍惜福分，将不必要的享受还给造物主的人相比差太远了！

高子怡养立成

【原文】

高子曰：恬养一日之法：鸡鸣后睡醒，即以两手呵气一二口，以出夜间积毒。合掌承之，搓热，擦摩两鼻旁，及拂熨两目五七遍。更将两耳揉捏扯拽，卷向前后五七遍。以两手抱脑后，用中食二指弹击脑后各二十四。左右耸身舒臂，作开弓势，递互五七遍后，以两股伸缩五七遍。叩齿，漱津满口，作三咽，少息。因四时气候寒温，酌量衣服。起服白滚汤三五口，名太和汤。次服平和补脾健胃药数十丸。少顷进薄粥一二瓯，以蔬菜压之。勿过食辛辣及生硬之物。起步房中，以手鼓腹行五六十步。或往理佛，焚香诵经，念佛作西方功德。或课儿童学业，或理家政。就事欢然，勿以小过动气，不得嗔叫用力。杖入园林，令园丁种植蔬菜，开垦沟畦，芟草灌花，结缚延蔓，斫伐横枝，毋滋冗杂。时即采花插瓶，以供书斋清玩。归室宁息闭目，兀坐定神。

顷就午餐，量腹而入，毋以食爽过多，毋求厚味香燥之物以烁五内。食毕，饮清茶一二杯，即以茶漱齿，凡三吐之，去牙缝积食。作气起，复鼓腹行百余步而止。或就书室，作书室中修行事。或接客谈玄，说闲散话。毋论是非，毋谈权势，毋涉公门，毋贪货利。或共客享粉糕面食一二物，啜清茗一杯，忌食水团、粽子、油炸坚滞腻滑等食。起送客行，或共步三二百步归，或昼眠起，或行吟古诗，以宣畅胸次幽情，能琴者抚琴一二操。时自酌量身服，寒暖即为加减，毋得忍寒不就增服。于焉杖履门庭林薄，使血脉流通。

时乎晚餐，量腹饥饱，或饮酒十数杯，勿令大醉，以和百脉。篝灯冬月看诗，或说家，一二鼓始就寝。主人晏卧，可理家庭火盗生发。睡时当服消痰导滞、利膈和中药一剂。心头勿想过去未来、人我恶事，惟以一善为念，令人不生恶梦。时或心神不宁，常多梦魇，当以朱砂三钱，作红绢袋盛之，置发顶内，或以麝脐毛壳置枕内厌之。或临卧时口诵“婆删婆演帝”二十一遍，绝梦魇更验。想此为主夜之神讳也。房中暗灯上置茶汤令暖，以供不时之需。榻前时焚苍术诸香，勿令秽污，以辟不祥。夏月不可用水展席，冬月不可以火焙衣，二事甚快一时，后日疾作不浅。老人衰迈，冬月畏寒，可以锡造汤婆注热水，用布囊包以避湿，先时拥被团簇，临睡甚暖，又可温足，且远火气。此吾人一日安乐之法，无事外求之道，况无难为，人能行之，其为受福，实无尽藏也。是非养寿延年之近者欤？毋以近而忽之。道不在远，此之谓耳。

【白话解】

高子说：一日中的养生之法如下。鸡鸣后醒来，就两掌合掌呵气一两口，以呵出夜间积聚的不干净气息。两手相对，互搓发热后，摩擦鼻子的两旁，然后再轻熨两目五至七遍。再将两耳揉捏扯拽，卷向前后五至七遍。接下来用两手抱脑后，用中指、食指弹击脑后各二十四下。然后左右耸身舒臂，作开弓势，左右开弓五至七遍，最后将两腿伸缩五至七遍。叩齿，唾液满口时，分作三次吞咽，休息一下。顺应四时气候寒温不同，增减衣服。起床后喝白开水三至五口，这叫太和汤，再服性味平和的补脾健胃药数十丸。过一会儿，吃清淡稀粥一两碗，并用蔬菜来压食。不要过多吃辛辣及生硬的食物。起身在房中行走，用手抚摩腹部，行走五六十步。或去拜佛，焚香诵经，念佛作西方功德。或教导儿童的学业，或处理家务。做事的时候要心境欢欣，不要因小错而动气，更不得用力怒喊。然后拄杖走进园林，让园丁种植蔬菜，开沟垦地，除草浇花，捆扎藤蔓，修理枝叶，不让草木杂乱生长。按照时令采花插瓶，以供书斋装点。回到房间后平静呼吸，闭目静坐，安定神志。

然后吃午餐，要随食量而吃，不要觉得味美就多吃，不要吃厚味香燥的食物来烁灼五脏。食后，喝清茶一两杯，并用茶水漱口，漱三次后再吐出，可以去掉牙缝中的积食。然后提气起身，用手反复抚摩腹部，行走百余步便停止。或到书室，做书室中该做的事。或接待客人聊天，说闲散话。不要议论是非，不谈权势，不谈官场之事，不要贪说财利。或与客人一起吃点粉糕、面食，喝一杯清茶。不要吃水团、粽子或油炸坚硬腻滑的食物。起身送客，或与客人共走二三百步，归来后，或午休，或吟诵古诗，以宣畅胸中的情怀，会弹琴的，可抚琴一两曲。随时注意身上衣物，觉寒觉暖就酌情添减，不要忍冻还不去添衣。然后就拄杖在门庭的草木之中散步，使血脉流通。

按时吃晚餐，根据食量不要过饥过饱，或饮酒十几杯，但不要喝醉，可以疏通血脉。冬日晚上挑灯看看诗或小说，到了一二更就要睡觉。主人睡卧前，可以检查家中防火防盗的情况。睡时应当服消痰导滞、利膈和中的药物一剂。心中不要想过去未来、别人和自己的不好事情，只是抱着善念入睡，便不会做噩梦。有时心神不宁，常有梦魇，可用朱砂三钱，用红绢袋包好，放在头顶的头发内，或将麝脐的毛壳放在枕内来镇魇。或临卧时口诵“婆删婆演帝”二十一遍，如此消除梦魇更为灵验，想来这是主夜神灵的名讳吧。房中的暗灯上放置一碗茶汤，使它保持温暖，以便不时之需。榻前常焚苍术等香药，不让居室气味污秽，以避病邪。夏月不可用水洗席，冬月不可用火烤衣物，这两种做法只是一时舒服，日后疾病发作时会很重。老人年老体衰，冬天怕冷，可以用锡制汤婆子灌热水，用布包好避免弄湿，先放在被盖里暖被，临睡时就暖了，又可以拿来熨脚，且没有火气。这是我一日的安乐生活法则，没有什么需要别人帮忙的，况且并不难办，人若能这样去做，会受福不尽。这是不是延年益寿最容易的方法呢？不要因这些事太平常了而忽视，真正有用的道理并不远在天边，说的就是这个意思。

高子游说

【原文】

高子曰：时值春阳，柔风和景，芳树鸣禽，邀朋郊外踏青，载酒湖头泛棹。问柳寻花，听鸟鸣于茂林；看山弄水，修禊事于曲水。香堤艳赏，紫陌醉眠。杖钱沽酒，陶然浴沂舞风。茵草坐花，酣矣行歌踏月。喜鸂鶒之睡沙，羡鸥凫之浴浪。夕阳在山，饮兴未足，春风满座，不醉无归。此皆春朝乐事，将谓闲学少年时乎？

夏月则披襟散发，白眼长歌，坐快松楸绿阴，舟泛芰荷清馥，宾主两忘，形骸无我。碧筒致爽，雪藕生凉。喧卑避俗，水亭一枕来熏；疏懒宜人，山阁千峰送雨。白眼徜徉，幽欢绝俗，萧骚流畅，此乐何多？

秋则凭高舒啸，临水赋诗，酒泛黄花，馔供紫蟹。停车枫树林中，醉卧白云堆里。登楼咏月，飘然元亮高闲；落帽吟风，不减孟嘉旷达。观涛江渚，兴奔雪浪云涛；听雁汀沙，思入芦花夜月。萧骚野趣，爽朗襟期，较之他时，似更闲雅。

冬月则杖藜曝背，观禾刈于东畴；策蹇冲寒，探梅开于南陌。雪则眼惊飞玉，取醉村醪；霁则足蹑层冰，腾吟僧阁。泛舟载月，兴到郯溪，醉榻眠云，梦寒玄圃[1]。何如湖上一蓑，可了人间万事。

四时游冶，一岁韶华，毋令过眼成空，当自偷闲寻乐。已矣乎！吾生几何？胡为哉每怀不足？达者悟言，于斯有感。山人游具，聊备如左。

【注释】

[1] 玄圃：又称县圃、平圃、元圃，传说是昆仑山顶的神仙居处，黄帝之下都。

【白话解】

高子说：时值春天，风和日丽，树木花开，禽鸟鸣叫，可以邀请朋友到郊外去踏青，携酒泛舟于湖上。散步树林之中，一边赏花观柳，一边听林中鸟儿鸣唱；欣赏山水，在水边祭祀，以除不祥。此刻，花香满湖堤，在万紫千红中沉醉。取钱买一杯酒，如同孔子在沂水中舞风沐浴一样陶然自得。坐在青草地上赏花，醉了就放歌踏月。既喜爱睡沙的鸳鸯，又羡慕浴浪的野鸭。等到夕阳已到山边，饮酒兴致未尽，春风满座，不醉不归。这些都是春天的乐事，可以说是偷闲回到少年时吧！

夏天则披衣散发，仰天高歌，快乐悠闲地坐在松树和楸树的绿荫下，或泛舟湖中呼吸菱角荷花的清香，主人和宾客一起沉醉，连身躯都好像不存在了。碧荷使人感到清爽，雪藕让人心生凉意。避开尘世喧嚣，焚香枕睡于水亭；懒洋洋的让人感觉快意，千峰山阁送来蒙蒙细雨。再放眼观景，独自欢愉断绝尘俗，潇洒飘逸，快乐何其多？

秋天则登高长啸，在水边赋诗，喝着菊花美酒，吃着肥美紫蟹；停车在枫林中，醉卧在白云堆。有时登高楼咏月，飘逸得好像高洁闲静的陶渊明（字元亮）；或任帽子随风吹去，不减当年晋朝孟嘉的旷达。在江岸观看浪涛，兴志高扬与浪花齐飞；沙州静听雁鸣，思绪遥想芦花夜月。秋天树木萧条，野外别有情趣，天空高旷令人襟怀爽朗，与其他季节相比，更加显得闲雅。

冬天则拄着木杖晒太阳，看着东边的田里收割的谷子；冒着寒冷，骑上驴子到城南郊外，探看梅花开否。下雪时惊觉满眼飞玉，正适合饮村酿美酒一醉方休；雪后初晴就踩着冰块，到寺庙里吟诗。在湖上泛舟到月亮升起，雅兴来了，随意而行。醉卧榻上，天寒梦中好像在昆仑山顶一样。不如湖上穿一袭蓑衣独钓，忘怀人间万事。

四时景致不同，一年韶华易逝，不要让这一切成为转眼即逝，一定要抓紧时间寻求快乐。啊，生命有几何？为什么还要经常感到不满足呢？通达的人听了我的话，一定有所感悟。下面我将游山的游具，略述如下。

高子交友论

【原文】

高子曰："《毛诗序》云：自天子以至庶人，未有不须友道以成者也。但今之世，友道日偷，交情日薄，见则握手相亲，背则反舌相诋，何人心之不古乃尔？此辈自薄，非薄我也。不知诋我以悦他人，他人有心亦防尔诋。自己辗转猜忌，智巧百出，视友道为路尘，宜管鲍陈雷之绝世也。吾意初与人交，深情厚貌，不易洞晓，何术以知其心地之善恶，情性之邪正也？但以吾心之美恶邪正以交其人，彼虽奸险，欲伺我隙，我无隙可伺，彼将奈何？彼虽贪婪，欲窥我败，我无败可窥，彼将奈何？与之谈，必先以仁义，彼之愚我邪我之言，勿听也。与之饮，必敬以酒食，彼之诱我乱我之事，勿行也。我无私，彼将何以行其私？我无好，彼将何以投吾好？自防谨密，则郛郭坚完，外操矛盾，何以祸我？但今之人自作恶业丑行，始欲人协己谋，取必与，乃厚人若骨肉，虽父母妻子不若也。苟所谋幸成，则人必挟我，求不遂，即变交好为寇仇，非金帛货殖不解也。果人祸我？抑果自祸而然耶？人心孰不乐为善？但以正感正，以邪感邪，邪正分于应感，岂果人人皆小人，而世无君子耶？道谊之在天下，亦未全灭也，但千百中一二耳，奈何移君子之道谊，而近全于市人，在在有之也。此又何说哉？近辈有与胜己者谈，不问其言之是非、啧啧是赞，听彼大言不惭。与不若己者谈，不论其言之可否，嘐嘐是诋，愧彼缄言似讷。遂使过无从知，善无从进，直谅之道，三益之友，淹没无闻矣。

夫贵者能以直友为可重，则事功日进，而望誉日隆。富者能以直友为可宝，则家业日昌，而声名日著。奈何对贵者而言直，不惟交疏，且目为妄人；语富者而言直，不惟友薄，且名为恶客。求其德贤者而亲之，耻佞人而远之者，几人哉？非富贵之高品，不能自别也。但以直自居，以道自重者，是果为妄人，又果为恶客？乃曲誉取怜，求为富贵交耶？借得贵者一顾盼，所荣几多？富者一餍饫，所饱几日？靡靡焉以直道自委，甘心效奴隶之恭、妾媵之媚以悦人哉！古者贵择交，且交以心，匪交以面也；交不能择，友不以心，是诚面交矣，何能久且敬哉？故君子宁寡交以自全，抱德以自重，乃鄙泛交以求荣，趣附以自贱也。又若一辈，与富者交，惟欲利其利；与贵者交，惟欲利其势。使世人不以势利横胸中，不以智巧媒径路，则人人圣贤矣，又何慕富之德，贵之贤，乃委身于白日，相从于朱门哉？即其口食自足于一朝，家将何物供厨烟于三炊？

人当以此心谅人之心，勿以世道求古之道，则交全而谊厚矣。他如同门同业，一贵一贫，在贵者当念其穷，勿以路人视故人，分所有以周急，厚道也。在穷者亦当安其穷，勿羡人以怨人，希所有以自足，亦厚道也。奈何贵者不古，而穷者不明，昧此二者，何得于友耶？举世皆尔尔，果何人为丈夫哉？交情乃见矣。彼山人词客，迈德弘道，贲于丘园，抱河岳之灵，而飘然浪游，欲出与寰宇为友者，此正吾人所欲交与游，愿闻其艺而甘心焉者。惜乎今之时同调者罕其人，而朱门无容辙，遂使诸君冥心物外，介然绝俗，高枕岩阿，而无意海宇，使中原意气，化作秋云，尚友之心，不得圆满如意，是一恨也。彼堪舆诸家，欲兆我先知富贵祸福之机者，皆高贤也。奈老人无意无荣枯，何能从人起朽骨而辟山灵，转灾年而为福日，汲汲乎逐高贤之脚舆力骑哉？敢谢所闻，而且从吾之僻也。余寡交，自少及老无几人，皆余社友也。况性不能附人就事成苟合，追复古道虽拳拳，奈何世之凉德往往耳。吾于友道重有感于今日，安得大执金刚如达摩西来，化度友道，使复古敦素，顿脱一切业心恶劫，共欢无我无人法界，证上菩提？此余第一大愿。”

【白话解】

高子说：“《毛诗序》说：从天子到庶民百姓，没有不靠朋友而能成事的。但现在的世道，朋友之道已经变了，交情日渐淡薄，人们见面表面握手相亲，背后却相互诋毁，人心不古怎么到了这种地步？这样的人其实是轻薄他自己，并不能轻薄我。须知诋毁我来讨好他人，他人也一样会小心防备你诋毁他。自己反复猜忌，用尽心思，将友道视作尘土，难怪管仲与鲍叔牙、陈重与雷义那种古人的友谊已经不复存在了。我认为，初次与人结交，表面上都情深意厚，并不容易洞察真心，有什么方法可以知道对方的心地善恶，情性好坏呢？只要用自己心中的善恶好坏准则来与人相交，对方即使奸险，且想伺机害我，但我没有给他以可乘之机，对方又能怎样呢？对方即使很奸险，想窥视我的弱点，但如果我没有弱点可寻，对方又能怎样呢？与别人交谈，应当以仁义为先，别人愚弄我歪曲我的话，不要听进去。与别人宴饮，应当敬以酒食，对方诱惑我迷惑我的事，我不去做。只要我没有私心，对方又怎么能行其私欲呢？我没有偏好，对方又怎能投我所好呢？自己防备得严密，像城墙一样坚固完整，别人即使在外兴兵，又怎么能够伤害到我呢？但现在的人，自己做了坏事，希望有人同谋，就什么都可答应，对人好得如同骨肉至亲，连父母妻子都比不上。如果所谋侥幸成功了，那么此人就可以要挟你，要求一旦没有得到满足，就会从友好变为仇敌，非用金银财物不能化解。这是别人害你吗？还是自己害自己成这样的呢？人心没有不乐于为善的，用正道可感染正道，用邪道就会感染邪道，邪正的分别就在被感染的不同，哪里是世上人人都是小人，没有君子存在呢。朋友间的道义与情谊，并没有在天底下完全消失，但千百人中也只尚存一二了。无奈人们多是抛弃君子般的道义与情谊，而混同于市井之人，这种情况比比皆是，这有什么原因呢？现在的人，与比自己强的人交谈时，不管对方所说的是否正确，均一味啧啧称赞，对方更是大言不惭；与不如自己的人交谈，不管对方说得怎样，都加以诋毁，使对方惭愧而言语迟钝。这样使得自己有了过错也无从知晓，优点也没法长进，古人说友直、友谅、友多闻的三种交友之道，都被丢弃了。

位高的人如能重视率直的朋友，那么事业可以进步，声望与日俱增。富裕的人如能珍视率直的朋友，那么家业就会日渐昌盛，而声名也会日渐远扬。怎奈对位高的权贵直言，不但交往会生疏，而且还会被视为狂妄；对富裕的人直言，不仅友情会淡薄，并且还会说你是讨厌的客人。真正愿意与贤德的人亲近，耻于与无德的人交往而疏远他们的，能有几人呢？如果不是富贵人家中高尚品行的人，是很难区别对待的。不过自称率直的人，自认为重视道义的人，果真是因为狂妄和令人讨厌所以直言吗？恐怕是曲线赢取声誉使人同情，以求得到与富贵的人的交情吧？真得到了有权势者的一点照顾，能增添多少荣耀呢？真能在富人家享用美食，又能吃饱几天呢？为何要抛却自己的正直之道，甘心情愿像奴婢那样小心、像妾侍一样献媚，来讨好别人呢！古代的人看重择友，并且用心去相交，不仅仅限于表面的交往。交友没有选择，相交不以真心，这纯粹是表面交往，又怎么能长久和互相尊重呢？所以君子宁可少交友而保全自己，坚守道德以自重，而鄙视广泛的交友来求得荣誉，趋炎附势到作践自己。又如一些人，与富裕者交往，只是想得到好处；与权贵者交往，只是想依附别人的权势。假如世上的人心中都不贪恋势利，并且不利用智巧来谋求前途，那么人人都会是圣贤了，又何必以富裕为德行，以权贵为贤能，而委身于官府，奔走于豪门呢？所得不过一日的饮食，家里凭什么来供一日三餐呢？

人们应当将心比心，不要用世俗之道来要求古人之道，那么交情就会保全，友谊也会深厚了。如果是同门同业，却又一贵一贫，那么富贵的人应当同情贫穷的人，不要将老朋友视作路人，而应以自己的所有不时周济别人的急困，这就是厚道了。贫穷的一方也应安于贫穷，不要羡慕对方而经常埋怨，希图对方财物为自己所有，这也是厚道。无奈当今富贵者没有古风，贫穷者也不明智，不明白这两方面，怎么还能做朋友呢？世间人人如此，哪还有大丈夫呢？交情就这样了。而那些山野间人的文人，具有高尚的道德，居于丘园，胸怀河山的灵气，而飘逸地浪游，欲出离人世而与天地为友的，这正是我想结交与同游，得听其高见而甘心的那种人。可惜现在这样意向相同的人已经罕见了。而我府中又没有合适的位置，因此只好使诸君潜心于物外，特立独行脱离世俗，在山岩野居高枕，而无意于尘世俗务，使我当年中原立功的豪气，早就化作烟云，而崇尚交友的心，也得不到圆满如意，这是我的憾事。有些看风水的人，想告诉我预知祸福的关键，他们都是高人。只是我已经老了，无意于荣辱，怎么能跟他们去做挖起枯骨、开启山灵、把灾年转化为福日的事，辛劳地跟随高人们脚力去游方呢？敬谢这些劝告，还是回归我的僻居之处吧。我这个人交友很少，从年轻到年老只有几位朋友，都是我诗社的朋友。何况我生性不会附和别人苟且相安，虽然真心诚意追求古人之风，奈何世上多是薄德之人。我对于交友之道，现在特别有感触。哪能像达摩祖师西来，用金刚杵棒喝，感化世人的交友之道，使人们恢复古时的朴素醇厚，摆脱一切恶业恶行，大家一起进入无我无人的高尚境界同乐，达到大彻大悟的境界？这是我的第一大心愿。”

饮馔服食笺序

【原文】

高子曰：饮食，活人之本也。是以一身之中，阴阳运用，五行相生，莫不由于饮食。故饮食进则谷气充，谷气充则血气盛，血气盛则筋力强。脾胃者，五脏之宗，四脏之气皆禀于脾，四时以胃气为本。由饮食以资气，生气以益精，生精以养气，气足以生神，神足以全身，相须以为用者也。人于日用养生，务尚淡薄，勿令生我者害我，俾五味得为五内贼，是得养生之道矣。余集首茶水，次粥糜、蔬菜，薄叙脯馔醇醴、面粉糕饼果实之类，惟取实用，无事异常。若彼烹炙生灵，椒馨珍味，自有大官之厨，为天人之供，非我山人所宜，悉屏不录。其他仙经服饵，利益世人，历有成验诸方，制而用之有法，神而明之在人。择其可饵，录之以为却病延年之助。惟人量己阴脏阳脏之殊，乃进或寒或热之药，务令气性和平，嗜欲简默，则服食之力，种种奏功。设若六欲方炽，五官失调，虽饵仙方，终落鬼籍，服之果何益哉？识者当自商榷。编成笺曰《饮馔服食》。

【白话解】

高子说：饮食是维持人体生命活动的根本。因此人的一身之中，阴阳的运用，五行的相生，没有不从饮食开始的。饮食入胃则谷气充足，谷气充足则血气旺盛，血气旺盛则筋强有力。脾胃是五脏的主导，其余四脏的气机都秉承于脾，四时的脉象都以胃气为根本。饮食能长养元气，元气可充益真精，真精可滋养元气，元气充足可以生发精神，精神充足可以使身体得到保全，它们都是相互协助共同作用的。人们的日常养生，务必要饮食淡薄，不要让本来助长生命的东西变成了危害生命的因素，使食物的五味变成损害五脏的内贼，这样才可以说是懂得了养生之道。我在本卷所收集的内容，首先列茶，然后是粥糜、蔬菜，略为介绍下肉脯、菜肴、美酒、饮品、面粉糕饼、果点之类，只取实用的知识，不录怪异的内容。那些烹烤肉食，多用胡椒香料的贵重饮食，自有任职高位的厨师，供给天子和贵人们，不适合我们这些山野村夫，所以一概摒弃不录。另外道教的服饵配方，对世人有益，历来有不少现成有效验的配方，制备和应用均有固定方法，全在于人们灵活选用。故选择适合服用的，收录在此作为人们却病延年的参考。人们应当考虑自己体质属阴属阳的差异，分别进服或寒或热的药物，务必使自己性情平和，减少嗜欲，这样服食药饵的功用，就会发挥各种效果。如果七情六欲都过盛，五官喜好声色没有节制，那么即使服食仙方，也难免早死而被列入鬼籍，纵然服用这些又有什么益处可言呢？明白的人应当好好思量。本卷编成，取名为“饮馔服食笺”。

序古诸论

【原文】

真人曰：“脾能母养余脏，养生家谓之黄婆。司马子微教人存黄气，入泥丸，能致长生。太仓公言安谷过期，不安谷不及期。以此知脾胃全固，百疾不生。江南一老人，年七十三岁，壮如少者。人问所养，无他术，平生不习饮汤水耳，常人日饮数升，吾日减数合，但只沾唇而已。脾胃恶湿，饮少胃强，气盛液行，自然不湿，或冒热远行，亦不念水。此可谓至言不烦。”

【白话解】

真人说：“脾能像母亲一样滋养其余四脏，养生家称它为黄婆。司马承祯教导人们存想黄气，上入脑中，能达成长生。仓公说饮食适宜能超过应活的寿数，饮食不适宜的话则短于应有的寿数。由此而知脾胃功能健全则百病不生。江南有一位老人，已经七十三岁了，健壮得好像年轻人。人们问他养生之道，他说没有秘诀，只是平生不习惯喝汤水而已，常人每日喝数升，我每日减少到数合，只是略沾嘴唇而已。脾胃厌恶湿气，喝水少则胃强，气机充盛水液流行，自然不会生湿气。有时冒着炎热远行也不会想喝水。这可以说是要言不烦。”

【原文】

“食饮以时，饥饱得中，水谷变化，冲气融和，精血以生，荣卫以行，脏腑调平，神智安宁。正气充实于内，元真通会于外，内外邪沴，莫之能干，一切疾患，无从而作也。”

【白话解】

“饮食按时，饥饱适中，体内水谷消化良好，生成平和的元气，精血继而得以生成，营卫之气得以正常运行，于是脏腑调，精神安宁。体内正气充实，真气通达在外，那么身体内外的邪气都不能干扰，一切疾病也就无从发生了。”

【原文】

“饮食之宜，当候已饥而进食，食不厌熟嚼；仍候焦渴而引饮，饮不厌细呷。无待饥甚而食，食勿过饱；时觉渴甚而饮，饮勿太频。食不厌精细，饮不厌温热。”

【白话解】

“饮食的适宜方式，是应当感到饥饿的时候才进食，进食时要细嚼慢咽；等到很渴的时候才喝水，喝水不妨小口轻呷。不要等非常饥饿才进食，进食不要太饱。经常到很渴时才喝水，喝得不要太频繁。食物以精细为好，喝水以温热为好。”

【原文】

太乙真人《七禁文》其六曰：“美饮食，养胃气。”彭鹤林曰：“夫脾为脏，胃为腑，脾胃二气，互相表里。胃为水谷之海，主受水谷，脾为中央，磨而消之，化为血气，以滋养一身，灌溉五脏。故修生之士，不可以不美其饮食。所谓美者，非水陆毕备，异品珍馐之谓也。要在乎生冷勿食，粗硬勿食。勿强食，勿强饮。先饥而食，食不过饱；先渴而饮，饮不过多。以至孔氏所谓‘食饐而餲，鱼馁而肉败不食’等语。凡此数端，皆损胃气，非惟致疾，亦乃伤生。欲希长年，此宜深戒。而亦养老奉亲，与观颐自养者之所当知也。”

【白话解】

太乙真人《七禁文》其中第六条说：“饮食可口，可以滋养胃气。”彭鹤林说：“脾为脏，胃为腑，脾胃二气，互为表里。胃被称为水谷之海，以受纳水谷为主；脾位居中央，磨碎消化水谷，化为血气来滋养全身，灌溉五脏。因此养生的人，不可不让饮食可口。所谓可口，不是非得山珍海味齐备，有特殊食品和珍奇制作，而是要注意不要吃生冷食物，不要吃粗硬食物；不要勉强进食，不要勉强喝水；不等感觉饥饿就进食，但不要吃得过饱；不等感觉口渴就喝水，但不要喝得过多；还有孔子所说的‘粮食陈旧和变味了，鱼和肉腐烂了，都不吃’等。但凡这些情况，都会有损胃气，不但会导致生病，还会损害生命。如果希望长寿，这些都要谨戒。这些都是侍奉父母、自我保养时应该知道的。”

汤品类

青脆梅汤

【原文】

用青翠梅三斤十二两，生甘草末四两，炒盐一斤，生姜一斤四两，青椒三两，红干椒半两。将梅去核，擘开两片。

大率青梅汤家家有方，其分两亦大同小异。初造之时，香味亦同，藏至经月，便烂熟如黄梅汤耳。盖有说焉：一者青梅须在小满前采，捶碎核，去仁，不得犯手，用干木匙拨去，打拌亦然。捶碎之后，摊在筛上，令水略干。二用生甘草。三用炒盐，须待冷。四用生姜不经水浸，擂碎。五用青椒，旋摘晾干。前件一齐炒拌，仍用木匙抄入新瓶内，止可藏十余盏汤料者，乃留些盐掺面，用双重油纸紧扎瓶口。如此，方得一脆字也。梅与姜或略犯手，切作丝亦可。

【白话解】

用青翠梅三斤十二两，生甘草末四两，炒盐一斤，生姜一斤四两，青椒三两，红干辣椒半两。将梅去核，掰成两片。

制作青梅汤每家都有自己的方法，其分量也大同小异。才制成时，香味也相同，收藏一个月以后，便烂熟得像黄梅汤了。做法是有讲究的：一是所用的青梅须在小满前采摘，将核捶碎，去仁，不得与手直接接触，用干木匙拨去，打拌也可以。捶碎之后，摊在筛上，将水稍微滤干。二是要用生甘草。三是要用炒盐，须冷后待用。四是所用的生姜，不用水浸，擂碎使用。五是所用的青椒，随用随摘，晾干用。将以上的东西一起搅拌，用木匙将它装进新瓶里，瓶子用只能装十余杯汤大小的，然后留些用盐和面，用双层油纸封闭瓶口，紧紧包扎。这样，梅子才能保持爽脆。梅与姜如果不小心用手碰过，将它切成丝也同样可以。

黄梅汤

【原文】

肥大黄梅蒸熟去核净肉一斤，炒盐三钱，干姜末一钱半，紫苏二两，甘草、檀香末随意，拌匀，置磁器中晒之，收贮，加糖点服。夏月调水更妙。

【白话解】

取大个的黄梅，蒸熟，去核，用净肉一斤，炒盐三钱，干姜末一钱半，紫苏二两，甘草、檀香末随意少许，一起拌匀，置瓷器中晒干，收好贮藏，用时加糖冲服。夏天冲水喝更妙。

凤池汤

【原文】

乌梅去仁留核一斤，甘草四两，炒盐一两，水煎成膏。一法：各等分三味，杵为末，拌匀，实按入瓶。腊月或伏中合，半年后焙干为末，点服。或用水煎成膏亦可。

【白话解】

乌梅去仁，保留梅核，用一斤的量，加甘草四两，炒盐一两，用水煎成膏。另一种做法以上三味取同等分量，杵烂成末，拌匀，紧实地按入瓶中。在腊月或伏天制作，半年后，焙干研为末，冲服。或用水煎成膏也可。

橘汤

【原文】

橘一斤，去壳与中白穰膜，以皮细切，同橘肉捣碎，炒盐一两，甘草一两，生姜一两，捣汁和匀。橙子同法。曝干，密封。取以点汤服之，妙甚。

【白话解】

一斤橘子，剥去壳和中间的白穰膜，将它的皮切细，同橘内一起捣碎，炒盐一两，甘草一两，生姜一两，捣汁和匀。橙子同法。晒干，密封。取一些冲水服用，甚妙。

杏汤

【原文】

杏仁不拘多少，煮，去皮尖，浸水中一宿。如磨绿豆粉法，挂去水，或加姜汁少许，酥蜜点。又，杏仁三两，生姜二两，炒盐一两，甘草为末一两，同捣。

【白话解】

杏仁，不拘多少分量，用水煮，去除皮尖，浸泡在水中一晚。像磨绿豆粉那样，滤去水，或加姜汁少许，用酥蜜冲泡。另一法：用杏仁三两，生姜二两，炒盐一两，将甘草研为末一两，共同捣碎。

茴香汤

【原文】

茴香、椒皮六钱，炒盐二钱，熟芝麻半升，炒面一斤，同为末，热滚汤点服。

【白话解】

茴香、椒皮六钱，炒盐二钱，熟芝麻半升，炒面一斤，一起打成粉末，用开水冲服。

梅苏汤

【原文】

乌梅一斤半，炒盐四两，甘草二两，紫苏叶十两，檀香半两，炒面十二两，均和点服。

【白话解】

乌梅一斤半，炒盐四两，甘草二两，紫苏叶十两，檀香半两，炒面十二两，拌和均匀冲服。

天香汤

【原文】

白木樨盛开时，清晨带露，用杖打下花，以布被盛之，拣去蒂萼，顿在净器内，新盆捣烂如泥，榨干甚，收起。每一斤，加甘草一两，盐梅十个，捣为饼，入磁坛封固。用沸汤点服。

【白话解】

白桂花盛开时，趁清晨带着露水，用木杖将花打落，用布被装盛，拣去蒂、萼后，放在干净的器皿内，然后倒在新盆里捣烂如泥，用力榨干，收藏起来。每一斤桂花，加甘草一两，盐梅十个，捣成饼，装入瓷坛密封。喝时用开水冲服。

暗香汤

【原文】

梅花将开时，清旦摘取半开花头连蒂，置磁瓶内，每一两重，用炒盐一两洒之，不可用手漉坏。以厚纸数重，密封置阴处。次年春夏取开，先置蜜少许于盏内，然后用花二三朵置于中，滚汤一泡，花头自开，如生可爱，冲茶香甚。（一云蜡点花蕊阴干，如上加汤亦可。）

【白话解】

梅花将开时，在清晨摘取半开的花朵，连蒂放入瓷瓶内，每装一两梅花，用炒盐一两洒在上面，不可用手拌以免损坏。用厚纸数层，密封置阴凉处。次年春夏取开，先放蜜少许在盏内，然后将两三朵花放在盏中，用滚汤略泡，花头自然张开，如鲜活时一样可爱，用来作茶饮非常清香。（另一种说法是将蜡梅蕊阴干，如上加汤也可以。）

须问汤

【原文】

东坡居士歌括云："二钱生姜（干用）一升枣（干用，去核），二两白盐（炒黄）一两草（炙去皮），丁香木香各半钱，酌量陈皮一处捣（去白），煎也好，点也好，红白容颜直到老。"

【白话解】

东坡居士有歌谣说道："生姜（晒干用）用上二钱，大枣（除去核，晒干用）用上一升，加上二两白盐（炒黄）和一两甘草（炙过，去皮），还有丁香、木香各半钱，再加少许陈皮（除去白穰）一起捣。煎水也好，冲泡也好，常服就可使容颜青春常驻一直到老。"

杏酪汤

【原文】

板杏仁用三两半，百沸汤二升浸盖，候冷即换沸汤。如是五度了，逐个掐去皮尖，入小砂盆内细研。次用好蜜一斤，于铫子内炼三沸，看滚掇起，候半冷，旋倾入杏泥，又研。如是旋添入研和匀，以之点汤服。

【白话解】

用三两半板杏仁，加二升百沸汤浸泡，待冷后揭开盖子，便再换开水。如此五次后，逐个掐去皮尖，放入小砂盆内细研。再用上好的蜂蜜一斤，装入铫子内烧沸三次，等它滚烫后取出，待到半冷，立刻倒入杏泥，再次研磨。这样反复添入研细和匀，将它冲汤服用。

凤髓汤

【原文】

润肺，疗咳嗽。

松子仁　胡桃肉（汤浸去皮）各用一两　蜜半两

上件研烂，次入蜜和匀。每用，沸汤点服。

【白话解】

功效为润肺，可以治疗咳嗽。

松子仁、胡桃肉（热水浸去外皮）各用一两，蜂蜜半两。

先将两种药研烂，再放入蜜和匀。每次使用时，用开水冲服。

醍醐汤

【原文】

止渴生津。

乌梅一斤（捶碎，用水两大碗同熬作一碗，澄清，不犯铁器） 缩砂二两（研末） 白檀末一钱 麝香一字[1] 蜜三斤

将梅水、缩砂、蜜，三件一处，于砂石器内熬之，候赤色为度。冷定，入白檀、麝香。每用一二匙点汤服。

【注释】

［1］一字：通常指用唐代“开元通宝”钱币（币上有“开元通宝”四字分列四周）抄取药末，填去一字之量。即一钱匕的四分之一量。

【白话解】

本方可以止渴生津。

乌梅一斤（捶碎，用水两大碗，一起煮成一碗，澄清过滤备用，这个过程不要接触铁器） 缩砂二两（研末） 白檀末一钱 麝香一字 蜜三斤

将梅水、缩砂、蜂蜜，三样一起放入砂石器内熬煮，等到颜色变红就可以了。晾凉后，加入白檀、麝香。每次用一两匙，冲汤服用。

水芝汤

【原文】

通心气，益精髓。

干莲实一斤（带皮炒极燥，捣罗为细末） 粉草一两（微炒）

上为细末，每二钱入盐少许，沸汤点服。莲实捣罗，至黑皮如铁不可捣，则去之。世人用莲实去黑皮，多不知也。此汤，夜坐过饥气乏，不欲饮食，则饮一盏，大能补虚助气。

【白话解】

功效为宣通心气，补益精髓。

干莲子一斤（连皮炒到完全干燥，捣碎，筛成细末） 粉甘草一两（略微炒过）

将上述两种药一起研为细末，每二钱放入少许盐，用沸汤冲服。莲子捣筛时，捣到剩下黑色外皮如铁色一样时，不可再捣，将它弃去。世人都食用莲实，但对要去掉黑皮这点，很多人都不知道。这种汤，夜间闲坐，感觉饥饿气乏，又不想吃东西，则饮一杯，能起补虚益气的作用。

茉莉汤

【原文】

将蜜调涂在碗中心抹匀，不令洋流。每于凌晨，采摘茉莉花三二十朵，将蜜碗盖花，取其香气熏之。午间去花，点汤甚香。

【白话解】

将蜂蜜调好涂在碗中心，抹匀，让它不会流动。每日凌晨，采摘茉莉花二三十朵，将蜜碗盖在花上，主要用其香气来熏染。到午间将花去掉，蜂蜜冲水服，非常清香。

香橙汤

【原文】

宽中，快气，消酒。

大橙子二斤（去核，切作片子，连皮用） 生姜一两（切半分片子焙干） 檀香末半两 甘草末一两 盐三钱

上二件，用净砂盆内碾烂如泥。次入白檀末、甘草末，并和作饼子，焙干，碾为细末。每用一钱，沸汤点服。

【白话解】

功效为调理脾胃，宣畅气机，解酒。

大橙子二斤（去核，切成片，连皮用） 生姜一两（切半片，焙干） 檀香末半两 甘草末一两 盐三钱。

上面前二样，先放入干净砂盆内碾烂到泥状。再加入白檀末、甘草末，一起做饼子，焙干，再碾为细末。每次服用一钱，用开水冲服。

橄榄汤

【原文】

止渴生津。

百药煎一两　白芷一钱　檀香五钱　甘草（炙）五钱

上件捣为细末，沸汤点服。

【白话解】

功效为止渴生津。

百药煎一两　白芷一钱　檀香五钱　炙甘草五钱

以上药物一起捣为细末，开水冲服。

豆蔻汤

【原文】

治一切冷气，心腹胀满，胸膈痞滞，哕逆呕吐，泄泻虚滑，水谷不消，困倦少力，不思饮食。（出《局方》。）

肉豆蔻仁一斤（面裹煨）　甘草（炒）四两　白面（炒）一斤　盐（炒）二两　丁香枝梗（只用枝）五钱

上为末，每服二钱，沸汤点服。食前服，妙。

【白话解】

本方治各种冷气，心腹胀满，胸膈痞滞，哕逆呕吐，虚症泄泻，水谷不消化，困倦乏力，不思饮食。（本方来自《局方》。）

肉豆蔻仁一斤（用面粉包裹煨熟） 甘草（炒）四两 白面（炒）一斤 盐（炒）二两 丁香枝梗（只用枝）五钱

以上打成粉末，每次服用二钱，开水冲服。吃饭之前服用，妙。

解醒汤

【原文】

中酒后服。

白茯苓一钱半 白豆蔻仁五钱 木香三钱 橘红一钱半 莲花青皮一分 泽泻一钱 神曲一钱（炒黄） 缩砂三钱 葛花半两 猪苓（去黑皮）一钱半 干姜一钱 白术二钱

上为细末和匀，每服二钱，白汤调下。但得微汗，酒疾去矣。不可多食。

【白话解】

醉酒后服用。

白茯苓一钱半 白豆蔻仁五钱 木香三钱 橘红一钱半 莲花青皮一分 泽泻一钱 神曲一钱（炒黄） 缩砂三钱 葛花半两 猪苓（去黑皮）一钱半 干姜一钱 白术二钱

以上打成细末和匀，每次服用二钱，白开水调下。只要微微发汗，醉酒不适的症状就消除了。不能多饮用。

木瓜汤

【原文】

除湿，止渴，快气。

干木瓜（去皮净）四两　白檀五钱　沉香三钱　茴香（炒）五钱　白豆蔻五钱　缩砂五钱　粉草一两半　干生姜半两

上为极细末，每用半钱，加盐，沸汤点服。

【白话解】

功效为除湿气，止口渴，行气。

干木瓜（去皮洗净）四两　白檀五钱　沉香三钱　茴香（炒）五钱　白豆蔻五钱　缩砂五钱　粉草一两半　干生姜半两

将它们研成非常细小的末，每次使用半钱，加盐，沸汤冲服。

无尘汤

【原文】

水晶糖霜二两　梅花片脑二分

上将糖霜乳细罗过，入脑子再碾匀。每用一钱，沸汤点服。不可多，多则人厌也。

【白话解】

水晶糖霜二两　梅花片脑二分

将糖放在乳钵内研细用筛过滤，加入片脑再碾匀。每次用一钱，开水冲服。不可吃得太多，太多会让人生厌。

绿云汤

【原文】

食鱼不可饮此汤。

荆芥穗四两　白术二两　粉草二两

上为细末，入盐，点用。

【白话解】

如果食用鱼类时，不可饮用此汤。

荆芥穗四两　白术二两　粉草二两

以上三味研为细末，加入盐，冲服。

柏叶汤

【原文】

采嫩柏叶，线系垂挂一大瓮中，纸糊其口，经月取用。如未甚干，更闭之，至干，取为末，如嫩草色。不用瓮，只密室中亦可，但不及瓮中者青翠。若见风则黄矣。此汤可以代茶夜话，饮之尤醒睡。饮茶多则伤人，耗精气，害脾胃，柏叶汤甚有益。又不如新采洗净，点更为上。

【白话解】

采集幼嫩柏叶，用线系紧，垂挂在一个大瓮中，用纸封糊瓮口，一个月后取用。如果还不是很干，就又将瓮口封好，直至干了为止，取出研为末，颜色像嫩草一样。如果不使用瓮，悬挂在密室中也可以，但不及放在瓮中的青翠。如果见风，就会发黄。这种汤可以代替茶水，晚上聊天喝，饮用后尤其消除困意。饮茶多会伤人，消耗精气，损害脾胃，而柏叶汤对人体十分有益。另，不如新采柏叶，洗净泡服，更好。

三妙汤

【原文】

地黄、枸杞实，各取汁一升，蜜半升，银器中同煎，如稀饴。每服一大匙，汤调、酒调皆可。实气养血，久服益人。

【白话解】

地黄、枸杞子，各取汁一升，加入蜂蜜半升，在银器中同煎，成稀糖浆。每次服用一大匙，用汤调、酒调都可以。可以补气养血，多饮有益。

干荔枝汤

【原文】

白糖二斤　大乌梅肉五两（用汤蒸去涩水）　桂末少许　生姜丝少许　甘草少许

上将糖与乌梅肉等捣烂，以汤调用。

【白话解】

白糖二斤　大乌梅肉五两（用汤蒸，倒去味涩的水）　桂末少许　生姜丝少许　甘草少许

将糖与乌梅肉等捣烂，用汤调服。

清韵汤

【原文】

缩砂末三两　石菖蒲末一两　甘草末五钱

入盐少许，白汤点用。

【白话解】

缩砂仁末三两　石菖蒲末一两　甘草末五钱

加入少许盐，用白开水冲服。

橙汤

【原文】

橙子五十个　干山药末一两　甘草末一两　白梅肉四两

上捣烂，焙干，捏成饼子，白汤用。

【白话解】

橙子五十个　干山药末一两　甘草末一两　白梅肉四两

以上材料捣烂，焙干，捏成饼子，用白开水送服。

桂花汤

【原文】

桂花（焙干为末）四两　干姜少许　甘草少许

上为末，和匀，量入盐少许，贮磁罐中，莫令出气。时常用，白汤点服。

【白话解】

桂花（焙干，研成细末）四两　干姜少许　甘草少许

将它们同研为末，和匀，放入少许盐，贮放在瓷罐中，不要让它漏气。平时经常服用，白开水冲用。

洞庭汤

【原文】

陈皮（去皮）四两　生姜四两

上将姜与橘皮同腌一宿，晒干。入甘草末六钱，白梅肉三十个，炒盐五钱，和匀，沸汤点用。

【白话解】

陈皮（去内皮用）四两　生姜四两

将姜与橘皮同腌一夜，晒干。放入六钱甘草末，白梅肉三十个，炒盐五钱，拌匀，开水冲服。

木瓜汤（又方）

【原文】

木瓜十两　生姜末二两　炒盐二两　甘草末二两　紫苏末十两

上五味和匀，沸汤点用。手足酸，服之妙。

又一方：加缩砂二两为末，山药末三两，消食，化气，壮脾。

【白话解】

木瓜十两　生姜末二两　炒盐二两　甘草末二两　紫苏末十两

将以上五味拌匀，用开水冲服。如果手足酸痛，服用后效果很好。

另一配方：加缩砂仁，研成细末，用二两；山药末三两。此方可以助消化、行气滞、健脾胃。

参麦汤

【原文】

人参一钱　门冬六分　五味三分

入小罐，煎成汤服。

【白话解】

人参一钱　门冬六分　五味三分

放入小罐，煎成汤服用。

绿豆汤

【原文】

将绿豆淘净下锅，加水，大火一滚，取汤停冷，色碧，食之解暑。如多滚则色浊，不堪食矣。

【白话解】

将绿豆淘洗干净，下锅，加水，用大火烧沸，盛起汤放冷，其颜色青翠，食用后可解暑。如果反复沸腾颜色便会变浊，就不可口了。

熟水类

稻叶熟水

【原文】

采禾苗晒干，每用，滚汤入壶中，烧稻叶带焰投入，盖密，少顷，泻服，香甚。

【白话解】

采禾苗晒干，每次使用时先将壶中的水烧开，然后烧稻叶，带着火焰投入水中，用盖子盖紧。一会儿就可以了，倒出来服用，很香。

橘叶熟水

【原文】

采取晒干，如上法泡用。

【白话解】

采来橘叶晒干，按上面方法泡水用。

桂叶熟水

【原文】

采取晒干，如上法泡用。

【白话解】

采来桂叶晒干，按上面方法泡水用。

紫苏熟水

【原文】

取叶，火上隔纸烘焙，不可翻动，候香收起。每用，以滚汤洗泡一次，倾去，将泡过紫苏入壶，倾入滚水。服之能宽胸导滞。

【白话解】

采叶，在火上隔纸烘焙，不能翻动，等到发出香气才收起。每次服用，先用开水洗泡一次，倒掉水，再将泡过的紫苏放入壶中，注入滚水。服用后能宽胸导滞。

沉香熟水

【原文】

用上好沉香一二小块，炉烧烟，以壶口覆炉，不令烟气旁出。烟尽，急以滚水投入壶内，盖密。泻服。

【白话解】

用上好的沉香一两小块，在炉上烧烟，以壶口覆盖住火炉，不让烟气从旁边冒出。等到烟尽，急忙将开水冲入壶内，盖密，然后倒出服用。

丁香熟水

【原文】

用丁香一二粒，捶碎，入壶，倾上滚水。其香郁然，但少热耳。

【白话解】

取丁香一两粒，捶碎，放入壶中，倾注滚水。其香气馥郁，只是丁香有点偏热。

砂仁熟水

【原文】

用砂仁三五颗，甘草一二钱，碾碎入壶中，加滚汤泡上。其香可食，甚消壅隔，去胸膈郁滞。

【白话解】

用砂仁三至五颗，甘草一两钱，碾碎后放入壶中，加滚开水冲泡。香气很开胃，有助于消除气机壅滞，可以消除胸膈滞气。

花香熟水

【原文】

采茉莉、玫瑰，摘半开蕊头，用滚汤一碗，停冷，将花蕊浸水中，盖碗密封。次早用时，去花，先装滚汤一壶，入浸花水一二小盏，则壶汤皆香霭可服。

【白话解】

取茉莉、玫瑰半开的蕊头，用滚开水一碗，放冷，将花蕊浸入水中，盖碗密封。次日早晨食用时，滤去花，先装滚汤一壶，再加入浸花水一两小盏，则整壶汤都香气浓郁，正好饮用。

檀香熟水

【原文】

如沉香熟水方法。

【白话解】

按沉香熟水方法制作。

豆蔻熟水

【原文】

用豆蔻一钱，甘草三钱，石菖蒲五分，为细片，入净瓦壶，浇以滚水。食之如味浓，再加热水可用。

【白话解】

用豆蔻一钱，甘草三钱，石菖蒲五分，切成细片，装入干净的瓦壶，将开水浇在上面后食用。如果味太浓，可再加些热水再用。

桂浆

【原文】

官桂一两（为末） 白蜜二碗

先将水二斗煮作一斗多，入磁坛中，候冷，入桂、蜜二物，搅三百余遍。初用油纸一层，外加绵纸数层，密封坛口五七日，其水可服。或以木楔坛口密封，置井中三五日，冰凉可口。每服一二杯，祛暑解烦，去热生凉，百病不作。

【白话解】

官桂一两（研为末） 白蜜二碗

先将二斗水煮成一斗多些，倒入瓷坛中，放冷后，放入官桂和白蜜二物，搅拌三百余遍。先用油纸一层，外加绵纸数层，再密封坛口五至七日，这水就可以服用了。或以木楔密封坛口，放到井中三至五日，冰凉可口。每次服用一两杯，可以祛暑解烦，除热生凉，减少疾病。

香橼汤

【原文】

用大香橼不拘多少，以二十个为规，切开，将内瓤以竹刀刮出，去囊袋并筋收起。将皮刮去白，细细切碎，笊篱热滚汤中焯一二次，榨干收起，入前瓤内。加炒盐四两，甘草末一两，檀香末三钱，沉香末一钱,不用亦可,白豆仁末二钱和匀,用瓶密封,可久藏。每用以箸挑一二匙,冲白滚汤服。胸膈胀满、膨气,醒酒化食,导痰开郁,妙不可言。不可多服,恐伤元气。

【白话解】

用大香橼不拘多少斤两,以二十个为准,切开,将内瓤用竹刀刮去,用囊袋盛装并用橡筋扎紧收起。将皮刮去白,细细切碎。放入笊篱中在热滚汤中煮一两次,榨干后收起,放入前瓤内。加炒盐四两,甘草末一两,檀香末三钱,沉香末一钱,不用也可以,加白蔻仁末二钱和匀,用瓶密封,可久藏。每次使用时用筷子挑一两匙,白开水冲服。可治胸膈胀满、腹胀鼓气,可以醒酒助消化,化痰开郁滞,功效妙不可言。不能过多服,恐怕伤损元气。

粥糜类

芡实粥

【原文】

用芡实去壳三合,新者研成膏,陈者作粉,和粳米三合,煮粥食之。益精气,强智力,聪耳目。

【白话解】

用芡实,除去壳,用三合,如果是新鲜的就研磨成膏,陈旧的就制成粉,加粳米三合煮粥食用。功效为补益精气,增强智力,使耳聪目明。

莲子粥

【原文】

用莲肉一两，去皮煮烂细捣，入糯米三合，煮粥食之。治同上。

【白话解】

用莲子肉一两，去皮煮烂捣细，加入糯米三合，煮粥食用。功效同上。

竹叶粥

【原文】

用竹叶五十片，石膏二两，水三碗煎至二碗。澄清去渣，入米三合煮粥，入白糖一二匙食之。治膈上风热，头目赤。

【白话解】

用竹叶五十片，石膏二两，水三碗煎至两碗。澄清去渣，加入三合米煮粥，再加白糖一两匙食用。可以治疗胸膈上部风热，头痛目赤。

蔓菁粥

【原文】

用蔓菁子二合，研碎，入水二大碗，绞出清汁，入米三合煮粥。治小便不利。

【白话解】

用蔓菁子二合，研碎，加入水二大碗，绞出清汁，再加米三合煮粥。可以治小便不利。

牛乳粥

【原文】

用真生牛乳一钟，先用粳米作粥，煮半熟，去少汤，入牛乳，待煮熟盛碗，再加酥一匙食之。

【白话解】

用真正的生牛乳一盅，先用粳米煮成粥，煮到半熟时去掉一些汤，加入牛乳，待煮熟后盛在碗中，再加酥一匙食用。

甘蔗粥

【原文】

用甘蔗榨浆三碗，入米四合煮粥，空心食之。治咳嗽虚热，口燥，涕浓，舌干。

【白话解】

用甘蔗榨汁成三碗，加入四合米煮粥，空腹食用。可以治疗虚热咳嗽，口干舌燥，鼻涕浓稠。

山药粥

【原文】

用羊肉四两烂捣，入山药末一合，加盐少许，粳米三合，煮粥食之。治虚劳骨蒸。

【白话解】

用羊肉四两捣烂，加入一合山药末，盐少许，粳米三合，煮粥食用。可以治疗虚劳和骨蒸。

枸杞粥

【原文】

用甘州枸杞一合，入米三合，煮粥食之。

【白话解】

用甘州产的枸杞一合，加入三合米，煮粥食用。

紫苏粥

【原文】

用紫苏研末，入水取汁。煮粥将熟，量加苏子汁，搅匀食之。治老人脚气。（须用家苏方妙。）

【白话解】

将紫苏研成末，加水取汁，煮到粥快要熟时，酌量加苏子汁，搅匀食用。可以治疗老人脚气。（须用家里种的紫苏方最妙。）

地黄粥

【原文】

十月内生新地黄十余斤，捣汁，每汁一斤，入白蜜四两，熬成膏，收贮封好。每煮粥三合，入地黄膏三二钱，酥油少许。食之滋阴润肺。

【白话解】

十月份采挖的新鲜地黄十余斤，捣成汁，每一斤汁内，加入白蜜四两，熬成膏，密封好收贮。每次煮好三合粥，加入地黄膏两三钱，酥油少许。食用后能滋阴润肺。

胡麻粥

【原文】

用胡麻去皮，蒸熟，更炒令香。用米三合，淘净，入胡麻二合研汁同煮，粥熟加酥食之。

【白话解】

将胡麻去皮，蒸熟，再炒香。用三合米，淘洗干净，放入二合胡麻，先研成汁加入一同煮，粥熟后加酥食用。

山栗粥

【原文】

用栗子煮熟，揉作粉，入米煮粥食之。

【白话解】

将栗子煮熟，揉成粉，加米煮粥食用。

菊苗粥

【原文】

用甘菊新长嫩头丛生叶，摘来洗净，细切，入盐，同米煮粥食之，清目宁心。

【白话解】

将甘菊新长的嫩头丛生叶，摘来洗净，切细后加盐，同米煮粥，食后可清目宁心。

杞叶粥

【原文】

用枸杞子新嫩叶，如上煮粥，亦妙。

【白话解】

将枸杞子的新鲜嫩叶，如上法煮粥，也很妙。

薏苡粥

【原文】

用薏仁淘净，对配白米煮粥，入白糖一二匙食之。

【白话解】

将薏仁淘净，配等量的白米煮粥，加入白糖一两匙食用。

沙谷米粥

【原文】

用沙谷米拣净，水略淘，滚水内下，一滚即起，庶免作糊。治下痢甚验。

【白话解】

将沙谷米拣洗干净，用水略微淘洗，放入滚水内，水沸腾便起锅，以免煮成糊状。用来治下痢十分灵验。

芜蒌粥[1]

【原文】

用砂罐先煮赤豆烂熟，候煮米粥少沸，倾赤豆同粥再煮食之。

【注释】

[1] 芜蒌粥：指豆粥。典出《后汉书》，芜蒌又作无蒌。刘秀与将士来到河北饶阳无蒌亭，十分饥饿疲劳，得公孙异进献豆粥解饥。故取此名。

【白话解】

用砂罐先将赤豆煮得烂熟，然后煮米粥，等稍稍沸腾后，倒入赤豆同粥再煮食用。

梅粥

【原文】

收落梅花瓣，净，用雪水煮粥，候粥熟，下梅瓣，一滚即起，食之。

【白话解】

收集落下的梅花瓣，洗干净，用雪水煮粥，等到粥熟，下入梅花瓣，一沸腾便起锅食用。

荼蘼粥

【原文】

采荼蘼花片，用甘草汤焯过，候粥熟同煮。又采木香花嫩叶，就甘草汤焯过，以油盐姜醯为菜。二味清芬，真仙供也。

【白话解】

采荼蘼花片，用甘草汤略微煮一下，等到粥熟后再同煮。又采木香花的嫩叶，和甘草汤煮一下，用油盐姜醋拌和为菜。两物均清香，真是供奉神仙的佳品。

河祇粥

【原文】

用海鲞煮烂，去骨细拆，候粥熟同煮，搅匀食之。

【白话解】

将海鲞煮烂，去骨将肉撕细，等到粥熟后，加入同煮一会，搅匀食用。

山药粥

【原文】

用淮山药为末，四六分配米煮粥食之，甚补下元。

【白话解】

将淮山药研为细末，按四六的比例加水煮粥。此方补益下元很好。

羊肾粥

【原文】

枸杞叶半斤，米三合，羊肾两个碎切，葱头五个，干者亦可。同煮粥，加些盐味食之，大治腰脚疼痛。

【白话解】

枸杞叶半斤，米三合，羊肾两个切碎，葱头五个，干的也可以。一同煮粥，加些盐调味食用，对腰脚疼痛很有效果。

麋角粥

【原文】

用煮过胶的麋角霜作细末，每粥一盏，入末一钱，盐少许食之，治人下元虚弱。

【白话解】

将煮过胶的麋角霜研成细末，每一盏粥，加入细末一钱，盐少许。此方可治下元虚弱。

鹿肾粥

【原文】

用鹿肾二个，去脂膜，切细，入少盐，先煮烂，入米三合煮粥，治气虚耳聋。一方，加苁蓉一两，酒洗去皮，同肾入粥煮，亦妙。

【白话解】

用鹿肾两个，剥去脂膜，切细，加入少许盐，先煮烂，再加入米三合煮粥，食后能治气虚耳聋。另一方：加肉苁蓉一两，用酒洗去皮，同鹿肾入粥煮，也很好。

猪肾粥

【原文】

用人参二分，葱白些少，防风一分，俱捣作末，同粳米三合，入锅煮半熟。将猪肾一对去膜，预切薄片，淡盐腌顷刻，放粥锅中，投入再莫搅动，慢火更煮良久。食之能治耳聋。

【白话解】

用人参二分，葱白少许，防风一分，都捣成末，同三合粳米，入锅煮至半熟。将猪肾一对，去膜，切成薄片，用淡盐腌片刻，将粥倒入锅中，投入肾片后不再搅动，慢火再煨煮多时。食后能治耳聋。

羊肉粥

【原文】

用烂羊肉四两，细切；加人参末一钱；白茯苓末一钱；大枣二个，切细；黄芪五分，入粳米三合，入好盐三二分，煮粥食之，治羸弱、壮阳。

【白话解】

用烂羊肉四两，切细，加人参末一钱，白茯苓末一钱，大枣两个切细，黄芪五分，再加入粳米三合，洒入精盐两三分煮粥，食后可治身体羸弱，并可壮阳。

扁豆粥

【原文】

白扁豆半斤，人参二钱，作细片，用水煎汁，下米作粥食之，益精力，治小儿霍乱。

【白话解】

白扁豆半斤，人参二钱，切成细片，用水煎汁，加米煮成粥，可以补益精力，并治疗小儿泄泻。

茯苓粥

【原文】

茯苓为末，净一两，粳米二合，先煮粥熟，下茯苓末同煮起食。治欲睡不得睡。

【白话解】

将茯苓研为末，净重一两，粳米二合，先把粥煮熟，加茯苓末同煮后食用。可以治疗想睡睡不着的毛病。

苏麻粥

【原文】

真紫苏子、大麻子各五钱，水洗净，微炒香，同研如泥，取汁，将二子汁化汤煮粥。治老人诸虚结久，风秘不解，壅聚膈中，腹胀恶心。

【白话解】

真正的紫苏子、大麻子各五钱，用水洗净，微微炒香，一起研成泥，取汁用，将两种汁加水煮粥。治老人各种虚性长期便秘，以及风邪秘结，大便难解，胸膈积滞，腹胀恶心。

竹沥粥

【原文】

如常煮粥，以竹沥下半瓯食之，能治痰火。

【白话解】

如平常一样煮粥，再加入半瓯竹沥食用，能治痰火证。

门冬粥

【原文】

麦门冬,生者洗净,绞汁一盏;白米二合,薏苡仁一合,生地黄绞汁二合,生姜汁半盏。先将苡仁、白米煮熟,后下三味汁,煮成稀粥。治翻胃呕逆。

【白话解】

将新鲜的麦门冬洗净,绞汁一盏;白米二合,薏苡仁一合,生地黄绞汁二合,生姜汁半盏。先将薏苡仁、白米煮熟后,再加入三种汁,煮成稀粥。可以治疗反胃呕吐和呃逆。

萝卜粥

【原文】

用不辣大萝卜,入盐煮熟,切碎如豆,入粥将起,一滚而食。

【白话解】

用不辣的大萝卜,加入盐煮熟,切成豆子一样大,在粥即将起锅时才放入,稍微烫一下便可食用。

百合粥

【原文】

生百合一升切碎，同蜜一两窨熟，煮粥将起，入百合三合同煮，食之妙甚。

【白话解】

生百合一升，切碎，同蜜一两腌熟，煮粥到快起锅时，放入以上百合三合一起煮，吃起来很好。

仙人粥（何首乌，赤者为雄，白者为雌，大者为佳。）

【原文】

采大者，不可犯铁，竹刀刮去皮，切成片收起。每用五钱，砂罐煮烂，下白米三合煮粥。

【白话解】

采大的何首乌，不可与铁器接触，要用竹刀刮去皮，切成片收起。每次用五钱，用砂罐煮烂，下白米三合，煮粥。

山茱萸粥（作面亦可。）

【原文】

采去皮，捣研为泥粉。每用一盏，入蜜二匙，同炒令凝，揉同粥搅食。

【白话解】

采来刮去皮，捣烂，研为粉末状。每次用一盏，加入蜜二匙，一起炒至凝结，再揉碎，同粥搅拌后食用。

乳粥

【原文】

用肥人乳，候煮粥半熟，去汤，下入乳汁代汤，煮熟置碗中，加酥油一二钱旋搅，甘美，大补元气。无酥亦可。

【白话解】

收集壮实妇人的乳汁，等到粥煮至半熟时，滤去汤，倒入人乳汁代替汤，将粥煮熟放入碗中，加酥油一两钱搅拌，味道甘美，可大补元气。没有酥油也可以。

枸杞子粥

【原文】

用生者研如泥，干者为末。每粥一瓯，加子末半盏，白蜜一二匙，和匀，食之大益。

【白话解】

取枸杞子，如果是生的研如泥状，干的则研为粉末。每一碗粥，加枸杞子末半盏，白蜜一两匙，搅匀，食后对人体非常有益。

肉米粥

【原文】

用白米先煮成软饭。将鸡汁，或肉汁，虾汁汤调和清过。用熟肉碎切如豆，再加茭笋，香蕈，或松穰等物，细切，同饭下汤内，一滚即起，入供以咸菜为过，味甚佳。

【白话解】

把白米先煮成软饭，将鸡汁或肉汁、虾汁调和澄清，把熟肉切成豆子大小。再加入茭笋、香蕈或松穰等物，切细，同饭一起放入汤内。汤沸腾便立即起锅，进食时用咸菜拌吃，味道很好。

绿豆粥

【原文】

用绿豆淘净，下汤锅，多加水煮烂。次下米，以紧火同熬成粥，候冷食之，甚宜夏月。适可而止，不宜多吃。

【白话解】

将绿豆淘净，放入汤锅中，多加些水将它煮烂。然后放入米，用大火熬成粥，等到冷后才食用，非常适宜夏天吃。但也要适可而止，不宜多吃。

果实粉面类

藕粉

【原文】

法取粗藕，不限多少，洗净切断，浸三日夜，每日换水，看灼然洁净，漉出捣如泥浆，以布绞净汁，又将藕渣捣细，又绞汁尽，滤出恶物。以清水少和搅之，然后澄去清水，下即好粉。

【白话解】

方法是，挖取一些粗藕，不限多少，洗净切断，浸三日三夜，每日换水，见到干净洁白了才将它漉出，捣成泥浆那样，用布绞干净汁液。又将藕渣细细捣烂，再绞尽汁液，滤去粗渣。用清水少许搅和，然后澄去清水，沉淀下来的即是上好的藕粉。

鸡头粉

【原文】

取新者，晒干，去壳，捣之成粉。

【白话解】

取新鲜的鸡头芡实晒干，去壳，捣成粉。

栗子粉

【原文】

取山栗切片，晒干，磨成细粉。

【白话解】

取山栗切片晒干，磨成细粉。

菱角粉

【原文】

去皮，如治藕法取粉。

【白话解】

将菱角去皮，如同制藕法一样制成粉。

姜粉

【原文】

以生姜研烂绞汁澄粉，用以和羹。

【白话解】

将生姜研烂绞汁，沉淀出姜粉，用来调和羹汤。

葛粉

【原文】

去皮，如上法取粉。开胃，止烦渴。

【白话解】

将葛根去皮，如以上方法制粉。可用来开胃，止烦渴。

茯苓粉

【原文】

取苓切片，以水浸去赤汁，又换水浸一日，如上法取粉。拌米煮粥，补益最佳。

【白话解】

茯苓切片，以水浸去红色汁液，又换水浸一日，按以上方法制成粉。拌米煮成粥，用于补益最好。

松柏粉

【原文】

取叶，在带露时采之。经隔一宿，则无粉也。取嫩叶捣汁澄粉，如嫩草郁葱可爱。

【白话解】

取松柏叶，要在带露时采摘，如经过一晚上，就没有粉了。将嫩叶捣汁澄清制成粉，颜色像嫩草一样郁葱可爱。

百合粉

【原文】

取新者，捣汁，如上法取粉。干者可磨作粉。

【白话解】

取新鲜的百合捣汁，如以上方法制成粉，干的可以磨成粉。

山药粉

【原文】

取新者，如上法，干者可磨作粉。

【白话解】

取新鲜的山药，如以上方法制成粉，干的可以磨成粉。

蕨粉

【原文】

作饼食之甚妙。有治成货者。

【白话解】

蕨粉制成饼食用，非常好。市上有制此售卖的。

莲子粉

【原文】

干者可磨作粉。

【白话解】

干的莲子，可磨作粉。

芋粉

【原文】

取白芋，如前法作粉。紫者不用。

【白话解】

取白芋，按以上方法制成粉。紫色的不要用。

蒺藜粉

【原文】

臼中捣去刺皮，如上法取粉。轻身去风。

【白话解】

在臼中捣去刺和皮，按以上方法制成粉。食用可令身体轻健并祛风邪。

栝蒌粉

【原文】

去皮，如上法取粉。

【白话解】

去掉瓜蒌的皮，按以上方法制成粉。

茱萸面

【原文】

取粉如上法。

【白话解】

按以上方法制成粉。

山药拨鱼

【原文】

白面一斤，好豆粉四两，水搅如调糊。将煮熟山药研烂，同面一并调稠。用匙逐条拨入滚汤锅内，如鱼片。候熟以肉汁食之。无汁，面内加白糖可吃。

【白话解】

白面一斤，好豆粉四两，用水搅成糊状，将煮熟的山药研烂，同面一并调成稠状。用匙将鱼片逐条拨入滚汤锅内，像鱼片。等到熟后，用肉汁拌吃。如果没有肉汁，在面内加白糖可以。

百合面

【原文】

用百合捣为粉,和面搜为饼。为面食亦可。

以上诸粉,不惟取为笼造,凡煮粥俱可配煮。凡和面,用黑豆汁和之,再无面毒之害。

【白话解】

将百合捣成粉,加面搅拌,制成饼。当面食也可以。

以上各种粉,并不单单是做成蒸制的食品,煮粥都可以搭配煮食。凡是和面,加入黑豆汁拌和,就不会有面毒的危害了。

酿造类

此皆山人家养生之酒,非甜即药,与常品迥异,豪饮者勿共语也。

桃源酒

【原文】

白曲二十两,锉如枣核,水一斗浸之,待发。糯米一斗,淘极净,炊作烂饭,摊冷。以四时消息气候,投放曲汁中,搅如稠粥,候发,即更投二斗米饭。尝之，或不似酒，勿怪。候发，又二斗米饭，其酒即成矣。如天气稍暖，熟后三五日，瓮头有澄清者，先取饮之，纵令酣酌，亦无伤也。此本武陵桃源中得之，后被《齐民要术》中采缀编录，皆失其妙，此独真本也。今商议以空水浸米尤妙。每造，一斗水煮取一升，澄清汁浸曲，俟发。经一日，炊饭候冷，即出瓮中，以曲麦和，还入瓮中。每投皆如此。其第三第五，皆待酒发后，经一日投之。五投毕，待发定讫，一二日可压，即大半化为酒。如味硬，即每一斗蒸三升糯米，取大麦蘖曲一大匙，白曲末一大分，熟搅和，盛葛布袋中，纳入酒甏，候甘美，即去其袋。然造酒北方地寒，即如人气投之，南方地暖，即须至冷为佳也。

【白话解】

白曲二十两，切成枣核大小，用水一斗浸泡，待发酵。用糯米一斗，淘洗得非常干净，煮成烂饭，摊开晾凉，依据四季的气候，在合适时投放在曲汁中，搅如稠粥，等到发酵，随即再加二斗米饭，品尝时可能觉得不像酒，不要奇怪。等到发酵，又加二斗米饭。这样酒就制成了。如天气稍暖，在酒熟后三至五日，瓮口有澄清的酒液，先取来饮用，即使酣饮，也不会伤身体。这是从武陵桃源中得到的方法，后来被《齐民要术》中采集并加以编写收录，但都失其真传，这才是唯一的真正秘方。现在经过总结，认为用空水浸米更妙。每次制造时，用一斗水煮成一升，澄清汁来浸酒曲，等其发酵。过了一日，煮好饭待其冷却，即从瓮中取出，同曲麦拌和后，再放入瓮中。每次都像这样投放。其中第三次和第五次，都待酒曲发酵后，隔一日再投入。五次投放完毕，等发酵完定，过一两日后可压实，大半就成酒了。如果味道太硬，即约每一斗酒蒸三升糯米，取大麦蘖曲一大匙，白曲末一大分，仔细地搅和，盛装在葛布袋中，纳入酒甏中，等味变甘美，即去布袋。不过造酒要注意，北方地寒，在温度同人的体温一样时，便可投入米饭；南方地暖，需要放冷后再投才好。

香雪酒

【原文】

用糯米一石，先取九斗，淘淋极清，无浑脚为度。以桶量米准作数，米与水对充，水宜多一斗，以补米足，浸于缸内。后用一斗米，如前淘淋，炊饭埋米上，草盖覆缸口二十余日。候浮，先沥饭壳，次沥起米，控干炊饭，乘热，用原浸米水澄去水脚。白曲作小块二十斤，拌匀米壳蒸熟，放缸底。如天气热，略出火气。打拌匀后，盖缸口，一周时打头耙，打后不用盖。半周时，打第二耙。如天气热，须再打出热气。三耙打绝，仍盖缸口候熟，如用常法。大抵米要精白，淘淋要清净，耙要打得热气透则不致败耳。

【白话解】

用糯米一石，先取九斗，淘淋到非常干净，到水不浑浊为准。用桶量米记好数量，米与水兑入，水要多一斗，来把米完全盖住，浸在缸内。然后用一斗米，同前的一样淘淋，炊成饭埋米上，用草盖住缸口放二十余天。等到饭浮上来，先沥去饭壳，再沥出米，控干用来炊饭，乘热时，用原浸米水浸并澄去浊水。把白曲做成小块，共二十斤，拌匀米壳蒸熟，放缸底。如天气热，要略放散出热气，然后打拌匀，盖好缸口，满一个时辰，用耙打第一次，打后不用盖。隔半个时辰，用耙打第二次。如果天气热，打实后要散出热气。打完三次，仍盖好缸口，等到酒熟后，如平时常一样饮用。注意米要精白，淘淋要干净，耙要将热气打透，酒就不会腐败。

碧香酒

【原文】

糯米一斗，淘淋清净，内将九升浸瓮内，一升炊饭。拌白曲末四两，用笃埋所浸米内，候饭浮，捞起。蒸九升米饭，拌白曲末十六两。先将净饭置瓮底，次以浸米饭置瓮内，以原淘米浆水十斤，或二十斤，以纸四五重密封瓮口。春数日，如天寒，一月熟。

【白话解】

糯米一斗，淘淋至水清干净，将九升糯米浸入瓮内，再用一升煮成饭，拌四两白曲末，用酒笃将它埋在所浸的米内，等饭浮起来后，捞起。蒸九升米饭，拌白曲末十六两。先用净饭放置瓮底，再将浸米饭放置瓮内，用原来的淘米浆水十斤或二十斤倒入，用四五层纸密封瓮口。在春天则需几天，如果天寒，则需一个月才熟。

腊酒

【原文】

用糯米二石，水与酵二百斤足称，白曲四十斤足称，酸饭二斗，或用米二斗起酵，其味浓而辣。正腊中造煮时，大眼篮二个，轮置酒瓶在汤内，与汤齐滚，取出。

【白话解】

用糯米二石，发酵水二百斤足秤，白曲四十斤足秤，发酸的旧饭二斗，或用米二斗起发酵，其味浓厚而辛辣。在正月和腊月煮酿时，用大眼竹篮两个，轮流将酒瓶放在汤内，与汤一起滚沸，再取出。

建昌红酒

【原文】

用好糯米一石，淘净，倾缸内，中留一窝，内倾下水一石二斗。另取糯米二斗煮饭，摊冷，作一团放窝内。盖讫，待二十余日饭浮，浆酸，漉去浮饭，沥干浸米。先将米五斗淘净，铺于甑底，将湿米次第上去，米熟，略摊气绝，翻在缸内中盖下，取浸米浆八斗、花椒一两，煎沸，出锅待冷。用白曲三斤，捶细，好酵母三碗，饭多少如常酒放酵法，不要厚了。天道极冷放暖处，用草围一宿。明日早，将饭分作五处，每放小缸中，用红曲一升，白曲半升取酵，亦作五分。每分和前曲饭同拌匀，踏在缸内，将余在熟尽放面上盖定。候二日打扒。如面厚，三五日打一遍，打后，面浮涨足，再打一遍，仍盖下。十一月，二十日熟；十二月，一月熟；正月，二十日熟。余月不宜造。榨取澄清，并入白檀少许，包裹泥定。头糟用熟水随意副入，多二宿便可榨。

【白话解】

用上好糯米一石，淘洗干净，倒入缸内，中间留一个窝，在里面倒入水一石二斗。另取糯米二斗，煮成饭后摊冷，捏作一团后放入窝内。盖上盖子。等过二十余日，米饭浮上，浆液发酸，就捞去浮饭，沥干浸好的米。先将五斗米淘洗干净，铺在甑底，将湿米依次放上去，米熟后，略微摊开让气散尽，翻在缸内用盖子盖上。取浸米浆八斗，花椒一两，煮沸，出锅放冷。用白曲三斤捶细，上好酵母三碗，看米饭多少一如平常造酒法放酵母，不要多了。天气太冷时要放在温暖处，用草围住放一晚。第二日早上，将饭分作五份，每份放进小缸中；用红曲一升，白曲半升来发酵，也分作五份。每份和前面的曲饭一同拌匀，放在缸内踩实，将剩余的熟米全部放在面上盖定。过二日用竹扒打实。如果面太厚，就三至五日打一遍；打后，面上浮涨开，再打一遍，仍然盖好。在十一月，需二十日才熟。在十二月，一个月就熟。在正月，二十日才熟。其余月份不适造酒。榨取澄清，加入白檀少许，包裹用泥封好。头遍酒糟用凉开水随意加入，多等两夜，便可压榨。

五香烧酒

【原文】

每料糯米五斗，细曲十五斤，白烧酒三大坛，檀香、木香、乳香、川芎、没药各一两五钱，丁香五钱，人参四两，各为末。白糖霜十五斤，胡桃肉二百个，红枣三升，去核。先将米蒸熟，晾冷，照常下酒法，则要落在瓮口缸内，好封口。待发，微热，入糖并烧酒、香料、桃枣等物在内，将缸口厚封，不令出气。每七日开打一次，仍封，至七七日，上榨如常。服一二杯，以腌物压之，有春风和煦之妙。

【白话解】

每料用糯米五斗，细曲十五斤，白烧酒三大坛。檀香、木香、乳香、川芎、没药各一两五钱，丁香五钱，人参四两，各研为末。白糖霜十五斤，胡桃肉二百个，红枣三升去核。先将米蒸熟晾冷，照平常下酒法放入，要落在瓮口缸内，封好口。待发酵，微微发热，放入糖和烧酒、香料、桃、枣等在里面，将缸口厚封，不让它出气。每七日打开打实一遍，然后封好，至四十九日，按平常法压榨。平时喝一两杯，用腌菜下酒，感觉如同春风和煦拂面一般。

山芋酒

【原文】

用山药一斤，酥油三两，莲肉三两，冰片半分，同研如弹。每酒一壶，投药一二丸，热服有益。

【白话解】

用山药一斤，酥油三两，莲子肉三两，冰片半分，同研成弹子般大小。每一壶酒，投药一两丸，趁热服下，很有益处。

葡萄酒

【原文】

法用葡萄子取汁一斗，用曲四两，搅匀，入瓮中封口，自然成酒，更有异香。又一法：用蜜三斤，水一斗，同煎，入瓶内，候温入曲末二两，白酵二两，湿纸封口，放净处。春秋五日，夏三日，冬七日，自然成酒，且佳。行功导引之时，饮一二杯，百脉流畅，气运无滞，助道所当不废。

【白话解】

方法是用葡萄子榨汁一斗，加曲四两，搅匀后放入瓮中，封口，自然成酒，有一种特别香味。又一法：用蜂蜜三斤，水一斗，一同煎煮，放入瓶内，等温热的时候再加入曲末二两，白酵料二两，用湿纸封口，放在洁净处，春秋季节放五日，夏季放三日，冬季放七日，自然成酒，非常好。练功导引之时，喝一两杯，可以使百脉流畅，气机运转没有阻滞，有助于修道，不应忽略。

黄精酒

【原文】

用黄精四斤，天门冬去心三斤，松针六斤，白术四斤，枸杞五斤，俱生用，纳釜中。以水三石煮之一日，去渣，以清汁浸曲，如家酝法。酒熟，取清任意食之。主除百病，延年，变须发，生齿牙，功妙无量。

【白话解】

用黄精四斤，去心的天门冬三斤，松针六斤，白术四斤，枸杞五斤，全部生用，装在锅中，用水三石煮一日后，去除渣滓，以清汁浸酒曲，按家常酿酒方法进行。酒熟后，取清液，随意饮用。这种酒可以消除百病，延长寿命，改变须发色泽，令牙齿坚实，其功效奇妙难以尽说。

白术酒

【原文】

白术二十五斤，切片，以东流水二石五斗，浸缸中二十日，去滓，倾汁大盆中，夜露天井中五夜，汁变成血，取以浸曲作酒。取清服，除病延年，变发坚齿，面有光泽，久服延年。

【白话解】

白术二十五斤，切片，以用东流水二石五斗，浸缸中二十日，去渣，把汁倒入大盆中，夜晚放在天井中五夜，等汁变成血红色，用来浸酒制酒。取上清酒液饮用，可以祛除疾病，延长寿命，令头发乌黑，牙齿坚固，面色有光泽，久服可长寿。

地黄酒

【原文】

用肥大地黄切一大斗，捣碎；糯米五升作饭；曲一大升。三物于盆中揉熟，相匀倾入瓮中泥封。春夏二十一日，秋冬须二十五日。满日开看，上有一盏绿液，是其精华，先取饮之；余以生布绞汁如饴，收贮。味极甘美，功效同前。

【白话解】

用肥大的地黄，切成一大斗，捣碎；用糯米五升煮成饭；曲一大升。将以上三样放于盆中揉熟和匀，倾入瓮中，用泥封口。春夏季节要二十一日，秋冬季节要二十五日。日期到后打开看，上面有一盏绿液，就是精华，先取来饮用，其余的以生布绞汁成糖浆一样汁液，收贮。味道非常甘美，功效跟上方相似。

菖蒲酒

【原文】

取九节菖蒲生捣绞汁五斗。糯米五斗，炊饭。细曲五斤，相拌令匀，入磁坛密盖二十一日即开。温服，日三服之。通血脉，滋荣卫，治风痹、骨立、萎黄，医不能治。服一剂，百日后，颜色光彩，足力倍常，耳目聪明，发白变黑，齿落更生，夜有光明，延年益寿，功不尽述。

【白话解】

取新鲜的九节菖蒲，捣烂绞汁，用五斗。糯米五斗，炊成饭。以下加入细曲五斤，搅拌均匀，放入瓷坛，密盖二十一日即开。温热服用，每日服三次。可以疏通血脉，滋养气血，治疗风痹、骨立、萎黄，以及医生所不能治的病。服完这一批酒，百日后便会容颜光彩，脚力倍增，耳聪目明，白发变黑，齿落更生，夜能视物，延年益寿，功效不尽述。

羊羔酒

【原文】

糯米一石，如常法浸浆。肥羊肉七斤，曲十四两，杏仁一斤，煮去苦水。又同羊肉多汤煮烂，留汁七斗，拌前米饭，加木香一两同酝，不得犯水。十日可吃，味极甘滑。

【白话解】

糯米一石，按平常方法浸水取浆。肥羊肉七斤，曲十四两。杏仁一斤，煮去苦水，再跟羊肉一起多加水煮烂，留用汁七斗，拌入前米饭，加木香一两一起酿，不得沾水。十日左右酒成可饮，味极甘滑。

天门冬酒

【原文】

醇酒一斗，用六月六日曲末一升，好糯米五升，作饭。天门冬煎五升，米须淘讫，晒干，取天门冬汁浸。先将酒浸曲，如常法，候熟，炊饭适寒温用，煎汁和饭，令相入投之。春夏七日，勤看勿令热，秋冬十日熟。东坡诗云“天门冬熟新年喜，曲米春香并舍闻”是也。

【白话解】

醇酒一斗；用六月六日制的曲末一升，好糯米五升先煮成饭，天门冬煎五升。用米要淘净晒干，取天门冬汁浸。先将醇酒浸曲，按平常酿酒法，等酒熟，将米炊成饭，晾至合适温度，将天门冬煎汁拌和饭，然后放入坛中。春夏需七日，要经常察看是否太热，秋冬需十日方熟。东坡诗说“天门冬熟新年喜，曲米春香并舍闻”，说的就是这种酒。

松花酒

【原文】

三月取松花如鼠尾者，细锉一升，用绢袋盛之。造白酒熟时，投袋于酒中心，井内浸三日，取出，漉酒饮之。其味清香甘美。

【白话解】

三月取如鼠尾一样松花，细锉成一升，用绢袋盛装。酿造白酒至熟时，将袋投入酒中心。放在井内浸三日，取出滤酒饮用，其味清香甘美。

菊花酒

【原文】

十月采甘菊花，去蒂，只取花二斤，择净入醅内搅匀，次早榨，则味香清冽。凡一切有香之花，如桂花、兰花、蔷薇，皆可仿此为之。

【白话解】

十月采甘菊花，去蒂，只用二斤花，择干净放入未过滤的米酒内搅匀，次日早晨榨取，有一股清冽香味。凡一切有香味的花，如桂花、兰花、蔷薇，皆可仿照此法酿酒。

五加皮三骰酒

【原文】

法用五加根茎、牛膝、丹参、枸杞根、金银花、松节、枳壳枝叶，各用一大斗，以水三大石，于大釜中煮取六大斗，去滓澄清水，准几水数浸曲，即用米五大斗炊饭，取生地黄一斗，捣如泥，拌下。二次用米五斗炊饭，取牛蒡子根，细切二斗，捣如泥，拌饭下。三次用米二斗炊饭，大蓖麻子一斗，熬捣令细，拌饭下之。候稍冷热，一依常法。酒味好，即去糟饮之。酒冷不发，加以曲末投之。味苦薄，再炊米二斗投之。若饭干不发，取诸药物煎汁热投。候熟去糟，时常饮之，多少常令有酒气。男女可服，亦无所忌。服之去风劳冷气，身中积滞宿疾，令人肥健，行如奔马，巧妙更多。

【白话解】

用五加根茎、牛膝、丹参、枸杞根、金银花、松节、枳壳枝叶，各用一大斗，用水三大石，在大锅中煮成六大斗，去渣，澄清水，按水量情况浸入相应酒曲。先用米五大斗煮饭，用生地黄一斗，捣如泥，拌饭放入。第二次用米五斗炊饭，取牛蒡子根细切成二斗，捣成泥状，拌饭放入。第三次用米二斗炊成饭，用大蓖麻子一斗，熬后捣细，拌饭放入。酿的过程注意温度，都依常规处理。酒的味道已合适，就沥去酒糟饮用；如果酒过冷未发酵，再加酒曲末；如果酒味太淡，就再将二斗米煮成饭加入；若饭太干不发酵，就用各种药物煎汁趁热加入。等酒熟后沥去酒糟，经常饮用，饮多少以觉得有酒意为准。男女都可饮用，也没有什么禁忌。饮用后可消除风邪虚劳病和冷气入侵，缓解身中积滞旧疾，令人身体壮健，行走有如奔马，功效还有更多。

曲类

造酒美恶，全在曲精水洁。故曲为要药。若曲失其妙，酒何取焉？故录曲之妙方于后。

白曲

【原文】

白面一担，糯米粉一斗，水拌，令干湿调匀，筛子格过，踏成饼子。纸包挂当风处，五十日取下，日晒夜露。每米一斗，下曲十两。

【白话解】

白面一担，糯米粉一斗，用水拌和，令干湿调匀，用筛子分格，踏成饼状。用纸包起来挂在当风处，五十日后取下，白日暴晒，夜晚晾放。每一斗米，用酒曲十两。

内府秘传曲方

【原文】

白面一百斤，黄米四斗，绿豆三斗。先将豆磨去壳，将壳簸出，水浸放置一处听用。次将黄米磨末入面，并豆末和作一处，将收起豆壳浸水，倾入米面豆末内和起。如干，再加浸豆壳水，以可捻成块为准。踏作方曲，以实为佳，以粗桌晒六十日，三伏内做方好。造酒每石入曲七斤，不可多放，其酒清冽。

【白话解】

白面一百斤，黄米四斗，绿豆三斗。先将豆磨去壳，将壳用簸箕簸出，用水浸，放置一处待用。再将黄米磨末加入面中，与豆末混合到一处，将收起的豆壳所浸的水，倒入米面豆末内和起。如果太干，再加浸豆壳水，以可捻成块为止。踩成方块酒曲，以紧实为好，放在宽桌上晒六十日，在三伏天制作才好。造酒时，每石水加入七斤曲，不可多放。制成的酒味道清冽。

莲花曲

【原文】

莲花三斤，白面一百五十两，绿豆三斗，糯米三斗，俱磨为末，川椒八两，如常造踏。

【白话解】

莲花三斤，白面一百五十两，绿豆三斗，糯米三斗，都磨为成粉，加川椒八两，按普通制曲法制造、踏实。

金茎露曲

【原文】

面十五斤，绿豆三斗，糯米三斗，为末踏。

【白话解】

面十五斤，绿豆三斗，糯米三斗同研为末，制好踏实。

襄陵曲

【原文】

面一百五十斤，糯米三斗磨末，蜜五斤，川椒八两。

【白话解】

面一百五十斤，糯米三斗磨末，蜜五斤，川椒八两。

红白酒药

【原文】

用草果五个，青皮、官桂、砂仁、良姜、茱萸、光乌，各二斤，陈皮、黄柏、香附子、苍术、干姜、甘菊花、杏仁，各一斤，姜黄、薄荷各半斤，每药料共称一斤，配糯米粉一斗，辣蓼二斤或五斤，水姜二斤捣汁，和滑石末一斤四两，如常法罨之。上料更加毕拨、丁香、细辛、三奈、益智、丁皮、砂仁各四两。

【白话解】

用草果五个，青皮、官桂、砂仁、良姜、茱萸、光乌，各二斤，陈皮、黄柏、香附子、苍术、干姜、甘菊花、杏仁各一斤，姜黄、薄荷各半斤；每剂药料共称一斤，配糯米粉一斗，辣蓼二斤或五斤，水姜二斤捣汁，和滑石末一斤四两，按常法盖好制成。以上材料可以再加毕茇、丁香、细辛、三奈、益智、丁皮、砂仁各四两。

东阳酒曲

【原文】

白面一百斤，桃仁三斤，杏仁三斤，草乌一斤，乌头三斤去皮，可减去其半，绿豆五升煮熟，木香四两，官桂八两，辣蓼十斤，水浸七日。沥母藤十斤，苍耳草十斤（二桑叶包）同蓼草三味，入锅煎煮绿豆。每石米内，放曲十斤，多则不妙。

【白话解】

白面一百斤，桃仁三斤，杏仁三斤，草乌一斤，乌头三斤去皮，可减去一半的重量，绿豆五升煮熟。木香四两，官桂八两，辣蓼十斤，水浸七日。沥母藤十斤，苍耳草十斤（用两张桑叶包好），同蓼草三味，入锅煎煮绿豆。每石米内，放曲十斤，太多就不好。

蓼曲

【原文】

用糯米不拘多少，以蓼捣汁，浸一宿，漉出，以面拌匀，少顷，筛出浮面，用厚纸袋盛之，挂通风处。夏月制之，两月后可用。以之造酒，极醇美可佳。

【白话解】

用糯米，分量不拘多少，用蓼捣汁，浸泡一晚，漉出，用面拌匀，片刻，筛出浮起的面，用厚纸袋装盛，挂在通风处。夏月制作，两个月后可以用。用来造酒，味道极其纯美。

法制药品类

法制半夏

【原文】

开胃健脾，止呕吐，去胸中痰满，兼下肺气。

半夏八两（圆白者，切二片） 晋州绛矾四两 丁皮三两 草豆蔻二两 生姜五两（切成片）

上件，洗半夏去滑，焙干。三药粗锉，以大口瓶盛。生姜片，前药一处用好酒三升浸，春夏三七日，秋冬一月，即取出半夏，水洗焙干，余药不用。不拘时候，细嚼一二枚，服至半月，咽喉自然香甘。

【白话解】

功效是开胃健脾，止呕吐，除去胸中痰多胀满，兼可降肺气。

半夏八两（取圆而白色的，切成两片） 晋州绛矾四两 丁皮三两 草豆蔻二两 生姜五两（切成片）

以上各物，将生半夏洗去表面白滑涎沫，焙干。其余三种药物锉成粗末。用大口瓶盛生姜片，与前药和在一起，用好酒三升浸泡，春夏浸泡二十一日，秋冬浸泡一个月，然后取出半夏，用水洗净焙干，其余药不用。不拘什么时候，细嚼一两枚，服至半月，咽喉自然感觉香甜。

法制橘皮

【原文】

《日华子》云："皮暖，消痰止嗽，破癥瘕痃癖。"

橘皮半斤（去穰） 白檀一两 青盐一两 茴香一两

上件四味，用长流水二大碗同煎，水干为度。拣出橘皮，放于磁器内，以物覆之，勿令透气。每日空心，取三五片细嚼，白汤下。

【白话解】

《日华子本草》说："橘皮性温，可以化痰止咳，破除癥瘕痃癖。"

橘皮半斤（去穰） 白檀一两 青盐一两 茴香一两

以上四味，用长流水二碗同煎，至水干。然后拣出橘皮，放入瓷器内，用东西盖上它，不要让它透气。每日空腹时，取三至五片细嚼，用白开水送服。

法制杏仁

【原文】

疗肺气咳嗽，上气喘促，腹脾不通，心腹烦闷。

板杏一斤（滚灰水焯过，晒干，麸炒熟，炼蜜，拌杏仁匀，用下药末拌） 茴香（炒） 人参 缩砂仁各二钱 粉草三钱 陈皮三钱 白豆蔻 木香各二钱

上为细末。拌杏仁令匀，每用七枚，食后服之。

【白话解】

可以治肺气不利咳嗽，气促气喘，腹胀不通，心腹烦闷。

板杏一斤（用滚水焯过，晒干，加米麸炒熟，蜂蜜炼制，拌匀杏仁，再用以下药末拌匀） 茴香（炒过） 人参 缩砂仁各二钱 粉草三钱 陈皮三钱 白豆蔻 木香各二钱

以上各物捣为细末，拌和杏仁均匀后，每次可服用七枚，饭后服食。

酥杏仁法

【原文】

杏仁不拘多少，香油炸，焦糊色为度。用铁丝结作网兜，搭起候冷定，食极脆美。

【白话解】

杏仁分量不拘多少，用香油炸成焦糊色为度。用铁丝结制作网兜，将杏仁捞起，晾冷后食用。味道极脆美。

法制缩砂

【原文】

消化水谷，温暖脾胃。

缩砂十两（去皮，以朴硝水浸一宿，晾干，以麻油焙燥香熟为度） 桂花　粉草各一钱半（以上共碾为末）

上件，和匀为丸，遇酒食后，细嚼。

【白话解】

可有助消化，并温暖脾胃。

缩砂仁十两（去皮，用朴硝水浸泡一夜，晾干，再用麻油焙至干燥、香熟为度） 桂花　粉草各一钱半（以上各味共碾为细末）

把上述材料拌匀，做成药丸，每次酒食后细嚼。

醉乡宝屑

【原文】

解酲，宽中，化痰。

陈皮四两　缩砂四钱　红豆一两六钱　粉草二两四钱　生姜　丁香一钱（锉） 葛根三两（以上共㕮咀） 白豆蔻一两（锉） 盐一两；巴豆十四粒（不去皮壳，用铁丝穿）

上件，用水二碗煮，耗干为度，去巴豆，晒干。细嚼，白汤下。

【白话解】

功效可解酒，宽中，化痰。

陈皮四两　缩砂四钱　红豆一两六钱　粉草二两四钱　生姜　丁香各一钱（锉碎）　葛根三两（以上药物均切碎）　白豆蔻仁一两（锉碎）　盐一两　巴豆十四粒（不去皮壳，用铁丝穿起）

以上各味药，用两碗水煮，煮干为度。去掉巴豆，晒干。每日细嚼，用白开水送下。

木香煎

【原文】

木香二两，捣罗细末，用水三升，煮至二升。入乳汁半升，蜜二两，再入银石器中，煎如稀面糊，即入罗过粳米粉半合。又煎，候米熟稠硬，擀为薄饼，切成棋子，晒干为度。

【白话解】

木香二两，捣碎筛为细末，用水三升，煎至二升。加入乳汁半升，蜜二两，再放入银石器内，煎如稀面糊，立即下入筛过的粳米粉半合，又煎，到了米熟稠硬时，擀成薄饼，切成棋子大小，晒干即成。

法制木瓜

【原文】

取初收木瓜，于汤内焯过，令白色，取出放冷。于头上开为盖子，以尖刀取去穰了，便入盐一小匙，候水出，即入香药：官桂、白芷、藁本、细辛、藿香、川芎、胡椒、益智子，砂仁，上件药捣为细末，一个木瓜，入药一小匙。以木瓜内盐水调匀，更曝，候水干，又入熟蜜令满，曝，直候蜜干为度。

【白话解】

取新收采的木瓜，在汤内焯过，使颜色变白，再取出晾冷。在其顶部开一个盖子，用尖刀挖出内穰后，放入盐一小匙，到了里面有水出现时，立即加入以下香药：官桂、白芷、藁本、细辛、藿香、川芎、胡椒、益智子、砂仁，以上各味药物捣为细末，一个木瓜，放入药一小匙，用木瓜内的盐水调匀曝晒，待到水干后，又加满熟蜂蜜，曝晒，直到蜜干为度。

法制虾米

【原文】

虾米一斤，去皮壳，用青盐、酒炒。酒干，再添再炒，香熟为度。真蛤蚧，青盐酒炙酥脆为度。茴香，青盐酒炒，四两。净椒皮四两，青盐酒炒，不可过浊。煮酒约二升，用青盐调和为制。上先用蛤蚧、椒皮、茴香三味制虾米，以酒尽为度。候香熟，取上件和前三味一并拌匀，再用南木香粗末二两同和，乘热入器，罨四围封固，候冷取用。每一两，空心盐酒嚼下。益精壮阳，不可尽述。

【白话解】

虾米一斤，去掉皮壳，用青盐、酒炒，酒干又添再炒，以香熟为度。取真品蛤蚧，用青盐和酒炙至酥脆为度。茴香，用青盐和酒炒，用四两。净椒皮四两，用青盐和酒炒，不要炒得过焦。取煮酒约二升，用青盐调和而制成。以上各物，先用蛤蚧、椒皮、茴香三味炒制虾米，至酒干为度。待到香熟后，取上物和前三味一并拌匀，再用二两南木香粗末一起搅和，乘热装入器皿，四周封严，晾冷后取用。每次吃一两，空腹时加盐，用酒送嚼食。具有益精壮阳的作用，妙处不可尽述。

香茶饼子

【原文】

孩儿茶、芽茶四钱，檀香一钱二分，白豆蔻一钱半，麝香一分，砂仁五钱，沉香二分半，片脑四分，甘草膏和糯米糊搜饼。

【白话解】

孩儿茶、芽茶四钱，檀香一钱二分，白豆蔻一钱半，麝香一分，砂仁五钱，沉香二分半，片脑四分，甘草膏和糯米糊一起拌和制成茶饼。

法制芽茶

【原文】

芽茶二两一钱，作母；豆蔻一钱，麝香一分，片脑一分半，檀香一钱，细末，入甘草内缠之。

【白话解】

芽茶二两一钱，作为基质。豆蔻一钱，麝香一分，片脑一分半，檀香一钱，共碾成细末，加入甘草后洒匀。

透顶香丸

【原文】

孩儿茶、芽茶各四钱，白豆蔻一钱半，麝香五分，檀香一钱四分，甘草膏子丸。

【白话解】

孩儿茶、芽茶各四钱，白豆蔻一钱半，麝香五分，檀香一钱四分，用甘草膏制成丸。

硼砂丸

【原文】

片脑五分，麝香四分，硼砂二钱，寒水石六两，甘草膏丸，朱砂四钱为衣。

【白话解】

冰片五分，麝香四分，硼砂二钱，寒水石六两，用甘草膏制成丸，朱砂四钱为外衣。

山楂膏

【原文】

山东大山楂刮去皮核，每斤入白糖霜四两，捣为膏，明亮如琥珀。再加檀屑一钱，香美可供，又可久放。

【白话解】

取山东大山楂，刮去皮核，每斤加入白糖霜四两，捣烂制为膏，明亮如琥珀色，再加入檀香屑一钱，香美可口，又可长久存放。

甘露丸

【原文】

百药煎一两，甘松、诃子各一钱二分半，麝香半分，薄荷二两，檀香一钱六分，甘草末一两二钱五分，水拨丸，晒干，用甘草膏子，入麝香为衣。

【白话解】

百药煎一两，甘松、诃子各一钱二分半，麝香半分，薄荷二两，檀香一钱六分，甘草末一两二钱五分，制成水丸，晒干，用甘草膏制成丸子，加入麝香为衣。

咸杏仁法

【原文】

用杏仁连皮，以秋石和汤作卤，微拌，火上炒香燥，食之亦妙。

【白话解】

用连皮杏仁，用秋石加汤作卤汁，微微搅拌，在火上炒香燥，吃起来非常好。

香橙饼子

【原文】

用黄香橙皮四两，加木香、檀香各三钱，白豆仁一两，沉香一钱，荜澄茄一钱，冰片五分，共捣为末，甘草膏和成饼子入供。

【白话解】

用黄香橙皮四两，加木香、檀香各三钱，白豆蔻仁一两，沉香一钱，荜澄茄一钱，冰片五分，共捣为末，用甘草膏调和成饼子，供食用。

莲子缠

【原文】

用莲肉一斤，熟煮去皮心，拌以薄荷霜二两、白糖二两裹身，烘焙干入供。杏仁、榄仁、核桃，可用此制。

【白话解】

用莲子肉一斤，煮熟去掉皮心，用薄荷霜二两、白糖二两拌匀裹好，烘焙干，供食用。杏仁、榄仁、核桃，都可同此制法。

法制榧子

【原文】

将榧子用磁瓦刮黑皮净，用薄荷霜、白糖熬汁，拌炒香燥入供。

【白话解】

将榧子用瓷瓦刮干净黑皮，用薄荷霜、白糖熬汁，拌炒至香燥，供食用。

法制瓜子

【原文】

燕中大瓜子，用秋石化卤拌，炒香燥入供。

【白话解】

河北大瓜子，用秋石制成卤汁拌匀，炒香燥供食用。

橄榄丸

【原文】

百药煎五钱，乌梅八钱，木瓜、干葛各一钱，檀香五分，甘草末五钱，甘草膏为丸，晒干用。

【白话解】

百药煎五钱，乌梅八钱，木瓜、干葛各一钱，檀香五分，甘草末五钱，用甘草膏和为丸，晒干食用。

法制豆蔻

【原文】

白豆蔻一两六钱，脑子一分，麝香半分，檀香七分五厘。甘草膏豆蔻作母，脑麝为衣。

【白话解】

白豆蔻一两六钱，冰片一分，麝香半分，檀香七分五厘。甘草伴豆蔻作基质，用冰片和麝香为衣。

又制橘皮

【原文】

塘南橘皮二十两，盐煮过。茯苓四钱，丁皮四钱，甘草末七钱，砂仁三钱，共为末，拌皮焙干入供。

【白话解】

塘南橘皮二十两，用盐煮过。茯苓四钱，丁皮四钱，甘草末七钱，砂仁三钱，共研为末，拌皮焙干供食。

煎甘草膏子法

【原文】

粉草一斤，锉碎，沸汤浸一宿，尽入锅内满，用水煎至半，滤去渣，扭干取汁。再入锅，慢火熬至二碗。换大砂锅，炭火慢熬至一碗，以成膏子为度。其渣减水煎三两次，取入头汁内并煎。

【白话解】

粉甘草一斤，锉碎，用开水浸泡一夜，全部倒入锅内至满，然后煎到水剩一半，滤去渣，扭干取汁液。再放入锅内，用慢火熬成两碗。然后换成大砂锅，用炭火慢熬至一碗，至成为药膏为准。将甘草渣减少水量再煎两三次，将汁液加入头遍汁中一起煎即成。

升炼玉露霜方

【原文】

用真豆粉半斤，入锅火焙无豆腥。先用干净龙脑薄荷一斤，入甑中，用细绢隔住，上置豆粉，将甑封盖，上锅蒸至顶热甚，霜已成矣。收起粉霜，每八两配白糖四两，炼蜜四两，拌匀，捣腻，印饼或丸。含之消痰降火，更可当茶，兼治火症。

【白话解】

用真豆粉半斤，入锅火焙至无豆腥味。先用干净的龙脑薄荷一斤，放入甑中，用细绢隔住，上面放入豆粉，再把甑口封实，上锅蒸到甑顶极热，便成为霜了。收起粉霜，每八两霜配四两白糖，加炼蜜四两，一起拌匀，捣成细腻粉末，印制成饼或丸。含服，具有消痰降火的作用，还可以当茶饮用，兼可治疗火热症。

论房中药物之害

【原文】

高子曰：自比觉泥水之说行，而房中之术横矣。因之药石毒人，其害可胜说哉？夫人之禀受父母精血，厚者其生壮，即多欲尚可支；薄者其生弱，虽寡欲犹不足。故壮者恣欲而毙者有之，未有弱者恣欲而寿者矣。饮食男女，人之大欲也，不可已亦不可纵。纵而无厌，疲困不胜，乃寻药石以强之，务快斯欲，因而方人术士得以投其好，而逞其技矣。构热毒之药，称海上奇方；入于耳者，有耳珠丹；入于鼻者，有助情香；入于口者，有沉香合；握于手者，有紫金铃；封于脐者，有保真膏、一丸金、蒸脐饼、火龙符；固于腰者，有蜘蛛膏、摩腰膏；含于龟者，有先天一粒丹；抹其龟者，有三厘散、七日一新方；缚其龟根者，有吕公绦、硫磺箍、蜈蚣带、宝带、良宵短、香罗帕；兜其小腹者，有顺风旗、玉蟾裩、龙虎衣；搓其龟者，有长茎方、掌中金；纳其阴户者，有揭被香，暖炉散、窄阴膏、夜夜春；塞其肛门者，有金刚楔。此皆用于皮肤，以气感肾家相火，一时坚举，为助情逸乐。用不已，其毒或流为腰疽，聚为便痈；或腐其龟首，烂其肛门。害虽横焰，尚可解脱，内有一二得理，未必尽虎狼也。若服食之药，其名种种，如：桃源秘宝丹、雄狗丸、闭精符之类颇多。药毒误人，十服九毙，不可救解，往往奇祸惨疾，溃肠裂肤。前车可鉴，此岂人不知也？欲胜于知，甘心蹈刃。观彼肥甘醇厚，三餐调护，尚不能以月日起人瘫瘠，使精神充满；矧以些少丸末之药，顷刻间致痿阳可兴，疲力可敌，其功何神？不过仗彼热毒，如蛤蚧、海马、狗肾、地龙、麝脐、石燕、倭硫、阳起、蜂房、蚁子之类，譬之以烈火灼水，燔焰煎熯，故肾脏一时感热而发，岂果仙丹神药，乃尔灵验效速也耶？保生者，可不惕惧以痛绝助长之念！

客曰：某某者，每用某药，今以寿考，何子之泥也？余曰：是诚有之也。但外用者十全二三，内服者无一全于十百。若内若外，岂真无异术者哉！何能得其异传？况比觉为大道旁门，得阴阳之妙用，率归正脉。其说匪徒淫垢快欲之谓。人之一身，运用在于任督二脉。督为阳父，任为阴母。尾闾、夹脊为督脉之关，中脘、膻中为任脉之窍。任气聚于气海，督气聚于泥丸。故阴阳升降，吸即升也，起于脐；呼即降也，转于脑。其行气交会，行之至肛门，紧提则气会；行之至地户[1]，紧闭则气交。真气一降，则天气入交于地根，得土则止；真气一升，则谷气出接于天根，逢土则息。此为阴阳大窍，其理最显最密，所谓性与命相守，神与气相依者此耳。故《经》曰："神驭气，气留形，不须别药可长生。如此朝朝并暮暮，自然精满谷神存。"生死要关，须知穷此妙境，为吾生保命大药。乃于金石虎狼，求全造化神灵，其谬失不既多乎？吾重为死不知害者感也！

【注释】

[1] 地户：道教称鼻子为地户。

【白话解】

高子说：自从最近将男女比作泥水可以合炼成器的说法盛行，各种房中术泛滥了。人们因此服用性药以致受害，其害处难以尽述。人禀受父精母血而生，禀赋厚的人体质壮，即使房事过多，也还受得了；而禀赋薄的人体质弱，即使节欲还嫌不够。所以可以见到体壮的人因纵欲而暴毙，更没有体质弱的人纵欲能长寿的。饮食男女，是人类的基本欲望，不能制止，但也不可放纵。放纵而不知足，身体疲劳不能胜任了，就寻求药物来帮助，一定要贪求快乐。于是游方术士们就投其所好，来施行其伎俩。制造大热有毒的药物，号称是海外的神方。有放在耳内的，称为耳珠丹；有入于鼻中的，称为助情香；有入于口的，叫沉香合；有握于手中的，叫紫金铃；有贴在肚脐的，如保真膏、一丸金、蒸脐饼、火龙符；有绑在腰间的，如蜘蛛膏、摩腰膏；有包在龟头的，如先天一粒丹；有抹在龟头的，如三厘散、七日一新方；有缚住阴茎根部的，如吕公绦、硫磺箍、蜈蚣带、宝带、良宵短、香罗帕；有兜住小腹的，如顺风旗、玉蟾裩、龙虎衣；有摩擦阴茎的，如长茎方、掌中金；有放入阴户者，如揭被香、暖炉散、窄阴膏、夜夜春；有塞入肛门的，如金刚楔。这些都是外用于皮肤，靠药气刺激肾间相火，使一时坚硬勃起，增加情趣。用得太过，其毒性可能流注聚集，发作成为腰疽、便痈，有的令龟头、肛门腐烂。这些伤害虽然严重，还可以解救，有一两个治疗得当的，未必都被虎狼之毒所害。而那些服用的药物，其名称也有种种不同，如桃源秘宝丹、雄狗丸、闭精符之类的很多。这些药物毒性害人，几乎十人服用九人暴毙，不可救解。形成惨重疾病，导致肠烂肤裂。有许多先例可借鉴，这些人们难道不知道吗？只是情欲蒙蔽了理性，甘心冒险。试看人们每日三餐吃各种肥甘厚味有营养的饮食，尚不足以近期内让瘦人壮实，使精神饱满；何况凭这些少许药丸或药末，一下就让痿软的阳具兴起，疲乏的力气恢复，功效难道这么神奇？其实不过是仗着那些热毒药性，例如蛤蚧、海马、狗肾、地龙、麝脐、石燕、倭硫、阳起、蜂房、蚁子之类，好比用烈火烧水，猛火爆烤，让肾脏一下间感受热力而爆发，难道真是仙丹神药，有如此灵验的快捷功效吗？想保持生命的人，能不警惕并痛下决心戒绝这种揠苗助长的念头吗！

有朋友说：有个某某，经常用某种药，现在也很长寿，怎么你这么固执呢？我说：的确也有。但外用的人十个人能保全的只有两三人，内服者百十人中无一能保全。这些内用外用方法，并不是完全没有特别方法，只是没人能得到真传。何况比附泥水的这种房中术本来是旁门左道，如果真能懂得阴阳的妙用，也能回到正确的道路上来，它的理论也不是光是让人逞一时之欲的。人的身体，其气机运用主要在于任督二脉。督脉为阳气之父，任脉为阴气之母。尾闾、夹脊为督脉的关卡，中脘、膻中为任脉的窍孔。任脉之气聚于气海，督脉之气聚于泥丸。所以阴阳升降的方法，吸气则升也，气从脐部上升；呼气即降，从脑中转向下行。真气运行相交，运行到肛门时，紧紧提肛两真气相会；运气到鼻子，紧紧闭气则元气相交。真气一下降，则外界气息向下在底部相交，到脾胃则停止；真气一上升，则水谷之气出上接于脑部，到脾胃处也停息。此就是阴阳的大道理，其机理既明显又精密，所说的让性与命相结合，神与气相依存，就是指此。所以经文说："用精神驾驭元气，让元气驻留形体，不需要另寻药物就可以长生不老。如此朝朝暮暮地练习，自然可以精气饱满，元神长存。"要想悟透生死的关键，就是努力穷尽达到如此奥妙的境界，这是人生保持寿命的真正灵药。然而那些人却向金石这类虎狼之毒的药物中，寻求保全造化赐予的神灵，其荒谬不是太过了吗？我很是为那些至死都不知道被害的人感叹啊！